Persephone

Arbeitsberichte
der Medizinischen Sektion am Goetheanum

15

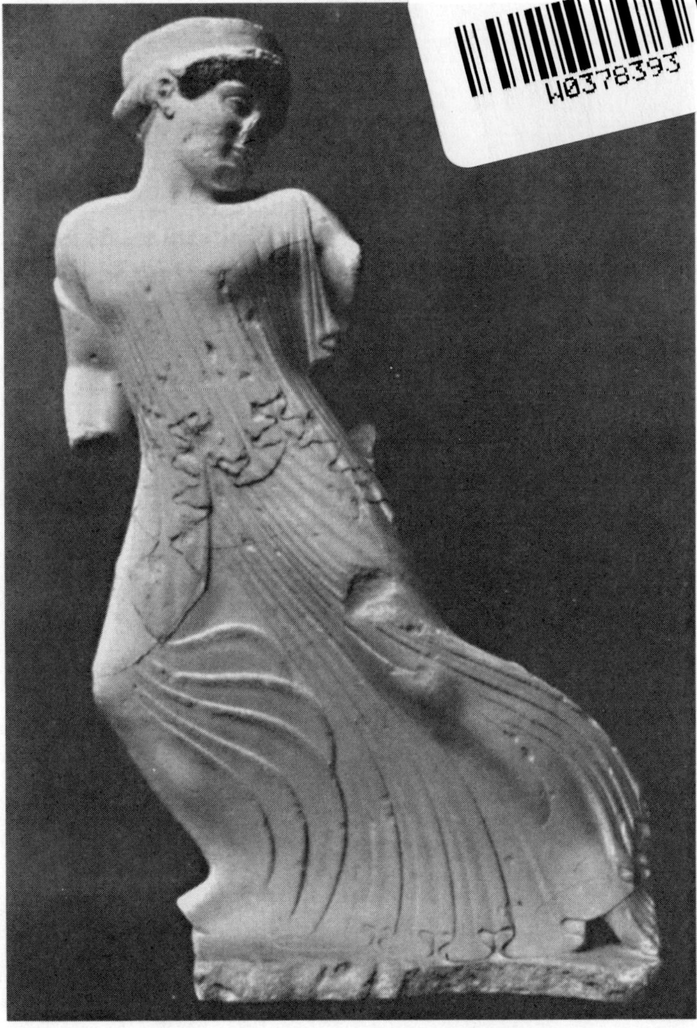

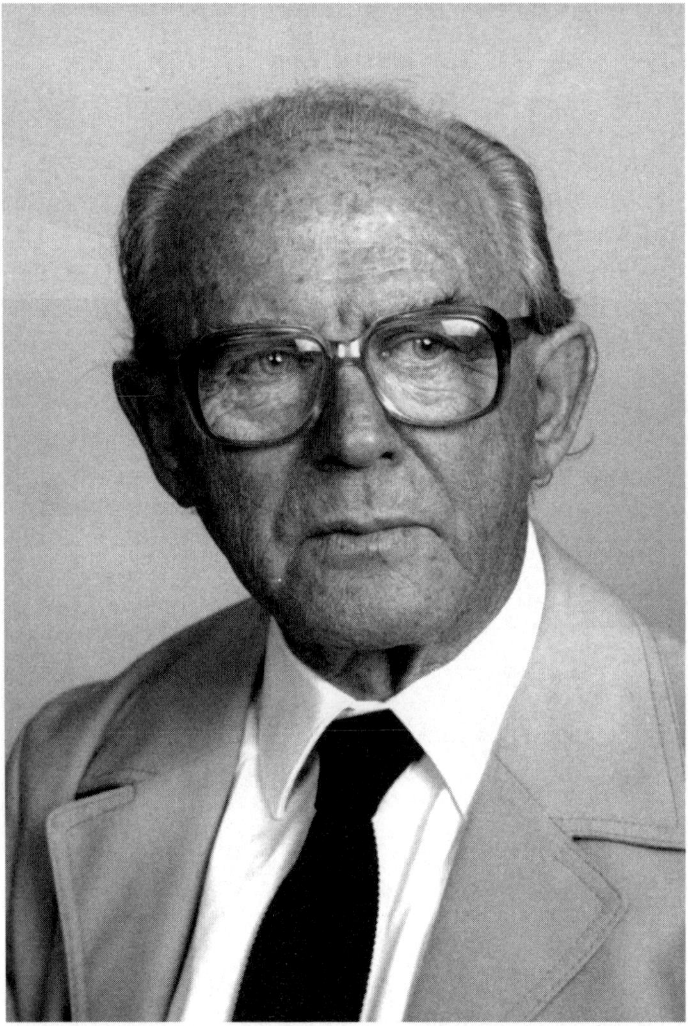

Willem F. Daems (1911–1994)

WILLEM F. DAEMS

STREIFZÜGE DURCH DIE MEDIZIN- UND PHARMAZIEGESCHICHTE

Mit einem Geleitwort von Michaela Glöckler
und einem Vorwort von Johannes Zwiauer
herausgegeben von Geertruida W. Daems

VERLAG AM GOETHEANUM

Herausgegeben von der Medizinischen Sektion
der Freien Hochschule für Geisteswissenschaft
am Goetheanum, Dornach

Einbandgestaltung von Gabriela de Carvalho

Satz: Heiko Hanekop
Druck und Bindung: fgb · freiburger graphische betriebe

ISBN 3-7235-1129-5

Inhalt

Zum Geleit

«Und das ist ein groß, daß Sie bedenken sollen,
nichts ist im Himmel noch auf Erden,
das nicht sey im Menschen.» Paracelsus

Der gebürtige Niederländer Willem Frans Daems ist am 29. Dezember 1994 im Alter von 83 Jahren verstorben. Sein besonderes Interesse galt dabei auch der Geschichte der Medizin und Pharmazie, wobei ihn die Paracelsus-Forschung speziell interessierte. Von 1955 an war er als leitender Mitarbeiter in der Weleda AG Arlesheim, dem ältesten Unternehmen im Bereich der anthroposophischen Heilmittelherstellung.

Zu seinen Aufgaben gehörte auch Forschung und Weiterbildung im Fachbereich anthroposophische Pharmazie. So war er auch gerne zur Mitarbeit bereit, als er seitens der Medizinischen Sektion am Goetheanum gefragt wurde, in einer Forschungsgruppe mitzuarbeiten zur Weiterentwicklung der von Rudolf Steiner (1861–1925) angeregten neuen Medikamente. Als 1990 die Medizinisch-pharmazeutische Arbeitswoche am Goetheanum begründet wurde, hielt Willem Daems dort eindrucksvolle Vorträge zur Geschichte und Entwicklung der anthroposophischen Pharmazie. Leider war es ihm nicht mehr möglich, diese Vorträge für den Druck selbst zu bearbeiten. Und so bin ich außerordentlich dankbar, daß Geertruida W. Daems bereit war, die große Arbeit auf sich zu nehmen, die zum Teil lückenhaften Tonbandmitschnitte der Vorträge ihres Mannes aus noch vorhandenen Unterlagen zu ergänzen und mit reichem Bildmaterial zu versehen. Und so konnte diese grundlegende Publikation – sie nennt das Werk bescheiden «Streifzüge» – Wirklichkeit werden. Auf diese Weise ist eine Skizze entstanden, die nicht nur Streifzüge durch die Medizin- und Pharmaziegeschichte beinhaltet, sondern auch die Grundzüge einer anthroposophisch orientierten Pharmazie. Rudolf Steiners anthroposophische Geisteswissenschaft war für Daems der Wegweiser, um zu den spirituellen Quellen der Arzneiwissenschaft vorzudringen. Wir verdanken Willem F. Daems einen wesentlichen Beitrag zur wissenschaftlichen Grundlegung einer die spirituelle Dimension miteinbeziehenden Pharmazie.

Medizinische Sektion am Goetheanum *Dr. med. Michaela Glöckler*
Johanni 2001

Vorwort

Willem Frans Daems war ein Pharmazeut, der schon während seiner Studienzeit ein starkes Interesse an geschichtlichen Fragen seines Fachgebietes faßte, vor allem mit Hinblick auf die Entwicklung der Pflanzenheilkunde und der Naturwissenschaften ganz allgemein. Das führte zu einem intensiven wissenschaftlich-historischen Studium der Wurzeln der modernen Medizin und Pharmazie und der prägenden Persönlichkeiten vom Altertum bis in die heutige Zeit. Diese Arbeit schlug sich in zahlreichen – von Fachleuten und Laien gleichermaßen geschätzten – wissenschaftlichen Publikationen nieder.

Mit Prof. Ria Jansen, Universität Brüssel, und Prof. Gundolf Keil, Universität Würzburg, ergab sich eine langjährige fruchtbare Zusammenarbeit. Gebührende Anerkennung fand Willem Frans Daems durch die Erteilung eines Lehrauftrages für Medizingeschichte an der Universität Würzburg.

Daems' besonderes Interesse und Wissen im Hinblick auf Paracelsus führte ihn in die Schweizerische Paracelsus-Gesellschaft, deren Präsident er von 1987 bis 1989 war. Er publizierte zu verschiedenen Themen im Bereich der Paracelsus-Rezeption.

Die in diesem Band zusammengefaßten Vorträge entstammen den letzten Lebensjahren des Autors und konnten von ihm selbst nicht mehr für den Druck bearbeitet werden. Es ist seiner Gattin Geertruida W. Daems zu verdanken, daß die Manuskripte anhand von Tonbandmitschnitten erstellt, mit ausführlichen Literaturhinweisen versehen und durch umfangreiches Bildmaterial ergänzt wurden.

So ist eine medizin- und pharmaziegeschichtliche Skizze entstanden, die in der Antike bei Apollo, dem Lehrer des Asklepios, beginnt und über Galen, Avicenna, Paracelsus und Hahnemann bis zu Rudolf Steiner führt, der gemeinsam mit der Ärztin Ita Wegman zum Begründer der anthroposophischen Medizin und Pharmazie wurde.

Daems hat sich intensiv mit der von Steiner inaugurierten anthroposophischen Geisteswissenschaft auseinandergesetzt und verdankte diesem Studium wesentliche Anregungen für seine Erforschung alter medizingeschichtlicher Dokumente. So entdeckte er auch, daß die von Hahnemann beschriebene Technik des Potenzierens und der homöopathischen Heilmittelherstellung bereits auf den «Tractatus aureus Hermetis trismegisti de Lapidis Philosophici Secreto» zurückgeht. Im Scholum des Dominikus Gnosius Belgae zum 3. Kapitel des Traktats fand er die entscheidende Stelle, in der auf die Verdünnungsschritte 1:10, 100, 1000, 10 000 hingewiesen wird. Diese Abhandlung geht auf arabische Herkunft zurück, auf den Hofalchimisten des Harun-al-Raschid, Gabir-ibn-Hayyan, der auch die «Tabula Smaragdina», den ältesten alchimistischen Text, gekannt hat.

Daems stellte fest, daß die Zehnerschrittpotenzierung nahezu bei jedem Alchimisten zwischen 1566 und Hahnemann zu finden, aber auch in den Jahrhunderten davor bei relativ vielen Autoren belegbar ist. Die Zehn *als vollkommene Zahl* geht jedoch auf den «Tetraktys» des Pythagoras zurück: 1+2+3+4 =10 und ist auch in der «Turba Philosophorum» enthalten, einem fingierten Protokoll einer fingierten Philosophen-Konferenz unter der Leitung des Pythagoras.

Ein weiteres Forschungsgebiet von Daems war die Frage, wo und bei wem erstmals die Mistelanwendung zur Krebsbehandlung dokumentiert ist. Nach intensivem Forschen konnte er in seiner Arbeit mit Bellmann (1965) nachweisen, daß Rudolf Steiner tatsächlich der erste war, der die Mistel *(Viscum album)* in die Krebsbehandlung eingeführt hat. Die antiken Indikationen erwähnen zwar Geschwüre, die jedoch ätiologisch mit malignen Tumoren nichts zu tun haben.

1955 wurde Willem Daems Mitarbeiter der Heilmittelfirma Weleda und konnte als Apotheker und wissenschaftlicher Mitarbeiter Entscheidendes zur Entwicklung der anthroposophischen Pharmazie und zu ihrer Darstellung für Fachleute und Laien beitragen. Der Humor in seinen Vorträgen war herzerfrischend.

Er war von der Idee einer Heilkunst durchdrungen, die vor allem die Gesundheitskräfte des Menschen anregen möchte und durch Aktivierung der Selbstheilungskräfte des Organismus zur Gesunderhaltung beziehungsweise zur Genesung des Menschen verhilft.

Erneuerung der gegenwärtigen akademischen Pharmazie aus dem Geist des Paracelsus war sein Ziel. Steiners Hinweis: *«Paracelsus kommt den anthroposophischen Anschauungen so nah wie* (zu seiner Zeit) *möglich und kann uns heute noch Leuchte und Lehrer sein»,* war seine Überzeugung.

Johanni 2001

Johannes Zwiauer

Dank

Den Menschen, die mir bei der Herausgabe dieser Schrift in verschiedenster Weise geholfen haben, möchte ich ganz herzlich danken:

Mein besonderer Dank gilt Dr. Manfred Kohlhase; ohne seine Hilfe wäre dieses Werk nicht zustande gekommen.

Dies gilt auch für den Einsatz von Frau *Michaela Weigl,* Apothekerin bei der Weleda Schwäbisch Gmünd. Nachdem ich die Bandaufnahmen der von meinem Mann 1991/1992 am Goetheanum gehaltenen Vorträge in Schrift übertragen hatte, brachte Frau Weigl alles sprachlich in Form und half mir bei der Einrichtung und Verifizierung der Fußnoten.

Besonders bei der Auswahl der beigefügten Aufsätze hat mir, als Fachmann, Herr Dr. *Johannes Zwiauer,* früher Direktor der Weleda Wien, beigestanden.

Frau *Ulla Trap* und Herrn *Paul Gerhard Bellmann,* beide Mitarbeiter des Archivs der Nachlaßverwaltung am Goetheanum, danke ich für die Hilfe bei allen Fragen zu den Rudolf-Steiner-Zitaten, für die Korrekturen und die Bewilligung zur Veröffentlichung verschiedener, teilweise unveröffentlichter Stellen.

Frau Prof. Dr. *Ria Jansen,* Brüssel, hat mich bei Fragen zu Fußnoten und zur Bibliographie beraten.

Herr Prof. Dr. Dr. *Gundolf Keil* hat in der letzten Vorbereitungsphase wichtige Hinweise gegeben.

Herr Dr. *Peter Selg* hat das Manuskript durchgesehen, wichtige Korrekturen angebracht und mir wertvolle Anregungen gegeben.

Bei der Auswahl der Bilder konnte ich auf Dr. *Hartmut Rembges* bauen.

Von Anfang an begleitete *Tiziano Perantoni* meine Arbeit, hörte geduldig zu, und in schwierigen Phasen ermunterte er mich, weiterzumachen.

Geertruida W. Daems

Von Apollon bis Hippokrates*

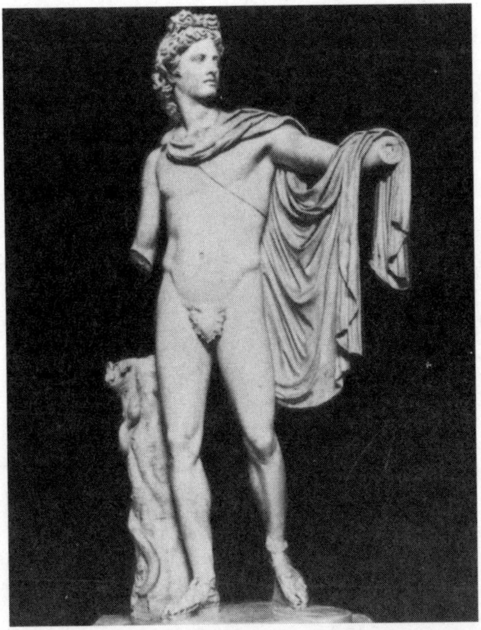

1 Apoll von Belvedere. Marmorkopie nach Leochares. Um 340 v.Chr.

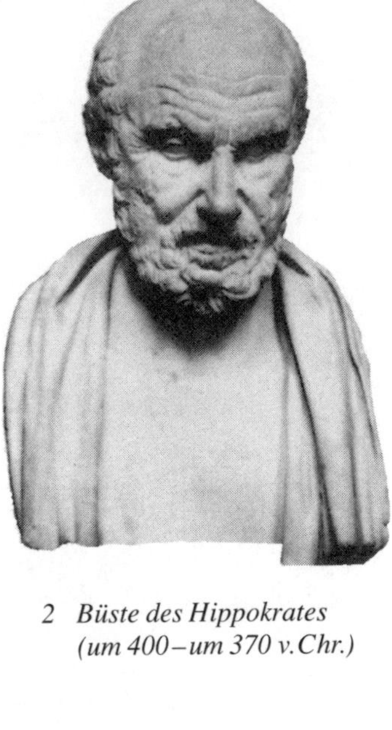

2 Büste des Hippokrates (um 400–um 370 v.Chr.)

---

* Vortrag am Goetheanum vom 7.10.1991

Der erste Vortrag des ersten Medizinerkurses[1*] von Rudolf Steiner handelt fast ausschließlich von Medizingeschichte. In den folgenden Vorträgen sollen möglichst alle darin erwähnten Aspekte von mir behandelt werden. Nun muß man berücksichtigen, daß Rudolf Steiner, abgesehen von dem, was er aus seiner Geistesforschung an Neuem mitteilen konnte, 1920 in bezug auf die medizingeschichtlichen Daten auf die damals verfügbaren Veröffentlichungen angewiesen war. Inzwischen sind mehr als 70 Jahre vergangen, in denen diesbezüglich große Änderungen stattgefunden haben. Sie müssen sich daran gewöhnen, daß zum Beispiel der Eid des Hippokrates[2] kein Eid des Hippokrates ist, oder daß die Viersäftelehre nicht von Hippokrates[3] stammt, daß die Temperamentenbezeichnungen[4] nicht von Galen sind und daß der Brief von Aristoteles an Alexander[5] nicht von Aristoteles geschrieben wurde und so weiter. Das gehört nun einmal zu den Betrachtungen dazu, daß die Medizingeschichte neue Forschungsergebnisse vorzulegen hat.

Anfänge der Medizin

Wie ist nun die Medizin entstanden, wie ist es überhaupt denkbar, die Medizin zu verstehen? Darüber existieren einerseits rationale Theorien, die von den meisten Medizinhistorikern vertreten und immer wieder neu formuliert werden. Aber es handelt sich dabei eben um Theorien, die man akzeptieren kann oder nicht. Daneben gibt es die mythologische Auffassung, die zwar einfacher ist, die aber wegen ihres irrationalen Charakters von der Medizingeschichte nicht so ernst genommen wird. Zuerst soll an einem Beispiel aus dem Bereich der rationalen Theorien, das einigermaßen plausibel erscheint, gezeigt werden, wie die Medizin über den Weg der Ernährung entstanden ist.

Die mythologische Zeit, aus der Homer (2. Hälfte des 8. Jh. v. Chr.) und Hesiod (von Askara [Boiotien], griechischer Dichter um 700 v. Chr.) berichteten und die grob geschätzt vor dem Jahr 1000 v. Chr. liegt, befindet sich für uns auf Grund fehlender Dokumente in grauem Nebel. In dieser Zeit bildete der Mensch mit seinen Göttern und der Natur eine Einheit. Er ernährte sich wie das Tier, das heißt entsprechend seinem Instinkt.

---

* Anmerkungen S. 209

Im Laufe der Entwicklung zu einem frei denkenden, handelnden und wollenden Wesen mit einem freien Ichbewußtsein kam der Moment, in dem sich der Mensch allmählich von der Natur abzusetzen und sich von ihr zu unterscheiden begann. Er entdeckte, daß er mit ihr arbeiten kann, sie umarbeiten kann zu seinen Diensten. Das erinnert an die Aussage der späteren rosenkreuzerischen Renaissance-Alchemisten: *«Wo die Natur aufhört, fängt die Kunst an.»*[6]

Das ist unsere alchemistisch-pharmazeutische Kunst. Paracelsus formulierte das so: *«dan die natur ist so subtil und so scharpf in iren dingen, das sie on grosse kunst nicht will gebrauchet werden; dan sie gibt nichts an tag das auf sein stat vollendet sei, sonder der mensch muss es vollenden. diese vollendung heisset alchimia.»*[7] Er hat dann mehrere Beispiele zur Hand, von denen ich nur das eine zitiere: *«die eußer kunst der alchimiae im bachofen vermag nit ultimam materiam aus ir zumachen, finalem, sondern mediam materiam. das ist die natur mach die erst bis zur ernt, alsdan alchimia schneits, mülts, bachts bis zum maul: iezt ist prima und media materia erfült, iezt facht alchimia microcosmi an.»*[8] Alles das nennt er alchemistisch; das ist das *«wo die Natur aufhört, fängt die Kunst an»*.

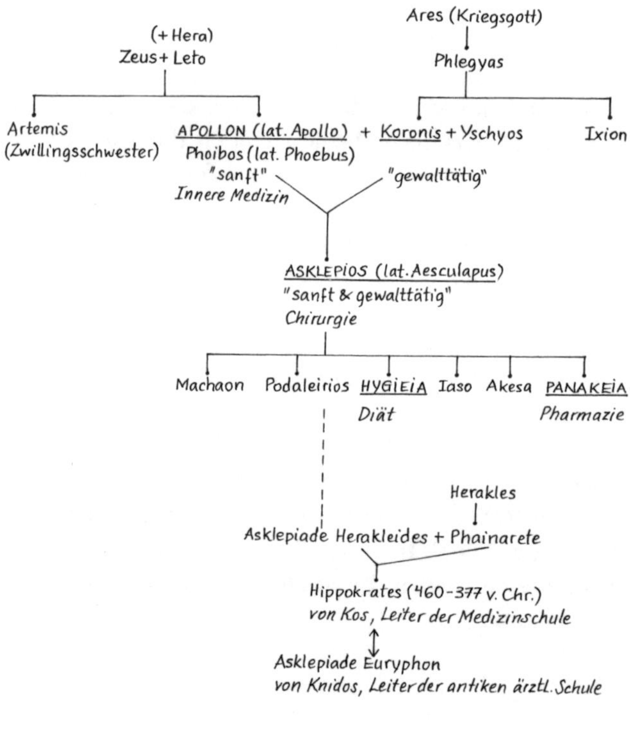

3 Mythologischer Stammbaum des Hippokrates nach Reps (1950 und 1952)

Dann entwickelt man die Theorie weiter und sagt, daß der Mensch nun allmählich auf Grund seiner fortgeschrittenen Kunstfertigkeit in die Lage versetzt wurde, sich aus der Natur Nahrungsmittel zuzubereiten. Es entstand also eine Differenzierung zwischen der tierischen und der menschlichen Ernährungsweise, wobei zwischen einer gesundmachenden und einer krankmachenden Ernährung unterschieden werden kann. Die schwächeren Naturen unter den Menschen starben an der krankmachenden, was die Notwendigkeit zur Folge hatte, die Natur mit Überlegung so zu verändern, daß für den Menschen zuträglichere Nahrungsmittel entstanden. Das bezeichneten die Griechen mit *diaita*[9], wobei *diaita* nicht mit dem zu verwechseln ist, was wir heute unter *Diät* verstehen.

Diaita war bei den Griechen das Schiedsgericht, wo man hinging, wenn es etwas zu regeln gab für sich selbst, für die Familie, für die Sippe, für das Volk, also kurz etwas, was die Lebensverhältnisse bestimmte, indem das aus dem Gleichgewicht Gefallene reguliert wurde. Das ist eigentlich *diaita* im ursprünglichen Sinne, und so ist das hier auch gemeint.

Die mythologische Seite, die nun besprochen werden soll, beinhaltet natürlich auch für die offizielle Medizingeschichte Apollon und Asklepios, den Sohn des Heilgottes, der später selbst zum Heilgott wurde und von dem die Asklepiaden bis hin zu Hippokrates von Kos (460–377 v. Chr.) abstammten. Doch dabei bleibt es in der Regel. Ich werde nun versuchen, diesen mythologischen Teil medizinhistorisch auszuweiten und zu vertiefen. Angeregt worden bin ich dazu von einem Freund in der anthroposophisch-medizinischen Bewegung namens Albert Reps (Dr. phil., Dr. med., 1897–1996), der vor mehr als 40 Jahren über Asklepios einen sehr schönen Beitrag veröffentlicht hat, in welchem er vor allem auf den ambivalenten Charakter des Asklepios im Hinblick auf die Medizin hinwies.[10]

Über Apollon machte Rudolf Steiner an verschiedenen Stellen interessante Aussagen. Hier sei nur aus «Christus und die geistige Welt» zitiert: *«Diese* [verschiedenen] *Götter* [der Griechen] *waren die Abschattungen, die Projektionen der Wesenheiten, die entstanden waren bei dem Gang des späteren nathanischen Jesus mit dem Christus in sich durch die Planeten hindurch. … Die Projektion, die Abschattung des von dem Christus durchseelten Engels in das Griechengemüt ist Apollo … Die Abschwächung eines Engels, in dem Christus einstmals war, ist auf Erden ein Heiler oder für die Erde ein Heiler. Denn Apollo war niemals eine physisch verkörperte Gestalt, sondern wirkte durch die Erdenelemente.»*[11]

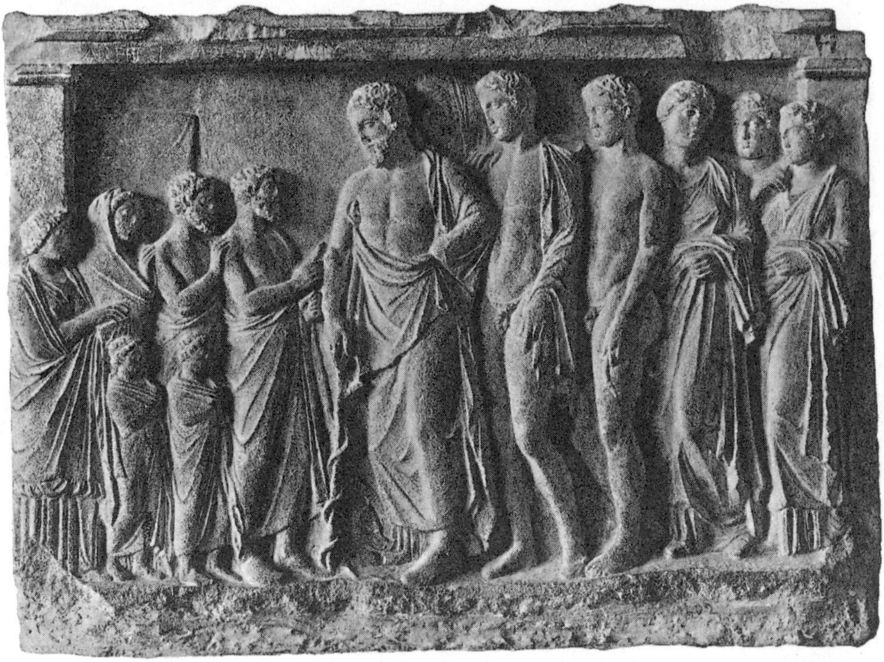

4 Die ganze Familie des Asklepios. Asklepios hatte zwei Söhne, die ebenfalls Ärzte waren, Machaon und Podaleirios, und vier Töchter, Hygieia, Iaso, Akesa und Panakeia. In Panakeia steckt schon das Allheilmittel. Weiherelief Thyrea in Argolis 370–360 v. Chr.

Apollon war also niemals physisch verkörpert und sei deshalb Sonnen-Gott, Heilgott, mit der Aufgabe, einmal die physischen, aber auch die geistigen Sonnenkräfte beim Gang der Sonne durch den Jahreslauf von Süden nach Norden zu führen und umgekehrt und auch, um auf die Erde und für die Erde Heilkräfte zu bringen.

Zu Asklepios hingegen äußerte sich Rudolf Steiner kaum. In den Vorträgen über das Matthäus-Evangelium wird Asklepios, der ebenfalls wegen seiner Heilungen und Geistheilungen berühmt war, im Vergleich zu den Heilungen, den Geistheilungen Christi genannt: *«Äskulap ist einer der Eingeweihten, der unter Herabdämpfung des Ich-Bewußtseins in den Mysterien zu den geistigen Heilkräften gekommen ist»*[12], während Christus mit vollständigem Bewußtsein seines Ichs, ohne Mysterienprozeduren, die Geistheilungen vollführte.

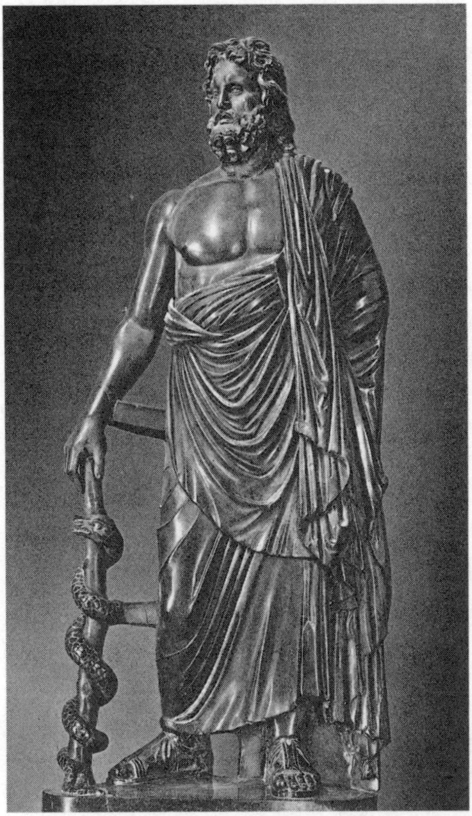

5 *Aesculapius aus Porto d'Anzio, dem antiken Antium, wo der Gott der Legende nach landete. Römische Prachtstatue, Rom, Capitolino. Um 150 n.Chr.*

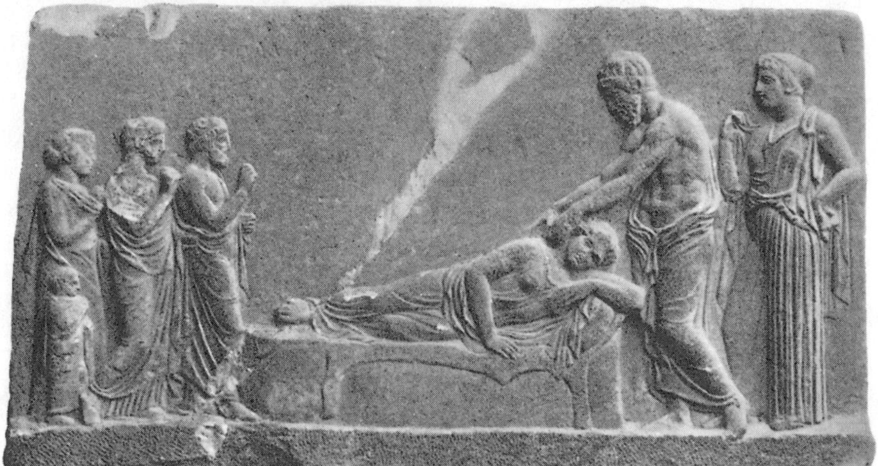

6 *Heilung durch Asklepios im Tempelschlaf. Weiherelief Asklepieion in Piräus. Um 400 v.Chr.*

Damit haben wir die beiden Aspekte in geisteswissenschaftlicher Betrachtung.

Koronis, die Mutter von Asklepios, wird üblicherweise vernachlässigt. Albert Reps wies in seinem Beitrag darauf hin.[13] Sie war die Tochter von Phlegyas, einem König, der wiederum ein Sohn des Kriegsgottes Ares war. Phlegyas hatte außerdem noch einen Sohn namens Ixion. Koronis war ursprünglich eine helle, weiße Erscheinung und trug deshalb auch den Namen Angeles oder Aigle, was *hell, glänzend* bedeutet. Sie war also ursprünglich hell, wurde aber durch ihr Verhalten zu einer schwarzen Persönlichkeit, zur schwarzen Krähenjungfrau. Korona bedeutet auch Strahlenkranz oder Abglanz des Mondenlichtes. Sie wurde eine Repräsentantin des Mondenlichtes, und so wie der Mond sich verändert vom hellen Vollmond bis zum völlig dunklen Neumond, ging auch bei ihr eine Metamorphose vor sich, und sie wurde die Korone, die Krähe. Sie wurde zum schwarzen Raben, zur Krähenjungfrau durch ihr schlechtes Benehmen. Obwohl sie von Apollon schwanger war, nahm sie Yschyos zum Mann.[14] Ein Rabe, der Lieblingsvogel des Apollon, der damals noch nicht schwarz, sondern weiß war, brachte dem Gott die Nachricht von der Hochzeit der Koronis mit Yschyos. Apollons erster Zorn traf den Raben, der seitdem schwarz ist.

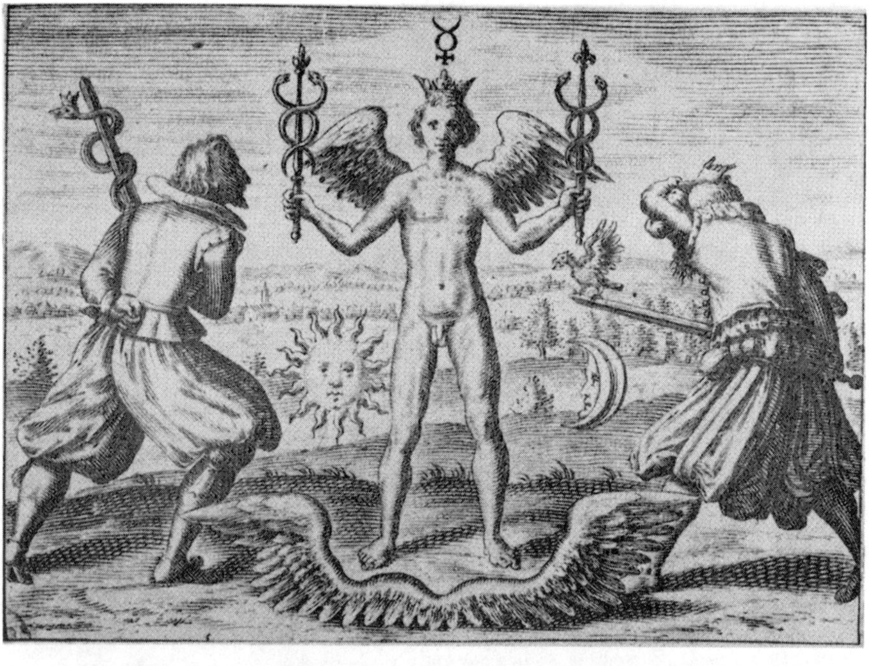

7 *Sonne und Mond und in der Mitte Merkur = Hermes = Asklepios mit doppelstab, aus der Renaissance-Alchemie.*

Koronis hatte von ihrem Vater einiges vererbt bekommen, denn Phlegyas war ein berühmter Frevler, ein Brandstifter, ein Räuberhauptmann, ein Mann, der auf seine Fahne geschrieben hatte: *Totschlagen. Alles totschlagen.* In Asklepios kommen also diese beiden Charaktere zusammen: Vom Vater Apollon das Sanfte, das *kosmain,* das kosmische Ordnen, das Harmonisieren, das Ins-Gleichgewicht-Bringen, Das-Ganze-Anschauen und Die-Mitte-Suchen, und von der Mutter Koronis kommt nun das Gewalttätige, die *Totschlägerseite* zum Vorschein.

Alchemistisch gesprochen kommt hier in Asklepios, der nun auch mit Hermes[15] aus der ägyptischen Kulturgeschichte vergleichbar ist, eine Sonne-Mond-Conjunctio zur Erscheinung, und Hermes ist Merkur.

Der Frevel von Koronis hatte auch ein Nachspiel: Artemis, die Zwillingsschwester Apollons, rächte ihren Bruder, indem sie Koronis, die mit Asklepios schwanger war, auf dem Scheiterhaufen verbrennen ließ. Doch zuvor rettete Apollon seinen ungeborenen Sohn aus dem Mutterleib.[16] Dem Mythos nach ereignete sich dieses Drama in Thessalien bei Trikka an der Lethe.[17]

Auch Ixion, der Sohn des Phlegyas, war ein frevelhafter Bursche. Er verführte Hera, und als deren Gatte Zeus davon erfuhr, ließ er Ixion an ein geflügeltes feuriges Rad binden, das in ewigem Wirbel in der Luft herumtrieb, während der Bestrafte die Worte wiederholen mußte: «Du sollst dem Wohltäter mit Dank vergelten.»

Asklepios wurde von dem Kentauren Chiron[18] erzogen, einem manuell begabten Mediziner und Heilpflanzenkundigen. Interessant ist hier, daß schon in dieser Zeit durch den Bezug zu Gestalten in der griechischen Mythologie eine Benennungs-Motivation für Pflanzen vorliegt, zum Beispiel Kentaur/Chironia Centaurium (=Erythraea centaurium, eine Gentianaceae) oder Artemis/Artemisia vulgaris und so weiter.

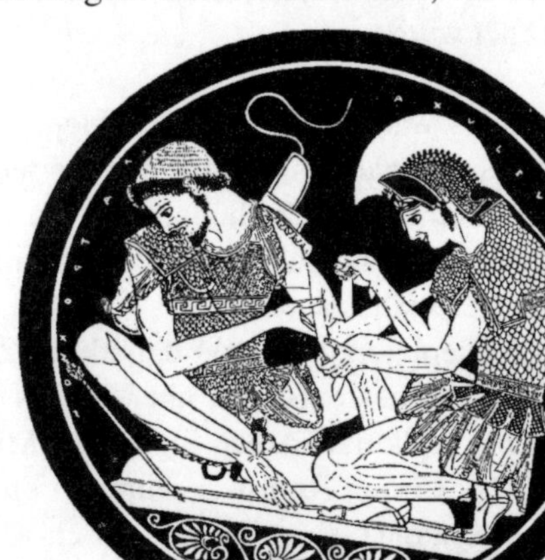

8 Eine der frühesten Darstellungen der Verwundetenpflege: Achilles verbindet den verwundeten Patroklos, um 490 v. Chr.

Hippokrates und Euryphon

Diese Gruppe – Apollon (Innere Medizin), Asklepios (Chirurgie), Hygieia (Diät) und Panakeia (Pharmazeutik) – kommt in der Invokatio des sogenannten Hippokratischen Eides vor: *«Ich schwöre bei Apollon dem Arzt und Asklepios und Hygieia und Panakeia und allen Göttern und Göttinnen, sie zu Zeugen anrufend, daß ich erfüllen will nach meinem Können und Urteil diesen Eid und diesen Vertrag.»*[19]

Auf Grund scharfsinniger philologischer und historischer Analysen weiß man, daß der Eid *vor* Hippokrates verfaßt worden sein muß, und zwar von irgendwelchen Pythagoreern.

Zwar kennt man den oder die Verfasser nicht genau, doch man kann mit Sicherheit nachweisen, daß der Eid mehr ein pythagoreischer Sittenkodex war. Das ist auch deshalb interessant, weil sich Paracelsus 1530, also zweieinhalbtausend Jahre später, an diesen Eid, an diese Zusammenhänge erinnert und dann sagt: *«merk also. dieweil got den geist der arznei* [Medizin] *durch Apollinem, durch Machaonem, Podalirium und Hippocratem hat grüntlich lassen angefangen werden und das liecht der natur on einen befinsterten geist wirken hat lassen, und treffenlich wunderbarlich grosse werk, grosse magnalia, grosse miracula aus den mysteriis, elixiriis, arcanis und essentiis der natur vollent seind worden, und wunderbarlich die arznei empfangen in etlichen fromen mennern wie obgemelt.»*[20]

Paracelsus schildert hier in einer etwas anderen Form, aber trotzdem in vollem Bewußtsein das, was vorhin als mythologischer Anfang der Medizin bezeichnet wurde.

Hippokrates war der Sohn des Asklepiaden Herakleides und der Phainarete – dem Namen nach eine *phaino,* eine leuchtende Erscheinung – und leitete seinen Stammbaum väterlicherseits von Asklepios und mütterlicherseits von Herakles ab. Er fand auf Kos[21] eine gut funktionierende Medizinschule vor, deren Leiter er später wurde.

Das Asklepieion gab es zur damaligen Zeit (2. Hälfte des 3. Jh. v. Chr.) noch nicht. Ein solches existierte aber bereits in Epidauros[22], und um 420 v. Chr. wurde ein Filialkult in Athen gegründet. Mit der Gründung eines Filialkultes im Jahre 291 v. Chr. in Rom war dann der erste Schritt zur späteren Ausbreitung über das gesamte Gebiet des griechisch-römischen Reiches gemacht.

Zu der Zeit, als Hippokrates Leiter der Medizinschule auf Kos war, wurden in der Hauptsache die allgemeinen Erkrankungen gelehrt, und zwar ganzheits-

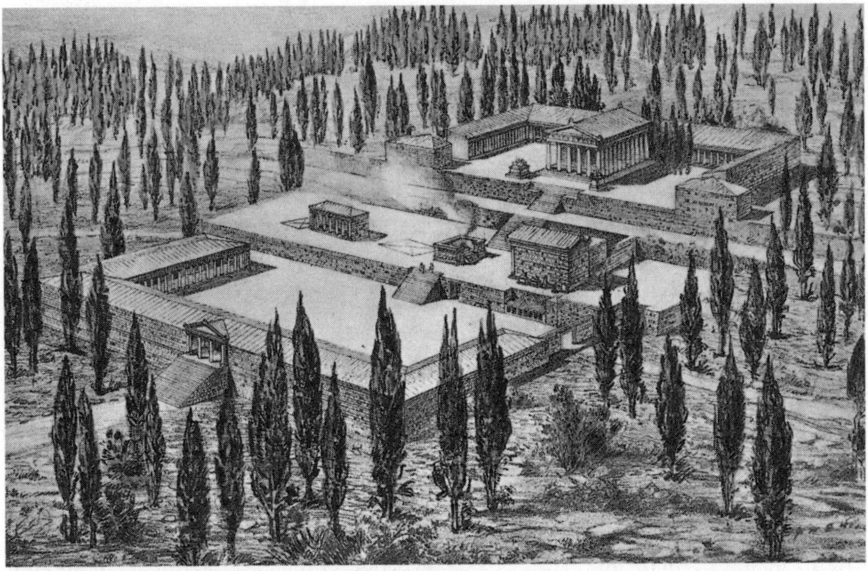

9 Rekonstruktion des Asklepieion auf Kos. 2. Jh. v. Chr.

medizinisch, wie wir heute sagen würden. Man versuchte, mit so wenig Eingriffen wie möglich den Patienten zu helfen. Dabei spielte in erster Linie die *diaita* eine Rolle, das Regulieren im umfassenden Sinne, auf jedem Gebiet und in jeglicher Richtung.

In zweiter Linie befaßte man sich mit der Chirurgie und erst ganz am Schluß mit der medikamentösen Behandlung, der *pharmakeutike,* also mit dem, was in der Panakeia schon angedeutet ist als das Allheilmittel.

Im Institut für Geschichte der Medizin in Würzburg arbeiten Professor Keil und ich daran, zu zeigen, daß in der Invocatio *«Ich schwöre ...»* die ganze Medizin bereits abgedeckt wird: Apollon – Innere Medizin, Asklepios – Chirurgie, Hygyieia – die Diät und Panakeia – das Heilmittel, das Pharmazeutische, die medikamentöse Therapie. Das ist natürlich sehr bestechend, aber es muß noch viel getan werden, um das Gesagte aus den Quellen belegen zu können.[23]

Zum allgemeinen hippokratischen Konzept, von dem es selbstverständlich individuelle Abwandlungen gab, gehörte auch, daß der Patient kaum berührt wurde. Hippokrates beziehungsweise der hippokratische Arzt hatte noch die Begabung, seinen Patienten ohne Berührung beurteilen zu können. Die notfalls erforderlichen manuellen Handhabungen am Patienten überließ er seinen untergeordneten Helfern.

Ebenso wie Hippokrates gehörte auch sein Gegenspieler Euryphon zu den Asklepiaden. Euryphon lebte im 5. Jh. v. Chr. und war der Leiter der antiken ärztlichen Schule auf der Halbinsel Knidos, die auf kleinasiatischem Gebiet etwa 30 Kilometer östlich der Insel Kos liegt. Er war außerordentlich therapiefreudig und probierte alles aus.

In bezug auf anatomische Kenntnisse waren die knidischen Ärzte wesentlich besser ausgebildet als die Vertreter der Schule auf Kos. Sie unterschieden bereits verschiedene Organerkrankungen, zum Beispiel neun Leberkrankheiten, vier Nierenkrankheiten, und sie waren auf dem Gebiet der Chirurgie und Gynäkologie tätig. Doch diese medizinische Richtung hatte etwas Gewalttätiges an sich. Das klingt vielleicht ein wenig überspitzt, aber nicht, weil ich das so sehen will, sondern weil Soranos[24], ein berühmter griechischer Gynäkologe des 2. Jh. n. Chr., der einzige, der über Hippokrates einiges zu erzählen weiß, von dieser Medizin sagte, sie sei gewalttätig: *kaiein kai temnein,* brennen und schneiden, sei die Devise dort gewesen.[25]

Damit bestätigt sich, was Albert Reps angedeutet hat[26], er ist nur nicht so weit gegangen. In Asklepios ist die sanfte und die gewalttätige Seite vertreten, und letztere spielt bis heute eine Rolle. Denn Totschlagen ist in gewisser Weise auch heute noch die Devise, zwar nicht in bezug auf die Patienten, aber auf die Krankheiten. Die WHO hat es sich zum Ziel gemacht, alle Krankheiten auszurotten![27] Hippokrates und Euryphon, die Vertreter der beiden kontroversen medizinischen Richtungen, begleiten von der Antike an sämtliche Krisen in der Medizin. Auch die Krisis, die wir jetzt erleben, mit ihrer Gewalt und ihrem Charakter, ist natürlich nicht die erste große Krisis und einmalig, wie wir meinen könnten. Es hat solche Krisen immer gegeben, die ganze Geschichte hindurch.

Zeittafel (nach Kerényi 1948)

Vor 1000 v. Chr.:	Blütezeit der thessalischen Mythologie, in welcher der Kentaur Chiron der arzneikundige Lehrer des Asklepios ist.
1000–600 v. Chr.:	Blütezeit der Dichtungen des Homer und Hesiod, der ältesten Quellen vom «Arzt» Asklepios und seiner Familie.
600–400 v. Chr.:	Blütezeit der Asklepiadenfamilie auf Kos; etwa 460–377 Lebenszeit des Hippokrates; kurz nachher Gründung eines Asklepiosheiligtums im Hain des Apollon Kyparissios.
500–300 v. Chr.:	Erste Blüteperiode des Asklepiosheiligtums von Epidauros; 420 Gründung des Filialkultes in Athen; um 300 inschriftliche Aufzeichnung «der Heilungen des Apollon und Asklepios» und des Paians des Isyllos von Epidauros.
291 v. Chr.:	Gründung des Filialkultes auf der Tiberinsel in Rom; entscheidender Schritt zur späteren Verbreitung des Asklepioskultes im Römischen Reich.

Obwohl Hippokrates eine gewaltig leuchtende Figur durch die ganze Medizingeschichte hindurch bis zum heutigen Tag darstellt, ist von ihm kaum etwas bekannt, weder von seinem Leben noch von seinem Werk. Wenn nicht Platon[28] und Aristoteles[29] ihn aufgebaut hätten, um es modern zu sagen, dann würden wir hier nicht über ihn sprechen. Denn etwa zur gleichen Zeit, als Hippokrates auf Kos arbeitete, waren viele antike Ärzte tätig: Diokles von Karystos[30], Herophilos[31], Erasistratos[32], um nur einige zu nennen, von denen es biographische Details gibt und die auch und vor allem durch ihre Werke bekannt sind. Aber in den Schriften, die man als hippokratische Schriften, als «Corpus Hippocraticum»[33] zusammenfaßt, ist wahrscheinlich das Allerwenigste von Hippokrates.[34]

Der berühmte Choulant[35], ein großer Medizinhistoriker des vorigen Jahrhunderts, war der Meinung, daß von den 65 Traktaten (heute teilt man 53 Abhandlungen in 72 Bücher ein) nur 37 Hippokrates zuzuschreiben seien, und Sudhoff[36] reduzierte diese Zahl schon auf neun. Heute ist man froh, wenn man drei Werke mit Sicherheit Hippokrates zuordnen kann. Es ist dieses «Corpus Hippocraticum» ein Chaos von Briefen, Notizen, Monographien, Kommentaren, Kompilationen, Exzerpten und Reden mit orientalischen, pythagoreischen, herakliteischen, empedokleischen, sophistischen und stoischen Kennzeichen, die man natürlich herausarbeiten kann.

Und gerade das Werk, worauf sich die Viersäftelehre stützt, *De Natura Hominis, Die Natur des Menschen,* stammt nicht von Hippokrates, sondern von seinem Schwiegersohn Polybos.[37] Man könnte deshalb Hippokrates als den Schwiegervater der Viersäftelehre[38] bezeichnen.

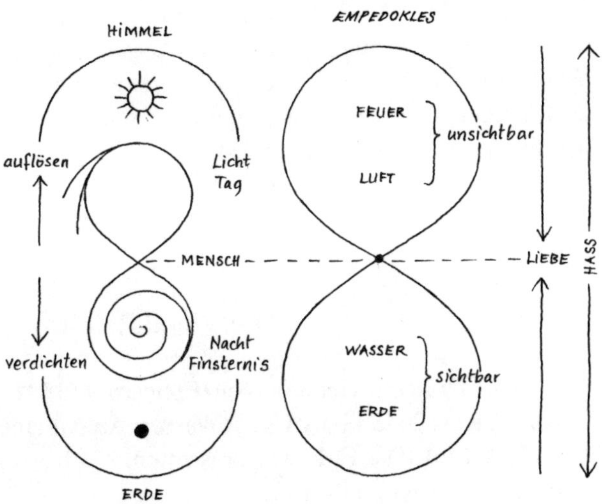

10 Schema Empedokles

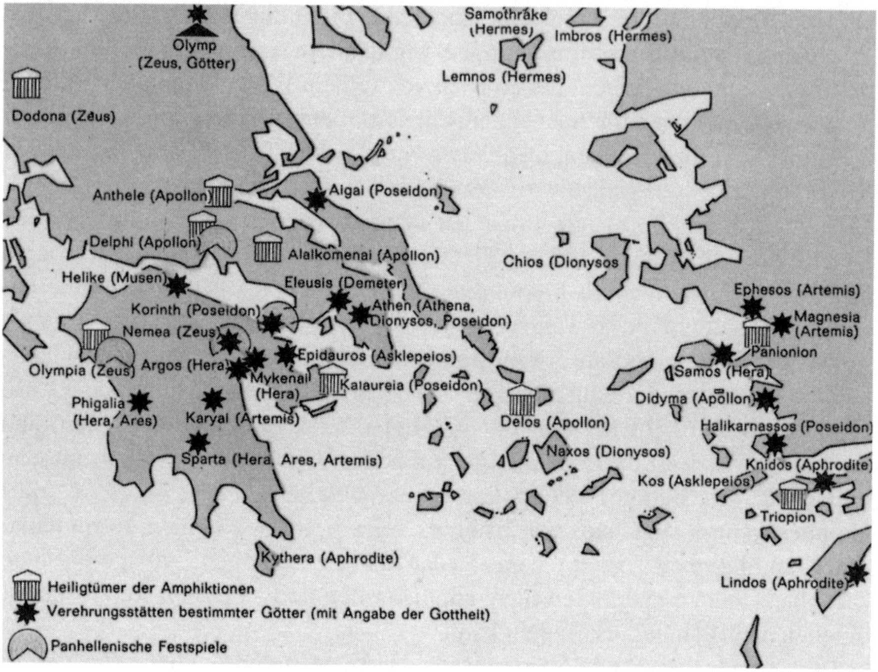

11 Griechische Kultstätten

Wenn wir zur Viersäftelehre kommen, müssen wir zeitlich zurückgehen zu Empedokles.[39] Am Anfang schuf Gott Himmel und Erde (erstes Buch Moses) und in der Mitte den Menschen. Himmel und Erde schaffen den Menschen[40], und das ist der Grund, warum von Anfang an der Mensch ein polarisiertes Wesen ist mit einer Mitte. Die Dreigliederungs-Idee[41], in welcher Richtung auch immer, steht am Anfang und ist durch die ganze Geschichte hindurch in irgendeiner Form wiederzufinden.

Empedokles lebte von ca. 490–430 v. Chr., und vor ihm gab es verschiedene Kosmogonien[42]:

Die Viersäftelehre

Das *Einer-Prinzip:* Heraklit von Ephesos (535–475 v. Chr.)/Feuer; Thales von Milet (624–548/5 v. Chr.)/Wasser; Anaximenes von Milet (geb. um 525 v. Chr.)/Luft. Die Erde war umstritten. Nach Aristoteles hielt niemand die Erde allein für den Urstoff.

Das *Zweier-Prinzip:* z.B. Parmenides aus Elea (geb. um 540 v. Chr.)/Feuer und Erde; Xenophanes von Kolophon (ca. 575–480 v. Chr.)/Wasser und Erde.

Das *Dreier-Prinzip:* z.B. Ion von Chios (ca. 490–422 v. Chr.)/Feuer, Erde und Luft.

Dann kommt die Vollendung auf Grund des Einflusses der pythagoreischen Zahlenlehre, die natürlich auch nicht von Pythagoras (aus Samos, 6. Jh. v. Chr.) stammt.[43] Die aus den ersten vier Zahlen 1+2+3+4 sich bildende Zehnzahl als vollendete Zahl, als heilige Zahl, spielte sicher bei Empedokles eine Rolle. Für ihn waren alle vier Elemente, die er aber nicht Elemente, sondern *rhizomata,* die göttliche Wurzel nannte, bei der Entstehung des Universums beteiligt. Er ordnete sie den Göttern[44] zu: das Feuer dem Zeus, die Luft der Hera, die Erde dem Hades und das Wasser der Nestis[45].

Zwei der vier Elemente, Erde und Wasser, bilden in dieser Betrachtung das sichtbare, die beiden anderen, Luft und Feuer, das unsichtbare Paar. *«Höre zuerst von den vier Grundwurzeln aller Dinge: Zeus, der Schimmernde, Hera, die Leben Verleihende, und Hades und Nestis, die aus ihren Tränen sterblichen Quell entspringen läßt.»*[46]

Aus ihrer Verbindung in *Liebe* (Philia) entsteht als Mitte zwischen den Polen das Fruchtbare: Mensch und Natur. Der *Haß* (Neikos) hingegen trennt und vernichtet. *«Zweierlei will ich dir sagen: denn bald wächst ein einziges Sein aus Mehrerem zusammen, bald wird es wieder Mehreres aus Einem. Zwiefach der sterblichen Dinge Entstehung, zwiefach auch ihr Dahinschwinden. Denn die Vereinigung aller Dinge erzeugt und zerstört die eine; die andere aber, kaum herangewachsen, fliegt davon, wenn sie ‹die Elemente› sich wieder scheiden. Und dieser fortwährende Wechsel hört niemals auf; bald kommt alles durch die Liebe in Eins zusammen, bald wieder scheiden sich alle Dinge voneinander durch den Haß des Streites – sofern nun auf diese Weise Eins aus Mehrerem zu werden pflegt und wieder aus der Spaltung des Einen Mehreres hervorgeht insofern entstehen die Dinge und haben kein ewiges Leben; insofern aber ihr ständiger Wechsel niemals aufhört, insofern sind sie ewig unerschüttert im Kreislauf.»*[47]

Dies kann nun, obwohl von Empedokles nicht so ausgeführt, zu einem dreigliedrigen Aspekt verbunden werden: die Polarität und die Mitte. Das Heil ist also in der Mitte zu suchen und zu finden. Das bildet die Grundlage für die Entstehung der Viersäftelehre.

Betrachten wir nun das Viererschema in der einfachen Form (nach Schöner, S. 58):

Blut
warm und feucht
Herz
Frühling
Kindesalter

Gelbe Galle
warm und trocken
Leber
Sommer
Jugend

Schleim
kalt und feucht
Gehirn (Kopf)
Winter
Greisenalter

Schwarze Galle
kalt und trocken
Milz
Herbst
Mannesalter

Die vier Elemente kommen erst später unter aristotelischem Einfluß hinzu, in dieser Anfangssituation bei Polybos ist davon noch nicht die Rede. Auch die vier primären Qualitäten kalt – warm – trocken – feucht sind noch nicht in dieser deutlichen Zuordnung genannt, geschweige denn die Temperamentenbegriffe, die Namen der Temperamente.

Aus der Schrift «De Natura Hominis», die man um 400 v. Chr. datiert und mit Sicherheit Polybos zuordnet, sind die folgenden drei Abschnitte: *«Die vielfältigen im Körper steckenden Stoffe verursachen Krankheiten, wenn sie sich gegenseitig naturwidrig erhitzen oder abkühlen, austrocknen oder feuchtmachen.»*

Hier wird schon angeschlossen an eine Vorperiode der Gegensätzelehren, von denen es verschiedene gibt; wo also immer zwei gegensätzliche Aspekte: kalt–warm, trocken–feucht, auch Galle–Schleim, als Grundlage für eine medizinische Auffassung zu verzeichnen sind. *«Das Warme, Kalte, Trockene, Feuchte müssen in einem angemessenen und gleichen Verhältnis einander gegenüberstehen; beim Tode des Menschen muß sich jeder Grundstoff, das Feuchte zum Feuchten, das Trockene zum Trockenen, das Warme zum Warmen, das Kalte zum Kalten zurückentwickeln. ... Der Körper des Menschen enthält in sich Blut, Schleim, gelbe und schwarze Galle, und diese machen die Natur des Körpers aus, und wegen dieser (Säfte) ist er krank bzw. gesund.»*[48]

Hier bewegen wir uns auf bekanntem Gebiet, denn dieses Schema hatte Rudolf Steiner im Auge, als er von der Viersäftelehre sprach[49] und ausführte, wie das Gleichgewicht, also die Mischung der vier Säfte, die vier konstituierenden Säfte, mathematisierend sich wie 1 : 1 : 1 : 1 verhalten.

Daraus ergibt sich dann die *eukrasis,* die Eukrasie, die gute Mischung. *Krasis* ist die Mischung, und wenn darin eines das andere überwiegt, kulminiert, resultiert eine schlechte Mischung, eine *dyskrasis,* eine Dyskrasie. Die römischen Ärzte nannten die Mischung *temperamentum.* Auch wir temperieren jeden Tag, wenn wir zum Beispiel das heiße und das kalte Wasser aus dem Hahn mischen, bis wir für uns die gute Mischung haben, das *temperamentum.* In der Zeit von Galen[50], der zwar gebürtiger Grieche war, aber über längere Zeit als Arzt in Rom wirkte, wird dasselbe für die Qualitätsandeutung von Arzneirohstoffen die *complexio* genannt. Die Rose ist kalt im ersten Grade[51], und der aus dem Gleichgewicht geratende Saft, der Verursacher des Bösen, die *materia peccans,* die schuldige Materie, muß ausgetrieben werden, was der antike Arzt über alle Ausscheidungswege tat, über die der menschliche Körper verfügt: über die Haut, die Niere, den Darm, den Speichel, über das Erbrechen, den Aderlaß, das Schröpfen, um nur einige zu nennen. Man spricht hier von der sogenannten Evakuationstherapie.

Wir sehen also, daß Hippokrates wohl der Vorbereiter der Viersäftelehre war, daß aber die Fixierung später liegt, als wir bisher dachten.

Als das bewegende Agens innerhalb dieser vier Kardinalsäfte wurde die Wärme betrachtet. Sie bringt alles in Bewegung, wobei aber sicher nicht in erster Linie die kalorisch meßbare exogene Wärme gemeint ist, sondern das *emphyton thermon,* die Eigenwärme oder *calor innatus,* später für uns ein bekannter Begriff in bezug auf unsere autonome Wärmeorganisation. Diese Wärme, dieses bewegende Agens, um das Eine in das Andere überzuführen, dachte man sich im Herzen lokalisiert. Von dort aus reguliert sie den Stoffwechsel und durch sie entstehen aus der aufgenommenen Nahrung die vier Säfte und aus diesen wiederum durch Umlagerung die Gewebe und die Struktur des Körpers. Aus diesem Grundgedanken heraus kam es dann zu den vier Elementen, die auch heute noch im Hintergrund stehen. Später wird in das Schema noch ein Fünftes eingeordnet, das Pneuma als Lebensprinzip, das zwischen Feuer und Luft angesiedelt wird.

Dieses Viererschema hat ein Schicksal, wie es eigentlich jeder philosophischen Lehre, aber auch anderen medizinischen Lehren, die nicht unbedingt philosophisch sein müssen, beschieden ist. Erst wenn eine Lehre zum System geworden ist und eine gewisse Form bekommen hat, kann sie für die Umwelt und auch für die Nachwelt wirksam werden. Im allgemeinen glaubt man, das Viererschema hätte sich von Hippokrates an durch die ganze Antike hindurchgezogen.

Aber so einfach ist das nicht, denn mit Hippokrates fängt es erst an. Rudolf Steiner wies schon 1920 darauf hin, daß es ein Fundamentalirrtum sei, ihn als Vater der Medizin zu betrachten[52], obwohl er diesen Ausdruck in einem Vortrag über Paracelsus im Jahr 1906[53] auch einmal verwandte. Er meint damit, daß Hippokrates am Schluß einer Entwicklung stand, etwas abschloß und etwas Neues begann. Aber für die Medizingeschichte fängt die wissenschaftliche Medizin eigentlich erst hier an, und nun ist man vielleicht der Meinung, daß das über die Tausende von Jahren – bis zu Paracelsus sind es 2000 Jahre und bis heute 2500 Jahre – immer so geblieben ist.

Das wäre zu einfach gedacht, denn selbstverständlich gibt es Entwicklungsstufen, die parallel zu den ansehnlichen Leistungen von Einzelschulen laufen. Die verschiedenen Schulen in der Antike bis hin zu Galen – es gab schon etwa fünf verschiedene, gut definierbare Schulen[54]: die Dogmatiker, die Empiriker, die Pneumatiker, die Methodiker, die Eklektiker – haben alle ihre Richtung, wenn auch teilweise mit dem hippokratischen Viererschema lebend.

Über weite Strecken zwischen Hippokrates und Galen war dieses Viererschema nicht einmal literaturwürdig. Und nun erweisen sich die Systeme und die Autoritäten als Hemmschuhe für eine Entwicklung der Medizin, weshalb man auch sagen kann – und Rudolf Steiner tat es[55] –, daß bis in die Mitte des vergangenen Jahrhunderts dieses Vierersystem Geltung hatte.

Das hatte es selbstverständlich auch, aber nur nebenbei. Rudolf Steiner zielte dabei auf *Carl v. Rokitansky* (1842–1846), Professor der pathologischen Anatomie in Wien, der im Jahre 1843 noch einmal versuchte, mit seiner Krasenlehre dieser antiken Humoralpathologie neues Leben einzuflößen. Aber der forsche junge *Rudolf Virchow* (1804–1902) bekämpfte ihn, so daß eine zweite Auflage nicht erscheinen konnte. Das war zunächst wirklich das Ende, nachdem kurz vorher Puchelts 1823 eine Konstitutionslehre[56] herausgebracht hatte, in der er arteriell, venös, lymphatisch und nervös unterschied mit den Untergruppen der arteriellen: sanguinisch-arteriell, cholerisch-arteriell und der venösen: phlegmatisch-venös und atrabilar.

Hier haben wir also noch einmal ganz deutlich humoralpathologische Ansätze. Und moderne Medizinhistoriker sind der Ansicht, sie spielen bis heute eine Rolle, und sie erwähnen dann in Klammern Rudolf Steiner.[57] Selbstverständlich gibt es diese Verbindung; wir werden darauf noch zu sprechen kommen.

Nun wird dieses Vierersystem von seinem Ursprung an sukzessive und regelmäßig erweitert. Durch Jahrhunderte, in Hunderten von Jahren, kommen zu den Säften die Organe, dann auch die Elemente und später, bei Aristoteles, die Elementarqualitäten hinzu.[58] Danach bei Galen die Andeutung von Charaktereigenschaften, die man Temperamente nennen könnte, dann die vier Fieberarten, die Lebensalter, die Jahreszeiten, die Tageszeiten, die Himmelsrichtungen, die Winde, die Tonarten, die Planeten, die Tierkreisbilder, die Apostel, die Evangelisten und so weiter. Es wird zum Schema, und als solches neigt es von Natur aus zum Schematismus, wodurch es zerfällt, zur Farce wird. Hierbei spielt die arabische Medizin eine wesentliche Rolle.

Die medizinischen Schulen

Man nimmt heute an, daß sich die Entstehung der Schriften, die man als Hippokratische Schriften, als «Corpus Hippocraticum» zusammenfaßt, über einen Zeitraum von 430 v. Chr. bis 50 n. Chr. erstreckt. Ein ähnliches Schicksal haben im übrigen auch andere Autoren beziehungsweise Schriften, zum Beispiel das «Corpus Aristotelicum» oder das «Corpus Galenicum». Immer handelt es sich dabei um über lange Perioden hinweg gesammelte Schriften, die irgendeine gemeinsame Wurzel haben.

Im «Corpus Hippocraticum» ist der wissenschaftlich rationale Geist vertreten. Gesundheit und Krankheit sind auf natürliche Gegebenheiten zurückzuführen, auf die Säftequalitäten. Aber auch die Umwelt und die Ernährung spielen in der Auffassung des antiken Arztes eine Rolle. Deshalb wurde hauptsächlich mit natürlichen, aber auch mit rationell begründeten Mitteln therapiert.

In dem Zeitraum, in dem das «Corpus Hippocraticum» entsteht, bilden sich verschiedene medizinische Schulen heraus. Eine der ältesten ist die der *Dogmatiker*[59]. Man hört es ihrem Namen schon an, daß sie aus theoretischen Gründen ausschließlich an den hippokratischen Grundlagen festhalten. Ein Vertreter dieser Schule war zum Beispiel der bereits erwähnte Diokles von Karystos um 350 v. Chr. Bei den Dogmatikern war die Anatomie bereits ein Lehrfach, und die einzelnen Naturwissenschaften, und somit auch die Anatomie, wurden aus der Philosophie herausgelöst und in das Lehrgebäude des Aristoteles eingeordnet, der unter anderem der Schöpfer der wissenschaftlichen botanischen Richtung war.

Sein bedeutendster Schüler und späterer Leiter der Akademie, Theophrastos[60], verfaßte das große Werk «Historia Naturalis», das durch ein sehr langes Kapitel über Heilpflanzen bekannt ist. Unter dem Einfluß von *Aristoteles* bekamen die Naturwissenschaften und damit auch die Botanik, die Pharmakobotanik, erstmals eine gewisse Bedeutung.

Dies zusammen genommen mit der Tatsache, daß in dieser Zeit durch die Kriegszüge von *Alexander*[61] der Zugang zu den orientalischen Drogen eröffnet wurde und alles mögliche an exotischen Heilmitteln heranströmte, ist eine sehr wichtige Station auf unserem Weg durch die Medizingeschichte.

Die *Empiriker* waren eine Reaktion auf die zu Beginn des 3. Jh. v. Chr. unter dem Einfluß der skeptischen Philosophie entstehende Richtung. Sie lehnten bewußt jegliche Theorie ab und ließen nur die praktische Erfahrung gelten. Erst dadurch entwickelte sich eigentlich die Pharmakologie zu einem selbständigen Zweig. Bei den Empirikern spielten zwei Ärzte eine Rolle, Herophilos und Erasistratos. Beide wirkten hauptsächlich in Alexandria, einem großen Zentrum für die Medizingeschichte, wo sie die Anatomie förderten. Alexandria war der einzige Ort in der Antike, an dem Leichen seziert wurden, wodurch natürlich die anatomischen Kenntnisse außerordentlich vermehrt wurden. Herophilos zum Beispiel begann die Chirurgie zu systematisieren, entdeckte den zerebrospinalen Ursprung der Nerven und unterschied zwischen sensiblen und motorischen Nerven. Von ihm ist überliefert, daß er von Heilsubstanzen, insbesondere von pflanzlichen, Gebrauch machte und sie «die Hände der Götter»[62] nannte.

In Rom kannte man zu dieser Zeit nur eine auf niedrigerer Stufe stehende Hausmedizin, die *medicina domestica*. Ärzte gab es eigentlich nicht, denn ein Römer war nie krank, das war unter seiner Würde. Bei dieser Auffassung brauchte man weder Ärzte noch medizinische Systeme, und es ist deshalb auch nicht verwunderlich, daß Römer wie Cato[63] oder der Historiker Plinius[64], aber auch andere, hauptsächlich landwirtschaftliche Werke verfaßten, wie zum Beispiel «de Reo Rustica» von Cato. Er, und später Plinius, behaupteten ganz kühn, die griechischen Ärzte seien nach Rom und in das Römische Reich gekommen, um die Römer umzubringen mit ihrer Kunst. Die Römer schworen praktisch nur auf ein Heilmittel, und zwar auf den Kohl, eine Brassica-Art. Der Römischkohl hat daher seinen Namen und ging durch die ganze Geschichte als römisches Gut, als Caulus plantatus oder Caulus non plantatus, also der Kohl, der angebaut wird, und der wilde Kohl. Es ist interessant, wie sich die Dinge unterscheiden bei den Griechen und im frühen, noch nicht von den Griechen emanzipierten Römischen Reich.

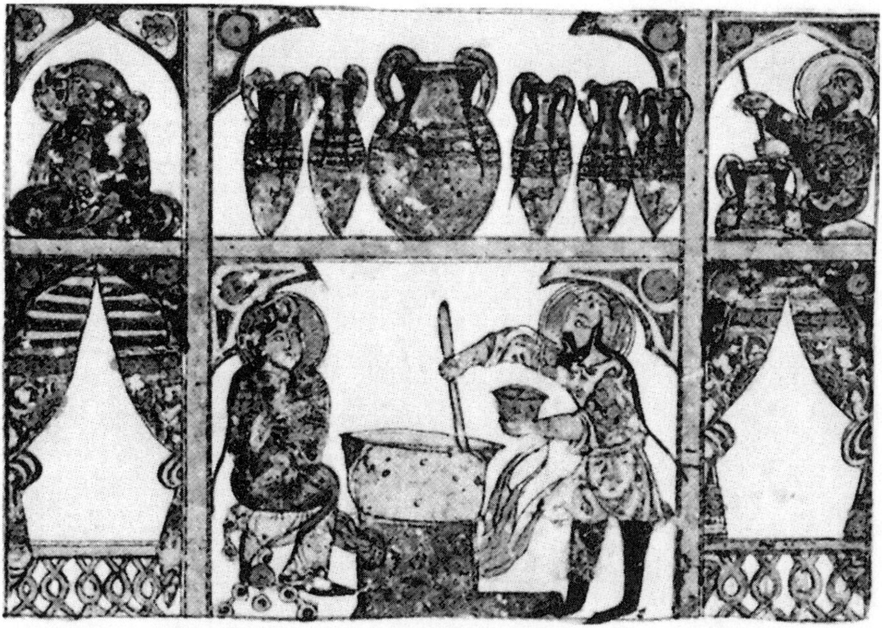

12 Pharmazeutische Tätigkeit in einer islamischen Apotheke. Aus Dioskurides' «Materia medica», Bagdad 1244.

Auf die *Methodiker*, als deren Begründer Themison von Laodikeia gilt, komme ich morgen zurück («Von Galen bis Avicenna»).

Die *Pneumatiker*, und damit sind wir bereits im 1. Jh. v. Chr., bekannten sich ebenso zur Humoralpathologie wie die Dogmatiker, fügten aber ein fünftes Prinzip hinzu, das Pneuma, das sie zwischen Feuer und Luft ansiedelten. Das war für sie das konstitutive Lebensprinzip, das alles durchdringt.

Echte Fortschritte kamen erst mit Dioskurides, Celsus, Soranos und einigen anderen, und vor allem mit Galen.

Von Galen bis Avicenna*

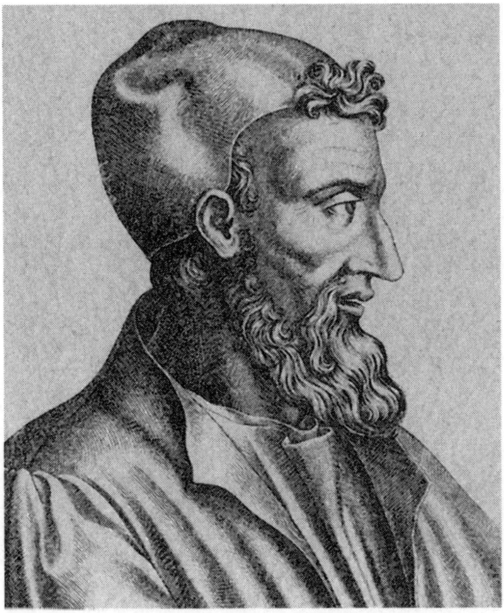

13 Galen (129–199)

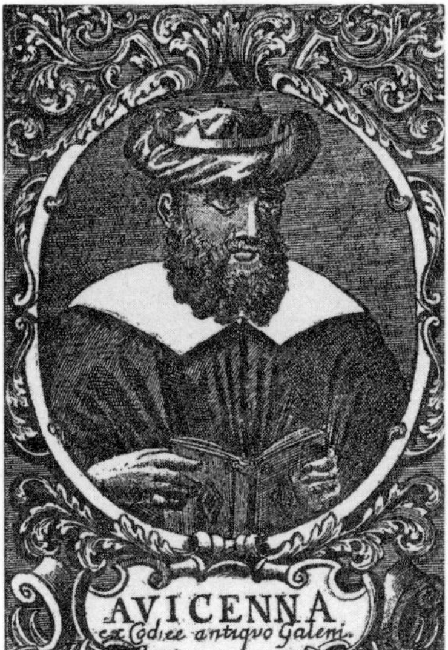

14 Ibn Sina, genannt Avicenna (985–1037)

* Vortrag am Goetheanum vom 8.10.1991

Wie bereits erwähnt, war die Zeit der Alexanderzüge deshalb für die Pharmazie von ungeheurer Bedeutung, weil von da an ein Strom von Medikamenten und das Schrifttum, das darauf basiert, in den griechischen Raum kam. In dieser Zeit entstanden Rezeptarien und später auch *Antidotarien*, sogenannte *Gegengiftbücher*. Sie sind die Vorläufer unserer Pharmakopöen und entsprangen den Ängsten der Herrscher[1*], vergiftet zu werden. Deshalb ließen sie alle zur Verfügung stehenden Arzneistoffe gegen Gifte (Anti-Dota), das konnten 70 bis 80 verschiedene sein, in ein Mittel zusammenstellen, von dem sie täglich einnahmen, um sich zu immunisieren.

Auch über die für uns interessante Tatsache, daß Aristoteles, der Lehrer Alexanders, die Spezialfächer Biologie und Botanik schuf, haben wir schon gesprochen. Der berühmte Brief «Epistola Aristotelis ad Alexandrum» wurde jedoch erst im hohen Mittelalter verfaßt und gehört zur Gattung der *regimina sanitatis*, also zu den Gesundheitslehretraktaten, die zuerst in Salerno im fortgeschrittenen Mittelalter entstanden und dann eine weite Verbreitung bis über die Renaissance hinaus fanden. Das mag für verschiedene Freunde eine Enttäuschung sein, aber der Brief ist deshalb nicht weniger wertvoll, auch wenn er erst so spät geschrieben wurde.[2]

Zwischen den Alexanderzügen und der Zeit, in der der Brief verfaßt wurde, liegt die Entstehung der verschiedenen Schulen, von denen noch einige im Zusammenhang mit unserer Thematik interessant sind.

Die Gegensätzelehre der Methodiker

Asklepiades von Prusa in Bithynien (geb. 124 v. Chr.) – er studierte Rhetorik, Philosophie und Medizin – gelang es, die griechische Medizin in Rom zu etablieren. Er löste sich von der humoralpathologischen Anschauung der hippokratischen Ärzte und entwickelte die Solidarpathologie.

Auf ihr aufbauend, gründete sein Schüler Themison von Laodikeia[3] Anfang des 1. Jh. v. Chr. die Schule der *Methodiker*[4]. Die Methodiker lehrten, daß die pathologischen Zustände in zwei Klassen zu unterteilen seien, und kehrten somit wieder zur früheren Gegensätzelehre zurück, die man schon von den

---

* Anmerkungen S. 211

Pythagoreern und Anaximander aus Milet (611 – ca. 546 v.Chr.) an und über Zenon von Eleas (490–430 v.Chr.) Zweisäftelehre Galle – Schleim beziehungsweise Feuer – Wasser verfolgen kann.

Bei dem Gegensatz Galle – Schleim wurden zwei pathologische Zustände unterschieden, nämlich der *status laxus* = *atonia* = *physis* = *rheo* und als Gegensatz dazu der *status strictus* = *sclerotites* sowie eine Mitte, der *status mixtus* = *status fluens*.

Übersetzt nach Pollak, S. 173:

Status strictus = Spannung (Straffheit, Kontraktion); die Körpergewebe sind stark zusammengezogen; dadurch, daß die Poren dichtgemacht sind, kommt es zu einer Verminderung der Körperausscheidungen bei heftigem Fieber.

Status laxus = Erschlaffung der Körpergewebe mit Vermehrung aller Absonderungen (Schweiß, Urin, Stuhl).

Status mixtus = gemischter Zustand: Spannung und Erschlaffung sowie Quantität der Ausscheidungen wechseln von einem Körperteil zum anderen.

Hier haben wir die Polarität und die Mitte; dies ist der Gegensatz von Nerven-Sinnes- und Stoffwechsel-Gliedmaßen-System mit dem Rhythmischen System in der Mitte. Eine Schlußfolgerung aus diesem Schema kann auch sein: Auflösen und Verdichten, und wenn man weiter denkt bis in die alchemistisch-rosenkreuzerische Zeit hinein, kommt man zu *solve et coagula,* dem *Slogan* der Alchemisten aus dieser Zeit, und zu *spao-ageiro*, zur Spagyrik von Paracelsus.

Ich bin der Meinung, daß sich diese Dinge bis zum Ursprung der Schöpfung zurückverfolgen lassen, wenn man erst einmal diesen Blickwinkel hat, den wir den Ausführungen Rudolf Steiners über die Dreigliederungs-Idee[5] mit der Polarität und der Mitte verdanken.

Bleibt man im Denken der Gegensätze, ist es natürlich logisch, die Behandlung des *status strictus* (leitet sich ab von *stringere* = zusammenziehen; und davon abgeleitet Adstringentia, Arzneimittel, die zusammenziehend wirken) mit Heilmitteln durchzuführen, die laxierend wirken, eben mit Laxantia.

Dioskurides und Celsus

Kurz vor Galenos im 1. Jh. n.Chr. lebten Dioskurides und Celsus. Aulus Cornelius Celsus (um 25 v.Chr. – um 50 n.Chr.), ein begabter Enzyklopädist, verfaßte ein großes Werk, in dem alle möglichen Aspekte zusammengestellt waren und wovon gerade der medizinische Teil, «De medicina libri octo», der um

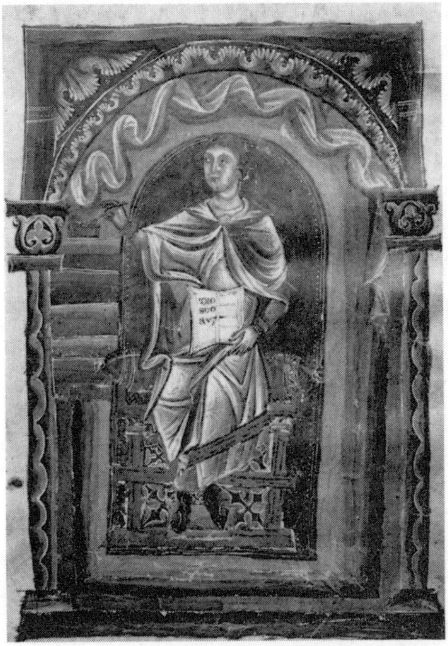

15 Dioskurides (1. Jh. n. Chr.)

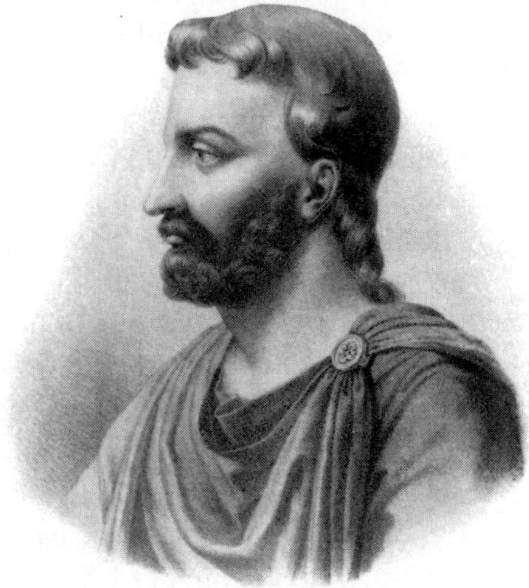

16 Aulus Cornelius Celsus (1. Hälfte 1. Jh. n. Ch.)

30 n. Chr. entstand, erhalten geblieben ist. Dieses Werk hat für uns deshalb noch eine gewisse Bedeutung, weil gelegentlich bestritten wird, daß Rudolf Steiner der erste war, der die Mistel in die Krebstherapie eingeführt hat, *«denn Celsus hätte schon ...»*.

Es kommen bei Celsus tatsächlich ein paar Sätze vor, in denen er beschreibt, wie die Mistel gleichzeitig mit vielen anderen Bestandteilen zu einer Pflastermasse verarbeitet wird, die zur Erweichung von verhärteten Drüsen, vornehmlich von Ohrspeicheldrüsen, dienen soll.

Zusammen mit Paul Bellmann von der Rudolf Steiner Nachlaßverwaltung habe ich die einschlägige Literatur bis zum heutigen Tag durchforscht, um zu prüfen, ob doch eine Spur von Beweis zu erbringen wäre. Nachdem wir nichts gefunden hatten, konnten wir mit Sicherheit sagen, daß nirgendwo auf eine Krebsbehandlung durch die Mistel hingewiesen wurde.[6] Trotzdem wurde weiterhin behauptet, bereits Celsus hätte die Mistel bei Krebs eingesetzt, weshalb ich später auch noch den Begriff *Krebs* historisch untersucht habe einschließlich der Listen, die es im Laufe der Zeit von den verschiedenen Heilpflanzengruppen, Herzheilpflanzen, Nierenheilpflanzen und so weiter, auch Krebsheilpflanzen, gab. Niemals wurde darin die Mistel erwähnt.[7]

Dioskurides Pedanios aus Anazarbos, griechischer Arzt und Botaniker im 1. Jh. n. Chr., verfaßte um 50 n. Chr. die bedeutendste Arzneimittellehre des Altertums, «De materia media libri quinque», eine Art Drogenkunde, in der er mindestens 600 Pflanzen, außerdem über 100 Mineralien, viele Tiere und sonstige Produkte behandelte. Es war das Standardlehrbuch des 1. Jahrhunderts, noch vor Galenos geschrieben, und wer heute eine historische Schrift über Pflanzen verfassen möchte und etwas auf sich hält, der wird schon in der ersten, zweiten oder dritten Zeile erwähnen: *«Dioskurides hat schon ...»* und so weiter.

Die Zeit von Dioskurides ist die Abschlußperiode der sogenannten *rhizotomoi*. Warum ist das *rhizotemnein* für uns von Bedeutung? Wörtlich übersetzt heißt es eigentlich Wurzelschneider (*rhiza* = Wurzel, *temnein* = schneiden) oder Wurzelgraber, und alles, was in dieser Zeit an Literatur über Pflanzen geschrieben wurde, hieß *rhizotomi, rhizotomikai,* das Wurzelbuch, und nicht das Kräuterbuch. Ich habe mir die Mühe gemacht, bei Dioskurides nachzuzählen, wieviel Wurzelindikationen im ganzen Werk vorhanden sind: es sind etwa 80 Prozent. Und ich bin der Überzeugung, daß dies mit der Entwicklung des menschlichen Denkens zu tun hat.[8] Die Betonung, die Überbetonung des Wurzelwesens in dieser Zeit läßt den Blick auf die Wurzel richten und diese in den Vordergrund stellen.

Das ist auch der Grund, warum in den Handschriften, die dann später folgen, den Dioskurideshandschriften, aber auch allen anderen bis in die Zeit der Buchdruckerkunst, die Pflanzen immer mit der Wurzel abgebildet werden, und zwar die Wurzel betont schwarzgrau. In der frühen Buchdruckerkunst kann man das noch eine kurze Zeit weiterverfolgen, doch plötzlich verschwinden die Wurzeln aus den Abbildungen.

Wir sind dann in der Periode der naturwissenschaftlichen Beobachtung: Was man nicht sieht, das existiert nicht. Die Wurzel existiert nicht, sie ist unter der Erde und daher unsichtbar. Es gibt sogar Abbildungen von Valeriana, die zwar sehr schön gemacht sind, bei denen aber die Wurzel fehlt, obwohl sie gerade das Wichtigste des Baldrians darstellt.

In dieser Zeit der beginnenden Naturwissenschaft fing man auch an, von Kräuterweiblein oder Kräutersammlern zu sprechen. Dieses historisch hochinteressante Phänomen sollte aufgegriffen und vor dem Hintergrund der Hinweise Rudolf Steiners noch weiter untersucht werden.

Galenos

Galenos ist für die Apotheker eine außerordentlich wichtige Persönlichkeit, die man mit Recht als den *Vater der Pharmazie*[9] bezeichnen könnte. Es gibt heute noch einen nach ihm benannten *Galenus-von-Pergamon-Preis*[10], der für besondere Leistungen verliehen wird.

Galenos wurde im Jahre 129 in Pergamon geboren. Den Namen Galen erhielt er vom Vater, denn dieser hoffte, daß sein Sohn von *mildem* Charakter werden würde. *Galene* ist das ruhige, das geglättete Meer, bedeutet mild, friedfertig, Gemütsruhe. Der Name *Claudius Galenos* stellt eine Renaissance-Arabeske dar und ist falsch.

Die Mutter sei der Überlieferung nach eine Art Xanthippe gewesen. In den ersten 14 Jahren wurde Galen von seinem Vater, einem Architekten, erzogen. Im Alter von 15 Jahren begann er mit dem Studium der Philosophie in Pergamon (144–146), studierte dort anschließend Anatomie (147–151) und setzte das fort in Smyrna, Korinth und Alexandria (152–156). Dann ging er zurück nach Pergamon und wurde dort Chirurg an der Gladiatorenschule (156–161). Im Jahr 162 ging er nach Rom, kehrte zurück nach Pergamon (163–168) und ging 169 wieder nach Rom, wo er bis 175 als Leibarzt von Marcus Commodus Antonius, dem Sohne des Kaisers Marcus Aurelius (120–180), wirkte. 192 kehrte er endgültig nach Pergamon zurück, wo er 199 oder 200 starb.

Galenos war Eklektiker und übernahm von allen Systemen das Beste, um es zu einem eigenen System zu machen. Er war sehr belesen und begabt im Sammeln von Handschriften und Texten. Allein dafür ist ihm die wissenschaftliche Welt zu großem Dank verpflichtet, denn vieles von dem, was er in Händen hatte, ist inzwischen verschwunden, und wir wissen heute nur deshalb davon, weil er über alles referierte, was er in seinen Schriften zusammengebracht oder verwendet hat. Wenn er über einen Text oder eine Person sprach, so war das aus der direkten Wahrnehmung und Erfahrung heraus, so daß wir hier eine verläßliche Quelle haben. Galen war ein unerhört fleißiger Schreiber, so fleißig, daß er sich gelegentlich nicht erinnern konnte, was er schon geschrieben hatte, weshalb so manches in seinem Werk zweimal oder in einer etwas abgewandelten Fassung zum zweiten Mal erscheint.

Karl Gottlob Kühn hat das gesamte Œuvre – heute spricht man davon, daß es nicht einmal das ganze sei – 1821 bis 1833 in 20 Bänden herausgegeben, allerdings in griechischer und lateinischer Fassung.[11] Allein der Index füllt schon einen Band von 670 Seiten, und der Inhalt umfaßt in etwa Anatomie, Physiologie, Pulslehre (Herophilos[12, 13] hatte schon eine kurze Pulslehre geschaffen, in der er unter anderem einen *pulsus caprizans* [= Springen der Gazelle] beschrieb).

Galen unterschied in seiner Pulslehre mindestens 30 Pulsarten[14], welche die Hauptgrundlage für die Diagnostik und Therapie darstellten. Hinzu kamen Schriften über Hygiene, Diätetik, Pathologie, Therapie, Pharmazie, hippokratische Kommentare, medizinisch-philosophische Schriften, dazu noch weitere über Logik, Philosophie und philologische Themen. Das alles hat er – mehr oder weniger – beherrscht und zusammengefaßt. Spätere, hochmittelalterliche große Zusammenfassungen tragen dann den Titel «ars medica», aber auch «mikrotechne» oder lateinisch «ars parva».[15]

Die Temperamentenlehre

Galen baute das Viererschema mit allen Finessen aus, und es liegt nahe, darin die Temperamente Sanguinisch, Cholerisch, Phlegmatisch und Melancholisch zu erwarten. Doch bei genauer Untersuchung sind sie nicht in dieser klaren Form zu finden. Es gibt zwar Ansätze, in denen Galen auf die Stimmungen und das Wesen des Menschen eingegangen ist. Für ihn sind die Kräfte der Seele eine Folge der Mischungen des Körpers, und die Seelenstimmungen sind abhängig vom jeweiligen Mischungsverhältnis ihrer materiellen Bestandteile.

Aber dann folgen nur ganz vage Andeutungen, zuerst bei Galen selbst: *«Überwiegen des galligen Saftes (Cholericus) bewirkt Verstand und Scharfsinn, Überwiegen des schwarzgalligen Beständigkeit und Gesetztheit, Überwiegen des Blutes Einfalt und Naivität; der Schleim hat keine Wirkung auf Charakter und Intelligenz.»* [16]

Und in einer pseudo-galenischen Schrift, das heißt, es kann noch zu seiner Zeit gewesen sein, das ist nicht so genau zu datieren – wie bei Hippokrates das «Corpus Hippocraticum» gibt es auch bei Galen ein «Corpus Galenicum», in dem vieles untergebracht ist, was er nicht selbst geschrieben hat –, in einem solchen Pseudotraktat ist nun im Viererschema zur gelben Galle notiert: *macht aufbrausend, kühn;* bei Blut: *macht heiter;* bei Schleim: *macht träge und töricht;* bei schwarzer Galle: *macht trotzig, unverschämt.*[17]

Die Termini *Choleriker, Sanguiniker* und so weiter, auf Personen bezogen, kommen erst im 12. Jh. bei Honorius von Autun vor: Cholericus, Sanguinicus, Phlegmaticus und Melancholicus.[18] Es dauerte also lange, bis die Begriffe definitiv und eindeutig im Vierersystem auftraten, aber Galen begann damit, die Seelenregungen, die Apperzeptionen, im Hinblick auf die Säftemischungen zu erfassen.

Viererschema nach Schöner (1964), S. 92:

Blut – rot und süß
warm und feucht
Luft
Herz
Frühling – Kindheit
kontinuierliches Fieber

Gelbe Galle – bitter
warm und trocken
Feuer
Leber
Sommer – Jugend
Tertiana-Fieber
männliches Prinzip

Schleim – weiß und salzig
kalt und feucht
Wasser
Gehirn
Winter – Greisenalter
Quotidiana-Fieber
weibliches Prinzip

Schwarze Galle – scharf (sauer)
kalt und trocken
Erde
Milz
Herbst – Mannesalter
Quartana-Fieber

Nachdem das Viererschema, wie schon angedeutet («Von Apollon bis Hippokrates»), über lange Strecken von Hippokrates bis Galen nicht einmal literaturwürdig war, wurde es nun von Galen erfaßt und zum System ausgebaut. Und erst mit seiner Autorität im Hintergrund wurde es für die Nachwelt und die Umwelt wirksam.

Die Grundlage dafür ist jedoch bei Hippokrates zu suchen, denn Galen kannte selbstverständlich «De Natura Hominis», «Von der Natur des Menschen» von Polybos[19]. Allerdings betrachtete er das Werk noch als hippokratisch, also originär Hippokrates. Er baute es nun aus mit Hauptfarben, Kardinal-Organen, Elementar-Qualitäten (seit Aristoteles darauf hingewiesen hat), Jahreszeiten, Lebensalter und so weiter zu einem mikro-/makrokosmischen System.

Das in der Antike noch einfache Viererschema wurde im hohen Mittelalter komplizierter: Es werden die Apostel, die griechischen Tonarten und die Planeten zugeordnet.[20]

Nach Schöner (1964), S. 100:

Blut – rot und süß
warm und feucht
Luft – Herz
Frühling – Kindheit
kontinuierliches Fieber
macht heiter – (Morgen)
Sanguiniker
(Apostel Markus) – Jupiter
lydische Tonart
Widder, Stier, Zwillinge

Gelbe Galle – bitter
Feuer – Leber
Sommer – Jugend
Tertiana-Fieber
männliches Prinzip
macht aufbrausend, kühn
(Mittag)
Choleriker
(Apostel Paulus)
Mars
phrygische Tonart
Krebs, Löwe, Jungfrau

kalt und feucht
Wasser – Leber
Winter – Greisenalter
Quotidiana-Fieber
weibliches Prinzip
macht träge und töricht
(Abend)
Phlegmatiker
(Apostel Petrus)
Mond
dorische Tonart
Steinbock, Wassermann, Fische

Schwarze Galle
kalt und trocken
Erde – Milz
Herbst – Mannesalter
Quartana-Fieber
macht trotzig, unverschämt
(Nachmittag)
Melancholiker
(Apostel Johannes)
Saturn
mixolydische Tonart
Waage, Skorpion, Schütze

Das Viererschema der Antike bewegt sich eigentlich nur auf der Ebene des Flüssigkeitsorganismus. Kommt man zur anthroposophischen Betrachtungsweise, müssen aber alle vier Wesensglieder berücksichtigt werden, die vier eiweißbildenden Organe, die vier Elemente Wasserstoff, Stickstoff, Sauerstoff und Kohlenstoff und auch die Planetenzuordnungen und die Ätherarten Wärmeäther, Lichtäther, Klang- oder chemischer Äther und Lebensäther.[21]

Die Gradenlehre

Zu den wichtigsten Leistungen von Galen, pharmazeutisch-pharmakologisch betrachtet, gehört zweifellos die Entwicklung der Gradenlehre. Wir alle haben wahrscheinlich in irgendeiner Form alte Texte über Heilpflanzen gelesen, in denen man dann zum Beispiel findet, daß Dill warm und trocken ist im zweiten Grad, Hyoscyamus kalt und trocken im dritten Grad, Zimt warm im dritten Grad und trocken im zweiten Grad.

In der Schrift «Über Mischung und Wirkung der einfachen Heilmittel», Buch V, Kapitel 27, stellt Galen das ganze System der Gradenlehre in kurzer Form dar: *«Es ist für mich wohl der geeignete Zeitpunkt, die Darstellung, nachdem ich die Grade der Mischungen und Wirkungen in den Heilmitteln bestimmt habe, an dieser Stelle nun zum Abschluß zu bringen. Man darf also ein Heilmittel, das in der Weise indifferent ist, daß es die gleiche Mischung aufweist wie derjenige, bei dem es angewandt wird, auf Grund dessen, daß es weder trocknet noch feucht macht, weder kühlt noch erwärmt, weder als trocken noch als feucht, weder als kalt noch als warm bezeichnen.»*

Er nimmt eine Kongruenz an zwischen menschlicher Complexio, Temperamentum, Eukrasie und dem, was die Pflanze bietet. Dann ist sie indifferent. Das Zitat geht dann weiter: *«Das trockenere oder feuchtere, das wärmere oder kältere wird nach der vorherrschenden Wirkung so benannt. Es genügt aber, bei jedem Vorherrschen einer Wirkung, soweit es für die Praxis von Bedeutung ist, vier Grade anzusetzen, indem man alles das als warm im ersten Grad bezeichnet, was uns wärmt, allerdings nicht deutlich, sondern in der Weise, daß dabei außerdem noch ein logischer Beweis erforderlich ist.»*

Mit logischem Beweis meint er, daß die Wirkung nicht sehr deutlich zutage tritt. Sie läßt sich allenfalls daraus erschließen, daß durch die Anwendung dieses Mittels bei einer *kalten* Krankheit eine Linderung hervorgerufen wird. Und wieder weiter im Zitat: *«Ebenso besitzt alles Kalte, Feuchte und Trockene, was eines Beweises bedarf, noch keine starke und deutliche Wirkung. Was aber alle diejenigen Heilmittel betrifft, die ihrer Beschaffenheit nach schon deutlich wärmen, kühlen, trocknen oder feucht machen, so kann man sagen, daß die betreffenden dem zweiten Grad angehören, dem dritten aber diejenigen, die schon heftig, nicht jedoch extrem wirken. Alle diejenigen aber, die ihrer Beschaffenheit nach so wärmen, daß sie ätzen und brennen, gehören dem vierten Grad an. So gehören auch alle diejenigen Heilmittel, die ihrer Beschaffenheit nach ziemlich heftig kühlen, so daß sie schon ein Absterben hervorrufen, dem vierten Grad an. Es ist jedoch kein Mittel zu finden, das im vierten Grad trocknet, ohne daß es brennt; denn was extrem trocknet, das brennt auch in jedem Fall. Unter den Mitteln, die im dritten Grad trocknen, kann jedoch eines sein, das nicht zugleich auch brennt, wie alle diejenigen, die eine stark adstringierende Wirkung haben, zu denen Saft aus unreifen Trauben, Sumach, Alaun, die Blüte des wilden Granatbaumes und unreife Galläpfel gehören. Unter eben diesen Mitteln kommen die einen den brennenden nahe, wie zum Beispiel Hammerschlag und gebranntes Kupfer, so daß sie irgendwo in einem unbestimmten Bereich zwischen dem dritten und vierten Grad liegen; andere befinden sich in der Mitte des dritten Grades, wie gebranntes Kupfer, wenn es gewaschen worden ist, und wieder andere am Anfang, wie die Hypocistis* [Cytisus Hypocystis = Zistrosenwürger]. *So ist es aber auch beim zweiten und vierten Grad möglich, dreierlei Abstufungen vorzunehmen.»*[22]

Galenos proklamierte hier zwar die drei Unterabstufungen, verwendet sie jedoch selbst nicht, weshalb sie in der Literatur nicht weiter verfolgbar sind.[23]

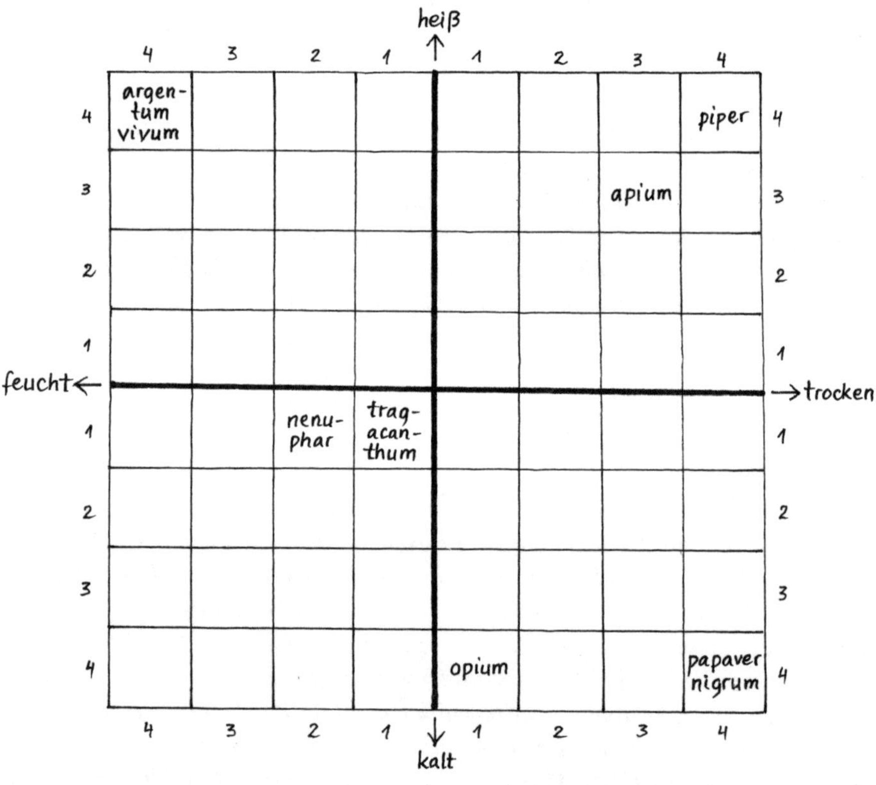

17 Graphische Darstellung der Gradenlehre. Nach Konrad Goehl [1984].

Abschließend zu den Leistungen von Galen soll noch etwas hinzugefügt werden über seine Person. Er litt unter Reklamesucht und wußte sich – wie wir das heute sagen würden – marktschreierisch zu verkaufen: wissenschaftlich zwar, mit Demonstrationen und aufsehenerregenden Effekten für das Publikum, aber mit weitschweifenden Wiederholungen. Er betrachtete es als seine Aufgabe, die Medizin aus der reinen Theorie und der resignierenden therapeutischen Skepsis zu retten und wieder praktisch zu beleben und auf wissenschaftliche Basis zu stellen. Von den Medizinhistorikern wurde er sehr unterschiedlich eingeschätzt. So nannte ihn zum Beispiel Charles Daremberg (ein großer Medizinhistoriker im vorigen Jahrhundert) ein «Genie» und dagegen Ulrich von Wilamowitz-Möllendorf (ebenfalls voriges Jahrhundert) einen «unerträglichen Seichbeutel»[24]. Immerhin wurde er in Spitzfindigkeit und Haarspalterei, aber auch als Meister der Darstellungskunst, kaum übertroffen.

Marcellus

Im weiteren Verlauf der Medizingeschichte kam es allmählich dazu, daß auch Laien medizinische Schriften verfaßten. So trat im 4. Jahrhundert ein Mann namens Marcellus auf, der Beamter in Bordeaux war und ein umfangreiches Werk über Medikamente, «De Medicamentis»[25], schrieb.

Marcellus war der letzte Sprößling einer Keltenfamilie, weshalb es nicht verwunderlich ist, daß er alle möglichen Anspielungen macht auf keltische Gebräuche, keltische Namen für Heilmittel und so weiter einflicht, was ein eigenes Studium wert wäre. Bei ihm findet man nun die Wendung *Summum coelum, imma terra, medium medicamentum.* Das heißt *Hoch oben der Himmel, zuunterst die Erde, in der Mitte das Heilmittel.* Das Heilmittel ist also etwas, was das Heil in die Mitte bringt, es stellt die Heil-Mitte her, denn der Mensch ist ein Wesen der Mitte, und Re-Medium ist das Wiederherstellen der verlorengegangenen Mitte. In der Typographie haben wir das *Einmitten* noch als Reminiszenz.

Die arabische Medizin

In der arabischen Periode fand eine weitere Differenzierung der Gradenlehre statt. Für die Vertreter der Arabistik, die mit Vergnügen mathematisierten und schematisierten, war ein solches Schema Wasser auf die Mühle. Es entstanden Werke wie das «Kitab i'timad fi-l-adviga al mufrada» von Ibn al-Djazzar (gest. ca. 1009, lebte in Kairuan), das hauptsächlich auf Dioskurides und Galen beruhte. Heute wird das Werk als «liber fiduciae de simplicibus medicinis» bezeichnet.

Es wurde von dem Spanier Stephanus de Saragossa ins Lateinische übersetzt, Constantin Africanus kürzte den Text und arbeitete ihn willkürlich um. So entstand das «Liber de gradibus»[26], das später umbenannt wurde in «Librum duodecim graduum», «Die zwölf Grade».

Dann folgt die Übergangszeit zur Salernitanischen Schule[27]. In dieser hochmittelalterlichen und später in der Renaissance-Medizin spielte die *diaita* als ganzheitliche Lebensregel, als Regulierungs-System mit den *sex res non naturales*[28] eine wesentliche Rolle. Daran schließt sich die Periode des Avicenna an, der jedoch noch etwas Vorbereitendes vorangestellt werden muß.

Regimen Sanitatis

DIAITA
Mesotes

Res Naturales	Res contra Naturm
Elemente	
Säfte	Krankheiten
Konstitution	

SEX RES NON NATURALES

1. Luft und Licht	Aer
2. Speise und Trank	Cibus et Pot
3. Bewegung und Ruhe	Motus et Quies
4. Wachen–Schlafen	Vigilia et Somnus
5. Ausscheidung–Absonderung	Excreta et Secreta
6. Leidenschaften	Affectus Animi

Gondischapur

In der Zeit Alexanders wurde die Stadt Alexandria gegründet (332 v. Chr.). Sie gelangte zu unerhörter Bedeutung, auch für die Medizingeschichte. Seleukos I. Nikator, ein Feldherr Alexanders, zog 312 in die Stadt ein. Von ihm stammten die sechs Generationen der Seleukiden ab, unter deren Regime eine enorme Ausweitung des Reiches, eine oströmische Provinz entstand.

Das ganze Gebiet bis nach Syrien und Persien wurde erobert. Alexander regierte von 336 bis 323 v. Chr. In dieser Zeit sprach man griechisch und nebenbei syrisch und im persischen Gebiet *Pahlavi,* ein mittelpersisches Idiom. Ab dem 2. Jahrhundert begann die Christianisierung in diesen Bereichen.

Die Schulen von Edessa[29] und Nisibis[30] wurden wichtige Zentren für Theologie und Profanwissenschaften. Edessa war die älteste Stätte des Christentums in Syrien (spätestens 116 findet das Christentum Einzug), und zwischen 363 und 489 erlebten dort Unterrichtsgemeinschaften, die man unter dem Namen *Persische Akademie* zusammenfaßte, eine Blüte. Nisibis kam durch den Friedensvertrag von Dura 363 mit dem größeren Teil Mesopotamiens an Persien.

Bis zu dieser Zeit lebte dort der Kirchenvater Ephraem Syrus, der nun zusammen mit vielen Syrern nach Edessa auswanderte, das 363 bei Ostrom blieb. Für die weitere Entwicklung ist wichtig, daß während des Konzils in Ephesos im Jahre 431 Nestorius zum Häretiker erklärt wurde.

Auch in Edessa lebten viele Nestorianer, deren Schule im Jahre 489 durch den oströmischen Kaiser Zeno (geb. ca. 440) geschlossen wurde. Die nestorianischen Lehrer wurden gezwungen, Edessa zu verlassen, und ein großer Teil dieser Akademielehrer ging nach Gondischapur. Zunächst blieb jedoch die Akademie in Nisibis führend; sie soll zeitweilig bis zu 800 Schüler gehabt haben.

Gondischapur[31] lag auf persischem Gebiet, und seit der Gründung der Stadt im 3. Jahrhundert war dort eine äußerst wichtige Medizinschule entstanden. Man sprach von der *Academia Hippocratica,* es gab einen modern eingerichteten Spitalbetrieb von großem Ausmaß, mit Konsilien und Kolloquien, und es sind Fallbeschreibungen bekannt geworden.

Als *Vorstand* des Krankenhauses war ein Mann namens Sabur ibn Sahl (gest. 869) auf pharmazeutischem Gebiet tätig, der ein pharmazeutisches Werk, möglicherweise die erste Pharmacopoe, schuf, die leider nur in arabischer Sprache vorliegt.

Probleme bei der Übersetzung

Wir sind mit Gondischapur in einer Periode angelangt, in der neben griechisch auch syrisch und persisch gesprochen wurde. Bei der Eroberung 641 durch die Araber wurde die arabische Sprache aufgezwungen, und von dem Moment fing die Übersetzungstätigkeit an.

In dem berühmten Spital von Gondischapur arbeitete eine ganze Dynastie von Ärzten unter den Namen Bahktischu (die Endung *Ischu* = Jesus, der Name bedeutet also Diener Jesu). Sie hießen abwechselnd Dschorschis (Georg) und Dschibrail (Gabriel) bis weit hinein in die arabisch-islamische Zeit in Bagdad, das inzwischen gegründet worden war und wo ebenfalls Spitäler entstanden.

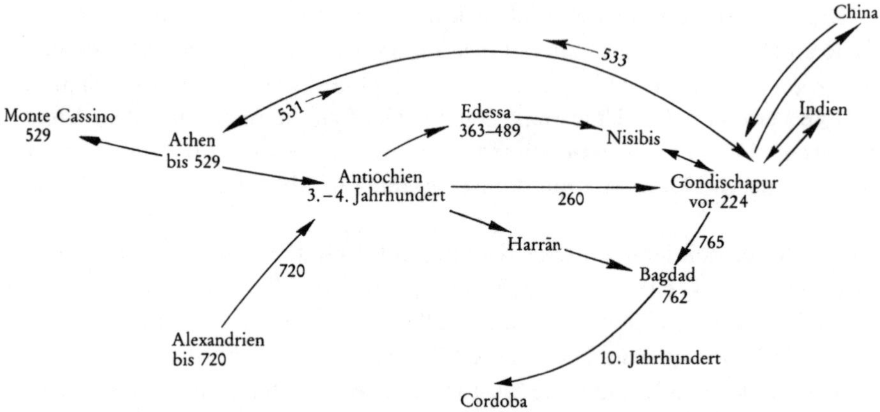

18 Die geistigen Einflußströme um Gondischapur

Einer dieser Bahktischus, Dschibrail ibn Bahktischu, Leibarzt von Harun al Raschid, war als Übersetzer tätig und übersetzte das Werk des Sabur.

Das folgende Beispiel soll verdeutlichen, wie wichtig die Aufarbeitung von alten Texten ist.[32] Dabei kommt es zu paläographischen und kodikologischen Problemen, und anhand der folgenden Abbildung läßt sich der Übersetzungsweg aus dem Griechischen bis in unsere Zeit hinein verfolgen.

Die direkten Übersetzungen aus dem Griechischen ins Lateinische bereiten weniger Schwierigkeiten als die Mehrfachübersetzungen über das Syrische und Arabische ins Lateinische, was am *Wespendrama* demonstriert werden kann. In der syrischen Übersetzung von Aristoteles wird das Wort *Pflanze* korrekt mit *nesb* übersetzt. In der arabischen Übersetzung der syrischen Vorlage läßt der Übersetzer aber – aus unerfindlichen Gründen – *nesb* stehen, wo eigentlich *nabat* hätte erscheinen sollen. Im 13. Jahrhundert überträgt Michael Scotus den arabischen Text ins Lateinische und stößt, des Arabischen unkundig, auf das Wort *nesp*, das er mit *nespa* latinisiert.

Albertus Magnus, der im 13. Jahrhundert für seine Aristoteles-Kommentare die lateinische Übersetzung des Michael Scotus verwendet, liest *nespa* als *vespa,* und seit dieser Zeit besitzt die Wespe Eigenschaften, die Aristoteles ursprünglich der Pflanze zugeschrieben hatte.

Bevor wir zu Avicenna kommen, sollten wir noch kurz eine andere wichtige Persönlichkeit betrachten, Abu Bakr Muhammad ibn Zakariyya oder ar Razi, im Abendland bekannt als Rhazes.

Rhazes wurde um 850 in Raj (daher der Beiname ar Razi) geboren und war sozusagen der islamische Hippokrates. Vor dem Medizinstudium, das er erst mit dreißig Jahren begann, widmete er sich zunächst der Musik. Er schrieb eine kleine, häufig zitierte Abhandlung «Über die Pocken und die Masern», in der er folgendes ausführt: *«Das Blut der jungen Leute gleicht dem Traubensaft, der aufgewallt und aufgebraust ist und die Hauptmenge der Gase und Ausscheidungsstoffe verloren hat, wie ein Getränk, das zur Ruhe gekommen ist und lagert und als kräftig gilt.*

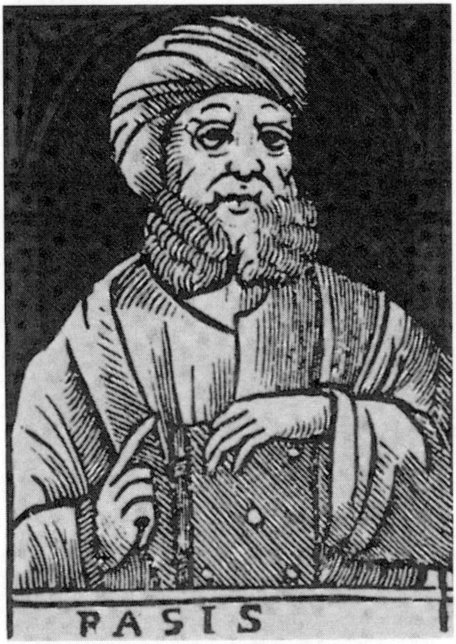

19 Rhazes (850–923)

Das Blut der Greise gleicht aber dem Getränk, das seine Kraft verloren hat und anfängt, schal zu werden und sich in Essig zu verwandeln. Es entstehen nun die Pocken bei der Fäulnis und dem Aufwallen des Blutes, wenn es die Ausscheidungsstoffe der Gase verliert, und wenn das Säuglingsblut, das frischem Traubensaft gleicht, in Blut junger Leute übergeht, das dem gereiften Getränke gleicht. Und die Pocken selbst gleichen dem Aufwallen und Aufbrausen, das im Traubensaft zu dieser Zeit zum Ausbruch kommt.

Und deshalb bleiben Kinder und besonders Knaben fast nie davon verschont, weil es nicht zu vermeiden ist, daß das Blut aus diesem Zustand in den zweiten übergeht, wie es auch nicht zu vermeiden ist, daß der Traubensaft, dem es eigen ist, aufzubrausen und aufzuwallen, in den Zustand übergeht, in dem er sich befindet, nachdem er aufgebraust und aufgewallt ist.»[33]

Rhazes starb erblindet und infolge allzu großer Freigiebigkeit verarmt 923 oder 932.

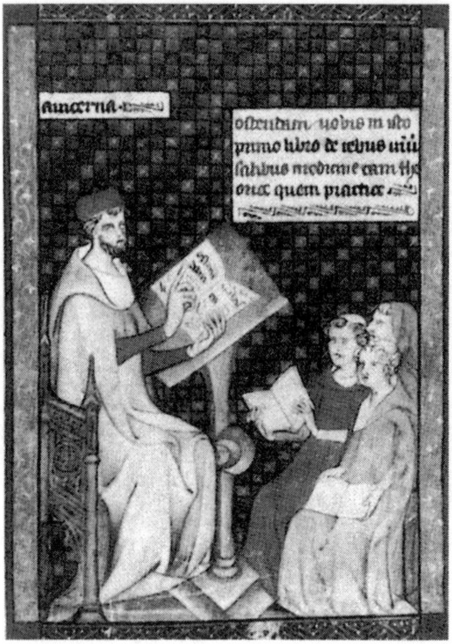

20 *Der Arzt Avicenna vor seinen Schülern. Paris, Bibliothek National, Codex latinus (1430)*

Avicenna

Avicenna (Abu Ali al-Husain ibn Abd Allah Ibn Sina) gehört zu den wichtigsten Vertretern der islamischen Medizin.

Er lebte von 980 bis 1037, also rund 100 Jahre später als Rhazes. Er wurde in Afsana bei Buchara, im von Persien beherrschten Turkmenistan, geboren. Dies sollte man berücksichtigen und bei Avicenna und Rhazes von einem Türken beziehungsweise Perser und nicht von Arabern sprechen. Avicenna muß ein Wunderknabe gewesen sein. Mit 10 Jahren kannte er den Koran auswendig und hatte bereits alle Klassiker gelesen. Mit 16 Jahren fing er an, Medizin zu studieren; sein Hauptwerk ist das «Kitab al-Qanun fi't tibb», latinisiert «Canon medicinae», was übersetzt werden kann mit «Richtschnur der Medizin».

Im 12. Jahrhundert übersetzt Johannes Hispalensis, Gundissalinur und Gerhard von Cremona das monumentale Werk an der Übersetzerschule in Toledo zuerst ins Hebräische, dann ins Katalanische und schließlich ins Lateinische. Im Jahr 1527, in der Zeit, als Paracelsus in Basel lehrte, erschien es gedruckt in Venedig.[34] Avicenna baute das Werk mit exakter Ausdifferenzierung und einer merkwürdig logischen Abfolge auf, die man kennen muß, da man sonst mit den Texten nicht zurechtkommt. Eine echte scholastische Fixierung der arabischen Medizin.

Kitab [kitub]	Buch
Fen [funun]	Fach
Ta-alim	Unterweisung
Gumal	Zusammenfassung
Fusul	Abschnitte
Maqalat	Abhandlungen

Diese differenzierte Unterscheidung behielt er in seinem Riesenwerk bei, das aus folgenden Teilen besteht:

Teil I:	Allgemeiner Teil – Definitionen, Physiologie, Nosologie, Ätiologie, Symptomatologie, Therapieprinzipien;
Teil II:	Lehre der einfachen Heilmittel – Symplicia, Drogenlisten, Wirkungen, Anwendungen;
Teil III:	Spezielle Pathologie von Kopf bis Fuß;
Teil IV:	Krankheiten des ganzen Körpers, z. B. Fieber, Geschwülste, Frakturen, Vergiftungen, Kosmetik;
Teil V:	Zusammengesetzte Heilmittel – Composita, Apothekermaße und -gewichte.

Er hat also mit diesem Canon tatsächlich das ganze Gebiet der Medizin abgedeckt.

Die Errungenschaften der islamischen Medizin sollten nicht zu gering eingeschätzt werden, was natürlich allgemein bekannt ist, nicht nur durch Sigrid Hunke[35].

In der Chirurgie verwendete man als Anästhetikum vor den Eingriffen einen sogenannten Schlafschwamm, Spongia somnifera. Ein Stückchen Schwamm wurde mit dem Saft von Nachtschattengewächsen, zum Beispiel Tollkirsche, Bilsenkraut oder Alraune, getränkt; dazu kamen noch Extrakte aus Opium und Schierling (Conium maculatum). Der Schwamm wurde an der Sonne getrocknet und bei Bedarf eingeweicht und in die Nase tamponiert. Auf diese Weise konnten Operationen mehr oder weniger schmerzlos durchgeführt werden. Man verwendete zum Beispiel bereits Catgut als Nahtmaterial bei Operationen, Baumwolle als Wundverband bei Blutungen, Velour bei Frakturen und Vaginaltampons. Außerdem waren die islamischen Ärzte Meister in der Tracheotomie, Patellektomie und Varixexzision.

In der Ophthalmologie gab es Ansätze für eine physiologische Optik. Die Griechen ließen noch das Licht vom Auge zum Objekt gehen. Nun entstand die Auffassung, daß das Licht auf die Netzhaut trifft und über den Nervus opticus ins Gehirn geleitet wird. Außerdem wurde die Reaktion der Pupille auf das Licht experimentell untersucht.[36]

In der Anatomie waren die Leistungen nicht ganz so überragend, aber immerhin ist zu bedenken, daß Ibn al Nafis im 13. Jahrhundert den Lungenkreislauf entdeckte.[37]

Im klinischen Bereich haben wir die Abhandlung über Masern und Pocken schon besprochen. Die Hämophilie wurde als erbliche und geschlechtsgebundene Krankheit erkannt und der Pruritus als Nahrungsmittelallergie.

Auf dem Gebiet der Psychosomatik kannte man bereits die Musiktherapie.[38]

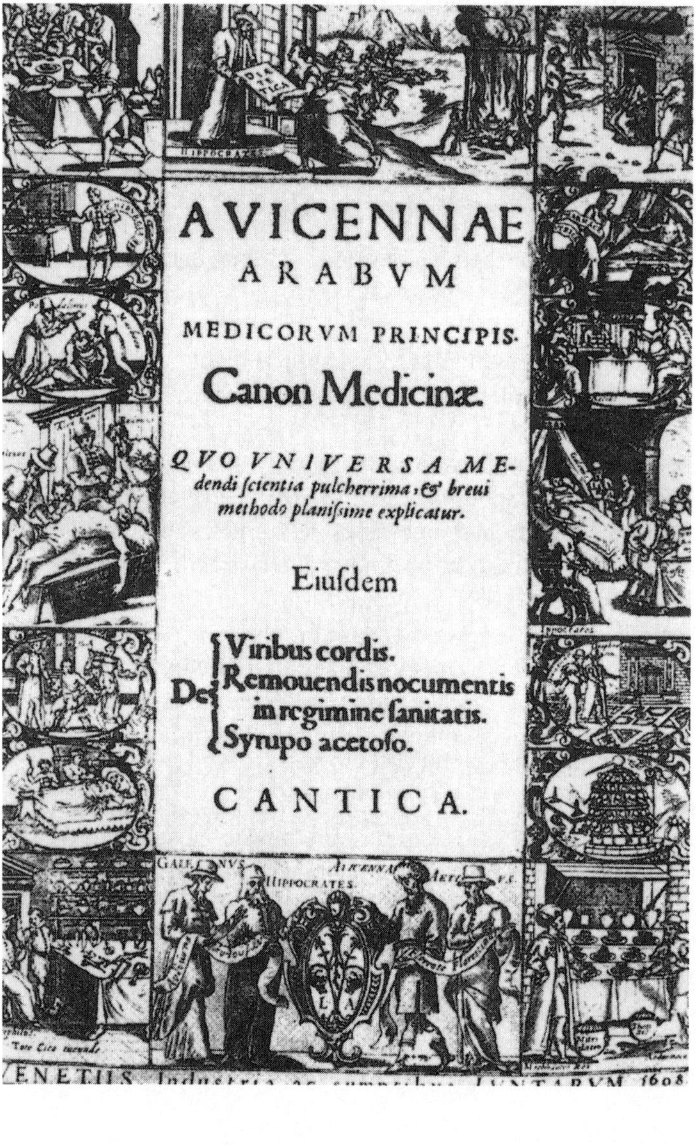

AVICENNAE
ARABVM
MEDICORVM PRINCIPIS.
Canon Medicinæ.

QVO VNIVERSA MEDENDI ſcientia pulcherrima, & breui methodo planiſsime explicatur.

Eiuſdem

De { Viribus cordis.
Remouendis nocumentis in regimine ſanitatis.
Syrupo acetoſo. }

CANTICA.

21 Titelblatt Canon Medicinae des Avicenna (Venedig 1598)

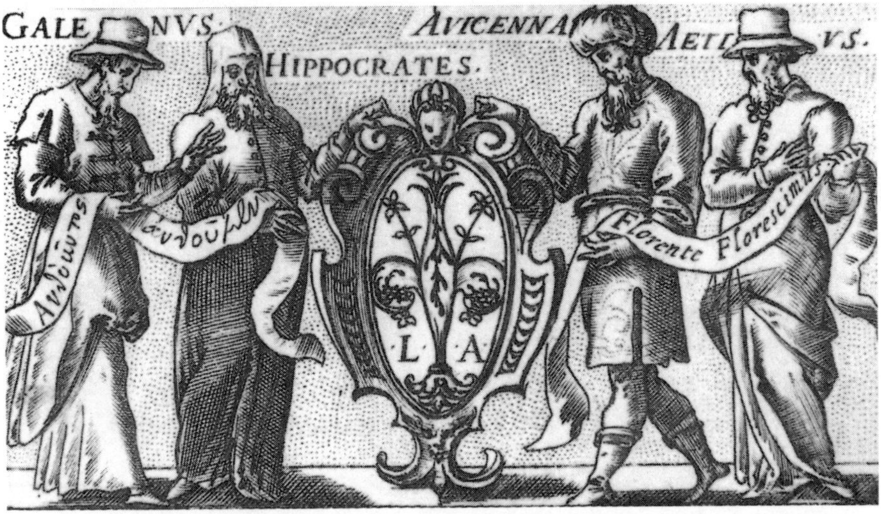

22 *Die großen Autoritäten der Heilkunde: Hippokrates für die griechische Medizin; Galenus für die lateinische Überlieferung; Aetius von Amida für die byzantinische Medizin; Avicenna für das arabische Mittelalter*

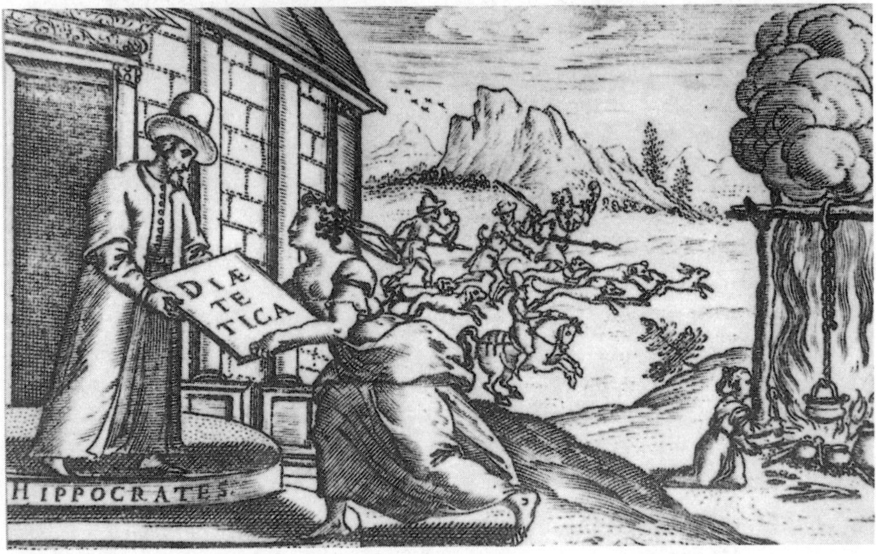

23 *Diätetik als Basis der Therapie*

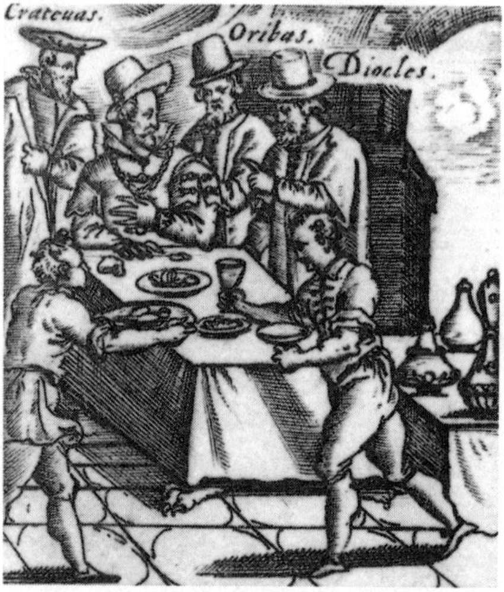

24 *Zum Topos von «cibus et potus» (Die Kultur von Speise und Trank nach antiken Autoren)*

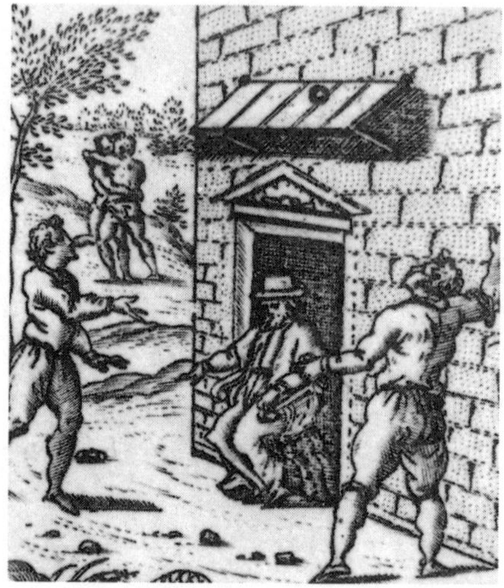

25 *Ausschnitte zu «motus et quics» und «excreta et secreta»*

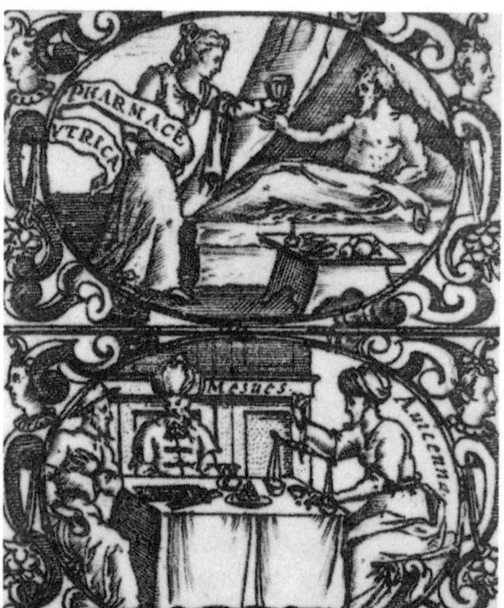

26 *«Pharmacia» mit den Schätzen der «Materia Medica»*

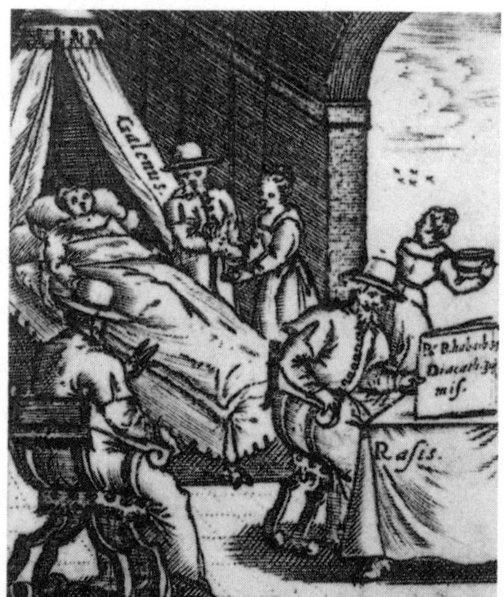

27 *Arzneimittel am Krankenbett (nach Hippokrates, Dioskurides, Galen und Rhazes)*

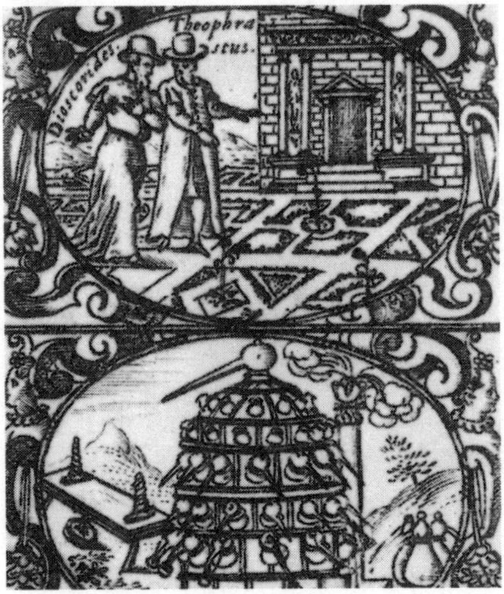

28 *Anlage des «Hortus Medicus» und Zubereitung des Theriak*

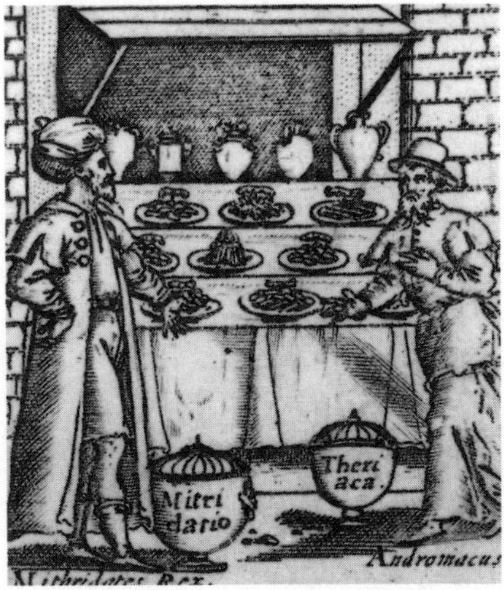

29 *Aufbereitung eines «Antidotarium»*

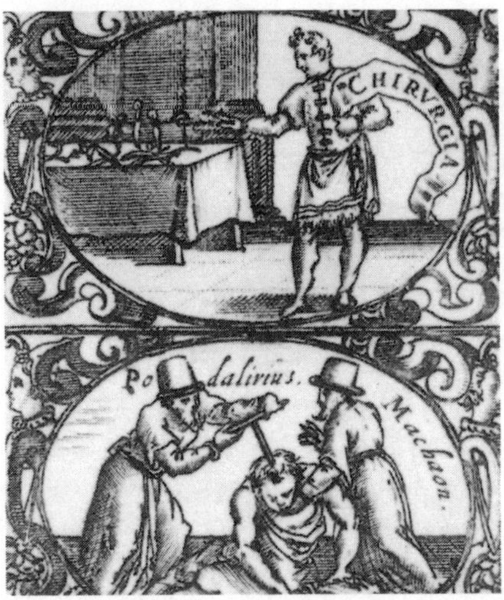

30 *«Chirurgia» als die dritte Säule der Heilkunst (Podaleirios und Machaon bei einer Schädeloperation)*

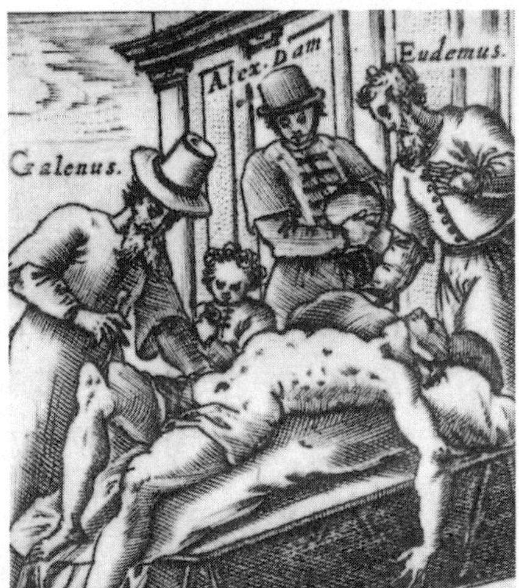

31 *Galen, Alexander und Eudemos beim Steinschnitt*

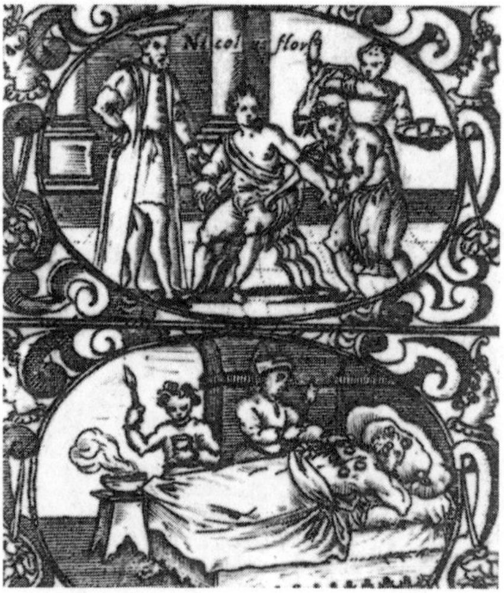

32 *Aderlaß-Szene und Ansetzen von Schröpfköpfen*

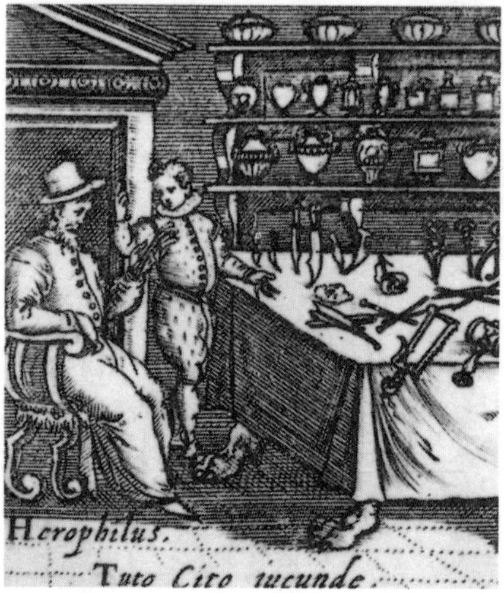

33 *Das Instrumentarium des Chirurgen und sein Wahlspruch*

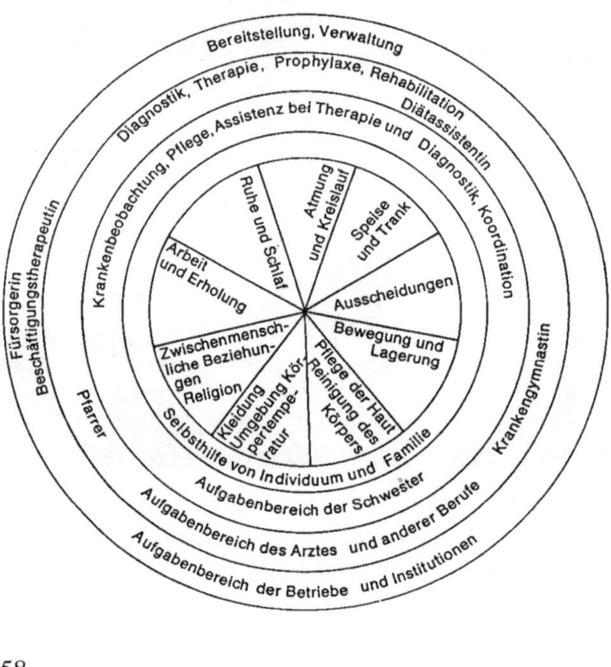

34 *«Basispflege» im Pflegebereich nach den Lebensregeln der antiken Diätetik*

Paracelsus und Hahnemann*

Zur Ideengeschichte des Potenzgedankens

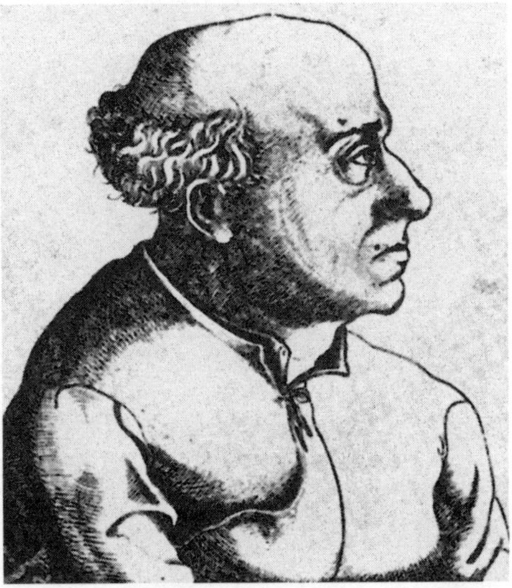

35 Paracelsus (1493–1541)

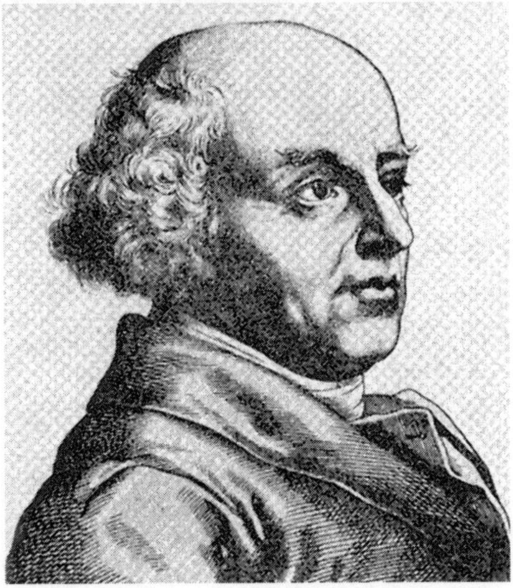

36 Hahnemann (1755–1843)

---

* Vortrag am Goetheanum vom 10.10.1991 und 6.10.1992

Betrachten wir zu Beginn zwei bekannte Bilder, Hahnemann und Paracelsus, und lesen dazu ein paar Zeilen von Herbert Fritsche aus dem Jahr 1953: *«Diese Ähnlichkeit, von der sich jeder überzeugen kann, der die dem Augustin Hirschvogel zugeschriebenen beiden authentischen Paracelsus-Porträts mit den Bildnissen Hahnemanns vergleicht, hat Hans Blüher veranlaßt, Hahnemann für eine Reinkarnation des Paracelsus anzusehen. Der betont germanische Christ Blüher ist Asiat, ist Jude, ist Inder genug, um mit den Kabbalisten und mit den Hindus von der Wiederverkörperung zu wissen. Paracelsus habe, schreibt Blüher in der ‹Achse der Natur›, sein Wissen um das Simile erst als Samuel Hahnemann experimentell beweisen können. Ich meine, daß große Wesens- und Leibes-Ähnlichkeit zweier Menschen verschiedener Zeiten weit eher gegen ihre insgeheime Identität – sub specie reincarnationis – als für diese spricht. Man macht nicht in zwei verschiedenen Schulklassen dasselbe Pensum durch, und man macht in ihnen auch nicht dieselbe Figur. Aber sei dem wie ihm sei: daß Paracelsus und Hahnemann einander weitgehend ähneln, ist deutlich.»*[1*]

Es ist deutlich in diesen Bildern, aber auch in anderer Hinsicht, wovon im folgenden die Rede sein soll.

Samuel Hahnemann – sein Leben und die medizinische Situation seiner Zeit

Man muß sich freimachen von der einseitigen Charakterisierung Hahnemanns als den *Begründer der Homöopathie,* so als ob er nicht mehr gewesen sei. Hahnemann war ein vielseitiger Gelehrter und auch ein guter Apotheker, was er durch sein Apothekerlexikon[2], das gegen Ende des 18. Jahrhunderts herauskam, bewiesen hat. Außerdem war er Toxikologe, der erste forensische Toxikologe, und führte bei gerichtlichen Verfahren Arsenikbestimmungen durch.[3] Er beherrschte viele Sprachen: Deutsch, Italienisch, Französisch, Englisch, Griechisch und Lateinisch natürlich, aber auch Arabisch, Chaldäisch und Hebräisch. Es wird berichtet, er habe Arabisch gelernt, um die medizinische Literatur in Originalfassung lesen zu können.

* Anmerkungen S. 212

Aus seiner Biographie sind einige Daten für uns von Bedeutung: Hahnemann wurde 1755 in Meißen geboren und starb 1843 in Paris. 1777, also zweiundzwanzigjährig, ging er, um seinen Lebensunterhalt zu verdienen, als medizinischer Amanuensis zu Freiherr Samuel von Brukenthal nach Hermannstadt in Siebenbürgen. Er ordnete dessen Bibliothek und Münzensammlung und konnte gleichzeitig seine ärztlichen Kenntnisse und Fähigkeiten vermehren. Von Brukenthal wurde er in die dortige Freimaurerloge «Sankt Andreas zu den drei Seeblättern» aufgenommen, und von 1817 bis 1820 war er Mitglied der Loge «Minerva» in Leipzig. Auf die Freimaurerei kommen wir am Schluß noch zurück.

Neben der physischen Ähnlichkeit hatten Paracelsus und Hahnemann eine gewisse Unstetigkeit gemeinsam. Paracelsus wurde quasi durch Europa gehetzt, war kaum irgendwo ein Jahr lang ansässig, und etwas Ähnliches, aber ausführlicher, da er fast doppelt so alt wurde, ist bei Hahnemann zu finden. Man kann ihn während seines Lebens an mindestens 23 verschiedenen Orten antreffen.

Auch den rabiaten Ton gegenüber den Gegnern haben beide gemeinsam, worauf wir noch kommen werden.

Rudolf Steiner zog in einem Vortrag in Berlin am 22. Oktober 1906 einen Vergleich zwischen Paracelsus und Hahnemann und wies darauf hin, daß Paracelsus in gewissem Grade noch hellsichtig war, Hahnemann aber nicht mehr. *«Er* [Hahnemann] *konnte nur die Wirkung der Heilmittel durch die Sinneserfahrung erproben. ... Paracelsus brauchte nicht zu probieren, ebensowenig wie der Magnet zu probieren braucht, der das Eisen anzieht.»*[4]

Rudolf Steiner übte aber auch Kritik an Hahnemann. Im letzten Vortrag des ersten Medizinerkurses kam er auf die Homöopathie zu sprechen, was selbstverständlich war, denn die zuhörenden Ärzte waren vorwiegend Homöopathen. Rudolf Steiner machte aber dennoch – wenn auch sehr vorsichtig und behutsam – kritische Bemerkungen: *«Aber sehen Sie, man kann nicht sagen, daß man deshalb einfach immer – ich bitte, mir das zu verzeihen – befriedigt wird, wenn man die homöopathische Medizin prüfend überschaut, denn die hat ja den Vorzug, daß sie gewissermaßen allerdings auf das Ganze des Menschen hingeht, daß sie ein Bild von den Gesamtwirkungen immer ins Auge faßt, daß sie auch bestrebt ist, die Brücke hinüberzuschlagen zu den Heilmitteln. Aber da tritt etwas anderes auf in der homöopathischen medizinischen Literatur. Wenn man diese Literatur nimmt, so könnte man eigentlich zunächst verzweifeln daran, daß man zum Beispiel, namentlich bei der therapeutischen Literatur, die Mittel hinter-*

einander aufgezählt findet und jedes immer für ein ganzes Heer von Krankheiten hilft. Es ist niemals so, daß man auf das Spezifische leicht kommen kann aus der Literatur. Alles hilft für so und so vieles. Gewiß, ich weiß, daß das zunächst nicht anders sein kann. Aber das ist etwas, was auch ein Abweg ist. Dieser Abweg kann nur bekämpft werden, wenn man in dieser Weise vorgeht, wie es hier wenigstens nun im Elementaren und Andeutenden versucht worden ist.» [5]

Rudolf Steiner war jedoch nicht der erste, der darauf hingewiesen hat, daß die Homöopathie nur überleben kann, wenn sie sich erkenntnistheoretisch um ihre wissenschaftlichen Grundlagen kümmert. Gottlieb Ludwig Rau (1779–1840), ein angesehener Schulmediziner, erregte im Jahre 1824 großes Aufsehen, als er mit seiner Schrift «Über den Wert des homöopathischen Heilverfahrens» in bedingtem Sinne für die Homöopathie eintrat. Auch in späteren Jahren ergriff er in eigenständigen Werken das Wort für die Homöopathie, brach aber die Brücke zur Schulmedizin niemals ab. Noch zu Hahnemanns Lebzeiten erschienen von Rau «Ideen zur wissenschaftlichen Begründung der homöopathischen Heilkunst» (1834) und «Organon der spezifischen Heilkunst» (1838). In den «Ideen ...» findet man folgenden Abschnitt: *«Es ist unerläßlich, die Art der dynamischen Arzneiwirkung zu erforschen. Dies ist der schwierigste Punkt, und weil er so schwierig ist, hat der Gründer der spezifischen Heilmethode ganz darauf Verzicht geleistet, Nachforschungen darüber anzustellen. Unser Streben nach Rationalismus sträubt sich aber gegen einen gedankenlosen Mechanismus in der Heilkunst, bei welcher man Kräfte gegen Kräfte verwendet, ohne sie zu kennen, und man kann sich nicht dabei beruhigen, das gegenseitige Verhalten derselben ununtersucht zu lassen. Wir können nicht alles erklären. Sollten wir aber nicht streben, unsere Intelligenz so viel wie möglich zu vervollkommnen und zu erweitern? ... So erhalten wir durch die Verknüpfung des Realen mit dem Idealen Vernunfterkenntnis. Durch sie sind wir zur Idee der Sensibilität, Irritabilität und Reproduktion hingeleitet worden. Diese drei Dimensionen, in welchen die unerforschliche Lebenskraft sich offenbart, sind freilich nicht mit Händen zu greifen, nicht durch den Puls oder das Stethoskop und nicht durch das Messer des Anatomen zur sinnlichen Anschauung hinzustellen wie ein herauspräparierter Markschwamm; aber die Idee derselben ist eine notwendige wie die Idee des Gesetzes der Schwere und der Fliehkraft, mit der wir das Sonnensystem konstruieren. Wir haben die leiblich verwirklichten Sphären dieser drei Faktoren des Lebens empirisch kennengelernt, und es ist gewiß kein leerer Traum, wenn wir die Offenbarungen der Lebenstätigkeit als wurzelnd in diesen drei verschiedenen, zur Einheit verbundenen Sphären betrachten. ... So wie wir nun die Funktionen der Sensibilität, der Irritabilität und der Reproduktion phy-*

siologisch vereinzelt betrachten, so richten wir auch unsere Aufmerksamkeit auf Störungen, die sich vorzugsweise in diesen verschiedenen Dimensionen kundgeben. Daraus folgt, daß wir nicht unterlassen dürfen, die Potenzen, welche in diesen Dimensionen auffallende Veränderungen hervorbringen, nach ihren dynamischen Qualitäten zu beurteilen. Da die Arzneimittel gleichfalls zu diesen Potenzen gehören, so ist es notwendig, die Wirkungen derselben auf die verschiedenen Sphären zu unterscheiden.»[6]

Rau sprach hier den Gedanken aus, der bereits in der romantischen Medizin[7] entstand, daß nämlich der Mensch in drei Bereiche – oder wie er sagt: in drei Dimensionen – gegliedert sei. Wir können also schon erste Ansätze für die physiologische Dreigliederung des Menschen[8] erkennen mit dem Nerven-Sinnes-System, dem Rhythmischen System und dem Stoffwechsel-Gliedmaßen-System. Und er hatte bereits eine Vorahnung von der unterschiedlichen Wirkung der verschiedenen Potenzstufen in den drei physiologischen Systemen.

In der medizinischen Situation zur Zeit Hahnemanns – es sind, gesamthaft gesehen, die humoralpathologischen Nachwirkungen noch deutlich spürbar – spielt der Brownianismus[9] eine wichtige Rolle. Es wird häufiger Gebrauch gemacht von Brechmitteln, Laxantien und vom Aderlaß. In besonderen Schulen in Wien, zu denen damals die medizinische Jugend strömte, konnte man lernen, ausschließlich mit Brechmitteln, Purgantien und so weiter zu therapieren. Das führte zu gewaltigen Katastrophen, alleine schon durch die Aderlaßmanie. Im Jahre 1792 war Kaiser Leopold II. von Österreich schwer erkrankt und wurde von seinen Leibärzten als ultima ratio viermal innerhalb von 24 Stunden zur Ader gelassen, worauf er schließlich starb. Darüber hat sich Hahnemann sehr entrüstet und in der Presse scharf geäußert: *«Die Kunst erblaßt.»*[10]

In der Kritik, die Hahnemann an seinen Kollegen übte, lag viel Wahres, und das folgende Zitat weist eine gewisse Ähnlichkeit zur Sprache von Paracelsus auf, wenn dieser gegen Avicenna und Galenos und so weiter wetterte. Hier war es Hahnemann, der darauf hinwies, daß die Ärzteschaft in ihren statistischen Erhebungen – oder jedenfalls in den Tabellen, die sie erstellt hat – mit einer gewissen Genugtuung schreibt, daß nur ein Sechstel der behandelten Fälle an Entzündungskrankheiten gestorben sei. *«Nicht ein Zwölftel derselben würde gestorben sein, wenn sie nicht in solche blutgierige Hände gerathen wären, wenn sie sich bloß ihrer Natur überlassen hätten, fern von jener alten Verderbungskunst. Hunderte, ja Tausende sterben überdieß jährlich – die hoffnungsvollsten Jünglinge des Staates, in der Blüthe ihrer Jahre – jämmerlich an Auszehrung, Schwindsucht, und Lungeneiterung! Ihr habt den Tod auf*

Euerm Gewissen! denn gab es wohl Einen unter ihnen, der nicht den Grund dazu durch Eure schöne Curmethode, durch Euer unverständiges Blutlassen und Eure antiphlogistische Behandlung in einem vorgängigen Seitenstechen (Lungenentzündung) gelegt hätte? der nicht unumgänglich dadurch lungensüchtig hätte werden und daran sterben müssen? Diese sinnlose, antipathische, barbarische Behandlungsweise des Seitenstechens durch viele Aderlässe, Blutigel und Schwächungsmittel (von Euch antiphlogistische genannt) liefert jährlich Tausende ins Grab durch Fieber von Kräfteberaubung (Nervenfieber), allgemeine Geschwulst (Wassersucht) und Lungenvereiterung! Wahrlich! eine treffliche, priviligirte Methode, den Kern der Menschen verdeckter Weise in Masse umzubringen. Heißt das geheilt? rationell geheilt? Causaleur?»[11] Das ist nur ein Textbeispiel von vielen.

Der Vorwurf des Plagiats

Kaum war das «Organon der rationellen Heilkunde»[12] 1810 erschienen, brach die Kritik los. Das war zu erwarten: Denn einerseits wurde das System an sich kritisiert, was bis heute anhält; vor allem jedoch wurde Hahnemann des Plagiats bezichtigt. Diesem Vorwurf unterliegt eigentlich jeder große Geist, auch Rudolf Steiner.

Hahnemann war über den Vorwurf ebenfalls nicht besonders glücklich, als man seine gedankliche Beziehungen zu Paracelsus entdeckte. Paracelsus-Kenner der Zeit fielen über ihn her, und schon 1811 verteidigte er sich im «Reichsanzeiger» gegen einen solchen Angriff: *«Sollte man es wohl glauben, daß in diesen erleuchteten Zeiten ein Erfahrungswerk wie mein Organon der rationellen Heilkunde, welches bloß aus Erfahrung fließt, bloß auf Erfahrung hinweist und nie anders als durch Gegenerfahrungen und Gegenversuche bestätigt oder widerlegt werden könnte, von mehreren Rezensenten bloß durch leere Worte und Aussprüche der bisherigen Schule abgefertigt wird? So versuchte man auch damals des Kopernikus bewiesene Bewegung der Erde um ihre Achse und um die Sonne mit ptolemäischen Worten und Harveys bewiesenen Blutumlauf mit galenischen Worten zu widerlegen.»*[13]

Ein gewaltiger Angriff erfolgte 1831: Ein Professor Schultz, ein Medizinprofessor und Botaniker, der eine «Homöobiotik» vorgelegt hatte, übte außerordentliche Kritik an Hahnemann: *«Insbesondere scheint es ein näheres prak-*

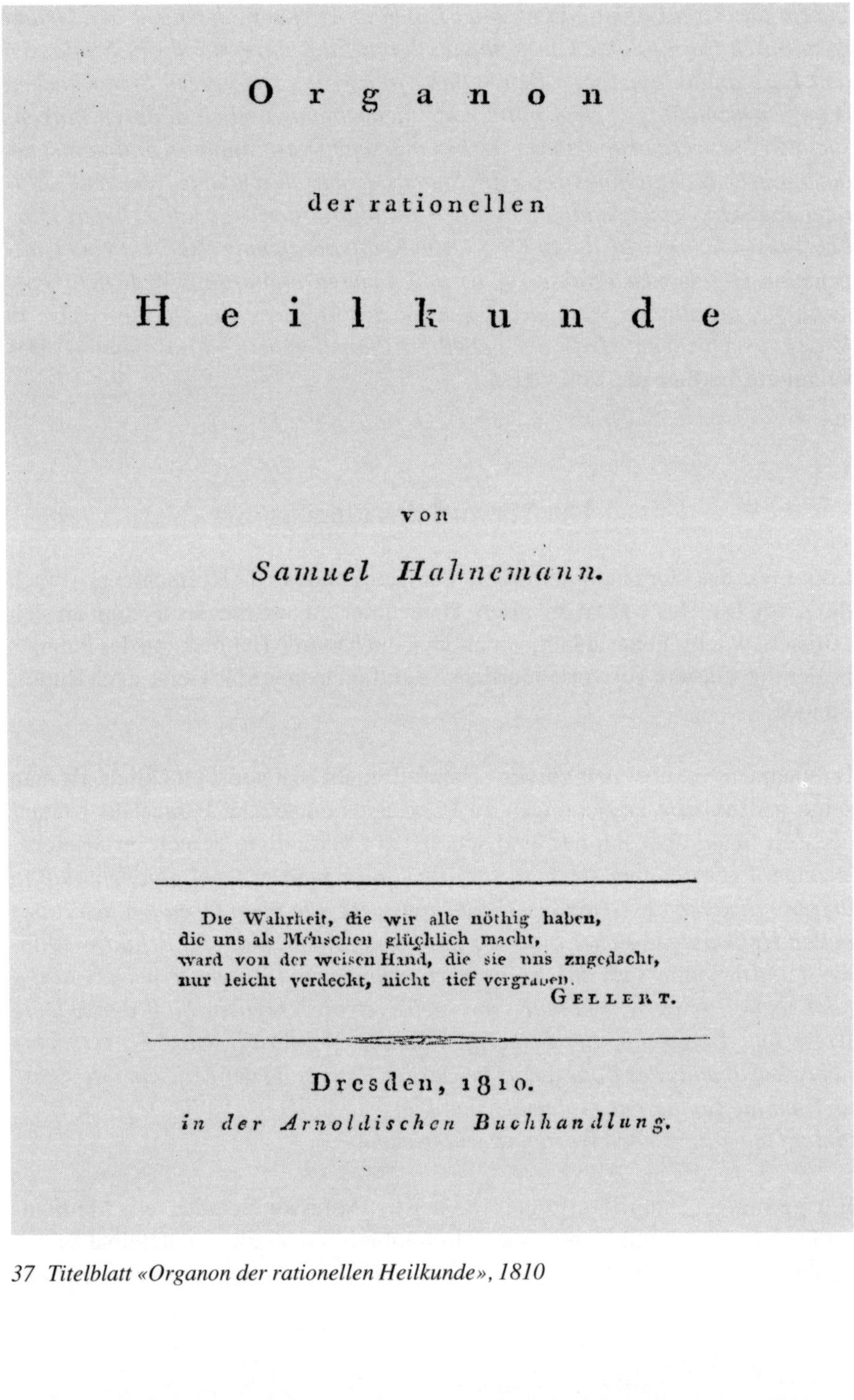

Organon

der rationellen

Heilkunde

von

Samuel Hahnemann.

Die Wahrheit, die wir alle nöthig haben,
die uns als Menschen glücklich macht,
ward von der weisen Hand, die sie uns zugedacht,
nur leicht verdeckt, nicht tief vergraben.
GELLERT.

Dresden, 1810.
in der Arnoldischen Buchhandlung.

37 Titelblatt «Organon der rationellen Heilkunde», 1810

tisches Interesse zu haben, einer mit vieler Anmassung gepriesenen, für neu, eigentümlich und unerhört ausgegebenen, wie aus den Wolken gefallen ins Leben getretenen Methode einer medizinischen Sekte unserer Zeit etwas näher, historisch, auf die Spur gekommen zu sein, und zu sehen, wie diese sogenannte neue Methode in allen ihren Einzelheiten schon bei einem Schriftsteller der Reformationszeit, von dessen ganzem System diese Methode bloss den verstümmelten praktischen Teil enthält, zu finden ist. Ja, noch weiter zu sehen, dass in der genannten neuen Methode, die physiologisch wohl begründete Prinzipien ihres wahren Schöpfers, nachlässig und unrichtig aufgefasst, entstellt und in eine unbegründete empirische Form gekleidet sind, von welcher aus sich jedoch alles in ihr auf seinen wirklichen Ursprung so deutlich zurückführen lässt, dass über die eigentlichen Quellen kein Zweifel bleiben kann. ... Bei Hahnemann können nur zweierlei Fälle möglich sein. Entweder er leugnet selbst, wie er bisher verleugnet hat, dass er je die Werke des Paracelsus gekannt habe und bleibt bei der Behauptung, dass der Gedanke des Paracelsischen Heilprinzips in ihm von selbst zum zweiten Male erwacht sei, und in diesem Fall gesteht er selbst zu, dass er den Paracelsus nicht studiert hat. Da dies nun aber unter den von mir aufgezeigten factisch historischen Umständen unwahrscheinlich und fast unmöglich ist, und es auch andererseits nicht im Plan des Geistes der Geschichte liegen kann, eine einmal offenbar gewordene wissenschaftlich begründete Wahrheit nach drei Jahrhunderten zum zweiten Mal in einer unbegründeten und verkrüppelten Gestalt von neuem wieder zu erzeugen, so bleibt allerdings der zweite Fall wahrscheinlich, dass Hahnemann die Werke des Paracelsus wirklich gekannt und die Grundsätze seiner Homöopathie daraus geschöpft habe; aber in diesem Fall kann man nicht sagen, dass er dieselben studiert hätte, denn sonst würde er ihren Geist begriffen haben. Er hat aber bloss mehrere von den toten Wörtern darin auswendig gelernt, ohne dass deren lebendiger Geist sein innerliches Eigentum geworden wäre.»[14]

Hahnemann versuchte, sich zu wehren, und in einem Brief an seinen Freund und Schüler Ernst Stapf vom 5. März 1831 schrieb er: *«Was sagen Sie zu der in Berlin erschienenen (und in der Vossischen Zeitung Nr. 92 ausführlich angezeigten) homöobiotischen Medicin des Theophrastus Paracelsus vom Prof. Schultz? Hienach soll ich meine Sache aus dieses Mannes (unverständlichem Kauderwelsch) Schriften entlehnt, die Sache aber nicht recht verstanden, sondern verpfuscht haben, der Th. Paracelsus habe sie besser gefasst. Von dieser Seite hat auch noch niemand die Homöopathik zu attakiren unternommen: das fehlte noch.»*[15]

Interessant ist, daß Hahnemann *unverständliches Kauderwelsch* in Klammern setzte. Woher wußte er denn, daß es ein unverständliches Kauderwelsch ist, wenn er behauptete, er hätte sich um Paracelsus nicht gekümmert und ihn nicht gelesen?

Und dann schließlich noch ein Zitat aus dem Jahre 1925 von Emil Schlegel[16], den wir hier natürlich im Auge behalten müssen: *«Hahnemann suchte nichts bei Paracelsus; alle diese Vorläufer und Anfänger waren ihm zu verworren. Er selbst hatte durch klare Bedürfnisse seiner reinlichen Forschung den Weg gefunden und in schwerer Arbeit freigelegt. Es wäre ein Unrecht, ihn mit dem Verdacht des Plagiats zu belasten.»*[17]

Wenn wir noch einmal zurückgehen in das Jahr 1843, finden wir in den «Jahrbüchern der Gegenwart» in einem Aufsatz des Medizinhistorikers Widenmann folgendes: *«Mag Hahnemann sein Prinzip ganz neu entdeckt oder von Paracelsus genommen haben, – die Grösse seiner Leistung wird dadurch um Nichts gemindert, denn er hat das, was bei Paracelsus nur Resultat eines ungeheuren Instinktes war, zu einer erkennbaren, empirisch-greifbaren Sache gemacht.»*[18]

Ich möchte betonen, daß ich diese Zitate nicht um der Kritik willen bringe, sondern damit wir uns damit beschäftigen und weil man daraus historisch einiges lernen kann. Damit ist nichts gesagt über den Wert oder Unwert der Homöopathie heute.

Das Simile-Prinzip

Eines der Hauptprinzipien der Homöopathie ist das Simile-Prinzip. Es ist natürlich bekannt, daß die Simile-Idee in der Geschichte bis in mythologische Zeit zurückreicht. Denken Sie nur an Telephos, der von Achilles verwundet wurde. Vom Orakel des Apollon im lydischen Patara erhielt er die Weisung: *«Der Verwundende wird auch der Heilende sein.»* Er mußte Achilles suchen und von ihm verlangen, daß er ihn heile.[19] Ein anderes Beispiel finden wir bei Aristoteles: *homoion homoio philon*[20]; oder bei Damascenus, einem Arzt aus dieser Zeit: *«Wer alle Krankheiten durch Verordnung des Gegenteils zu heilen hofft, der täuscht sich, denn nicht selten ist Ähnliches von großem Nutzen.»*[21] Man könnte noch mehr Beispiele heranziehen.

Bei Paracelsus liegt es eigentlich auf der Hand: Sein Grundkonzept ist das Urgesetz der makro-/mikrokosmischen Entsprechungen. *«der himel und die erden durch den menschen machen den menschen ...»*[22] – das haben wir schon besprochen; das bildet natürlich auch die Grundlage für das Ähnlichkeitsprinzip. Dazu kommt noch die Beziehung Mensch–Natur: der Mensch ist die Zusammenfassung der Natur, die Natur ist der unendlich breit auseinandergelegte Mensch.

Daraus ergibt sich konsequenterweise die Basis für das Simile-Prinzip, nämlich die exakte imaginative Möglichkeit, zu erkennen, welches Krankheitsbild welchem Naturprozeß entspricht.

Zu diesem Thema gibt es eindeutige Aussagen von Paracelsus: *«also wöllen die natur und der mensch zusamen in gesuntheit und in krankheiten verfügt werden und zusamen vergleicht und gebracht, hierin ligt der weg der heilung und gsuntmachung.»*[23]

«dan also nemen sich die recepten, so einer die zeichen der krankheit weißt, so zeigen sie im die ursach an, und dieselbig ursach und zeichen fint er durch das liecht der natur und aus dem genere kompt er wider in die natur, und aus der natur werden ime die rezepten fürgehalten, gleichs auf gleiches, und nit widerwertiges mit widerwertigem. dan der mensch ist nit also zu versten, das widerwertig mit widerwertigem gehandelt wird, also als feur mit wasser sonder gleiches in gleiches. dan solt alein widerwertigs das widerwertig vertreiben, als feur das wasser, was wer dan, das das wasser vertreibt? was den luft, was die erden, was den winter, was den somer? drumb so sol das sal heilen sein sal, mercurius sein mercurium, sulphur sein sulphur; dan also zeigts die natur an, das sie in den dingen ein gleichs han wil.»[24]

Im Werk «Von den hinfallenden Siechtagen» sprach Paracelsus darüber, daß man bei der Behandlung den ganzen Menschen anzusprechen habe, nicht nur die angegriffenen, kranken Teile. Palliativ, symptomatisch behandeln nannte er flicken, sprach von einer Flick-Methode: *«haben allzeit nur geflickt, heiß zu kaltem, constrictif zu laxativen und mit solcher gauklerei, darin dan kein grunt so einem arzt zustehet nie gewesen ist und nimmer mer zu einem grunt komen mag.»*[25] Denken Sie jetzt an die Gegensätzetheorie der Methodiker mit dem *status laxus* und dem *status strictus,* wovon wir schon gesprochen haben («Von Galen bis Avicenna»).

Diese Gegensätzetheorie – *Konstriktives* zu *Laxativem* – lehnte Paracelsus ab und betonte dann noch einmal besonders: *«so nun nit materia, sonder der spiritus peccans sol ausgetriben werden, so wird die materia bleiben, die ir auszutreiben understen und die ir tothaftig schezen, die wird dem leib gesund und frisch bleiben.»*[26] Also nicht der schuldige Saft soll ausgetrieben werden, auch das haben wir schon behandelt («Von Apollon bis Hippokrates»).

Im «Opus Paramirum» finden wir ebenfalls eine Ablehnung des *contrariis* der Humoralpathologie und eine Hinwendung zum similia similibus: *«und ist ein weiti irrung, kalts und heiß da zu betrachten oder choleram oder melancholiam, phlegma oder sanguinem. dan welcher wil ein arzt sein, der nem solch ler in sein sinnen nit. es ist nie kein heiße krankheit mit kaltem geheilt worden, noch kalte mit heißem. das ist aber wol geschehen, das seins gleichen das sein geheilt hat, der mercurius den sulphur, der sulphur den mercurium und das salz dergleichen und sie das salz.»*[27]

Paracelsus rang natürlich auch immer um die Sprache, sagte es mit immer anderen Worten: *«contraria a contrariis curantur, das ist, heiß vertreibt kaltes, das ist falsch, in der arznei nie war gewesen.»*[28]

Bei Kräuteranwendungen auf der Basis des Sal-, Merkur-, Sulfur-Prinzips sagte er: *«aus dem daraus mussen alle curae geschehen und nit contraria ad contraria, kelti fur hiz.»*[29] Im Buch «Von den ersten drei Prinzipiis» drückte er sich so aus: *«auf das wiß ein ietlicher medicus das er nicht einbrocke zwen beum in ein cur, und die regulas behalt, morbis mercurialibus zu geben mercurium, morbis salinis das salem, morbis sulphureis das sulphur, ietlicher krankheit sein appropriatum als sich gezimpt. wan im grunt so sind nur dreierlei arznei und dreierlei krankheiten, darumb vermiden sol werden dis lang geschwez der cavillation* [Spitzfindigkeit, Ausrede], *der geigen Avicennae, Mesuae, ich mein auch der anderen.»*[30]

Und noch ein Zitat aus den theologischen Schriften, das für die Beziehung Paracelsus – Hahnemann, so wie sie hier besprochen wird, von Bedeutung ist: *«dieweil ein krankheit do ist, so ist auch nur ein arznei do und nit mer.»*[31] Also *eine* Arznei und nicht mehr, eine Forderung, die wir auch aus der Homöopathie kennen.

Die Kleinstdosis

Das zweite Grundprinzip der Homöopathie, die Kleinstdosis, hängt mit dem Gift-Begriff von Paracelsus zusammen: *«alle ding sind gift nichts on gift; alein die dosis macht das ein ding kein gift ist.»*[32]

Vor einigen Wochen wurde in der «Neuen Zürcher Zeitung» ein Buch von einer Paracelsus-Forscherin vorgestellt, das jetzt erscheinen wird. Diese zitiert auch wieder falsch, wenn sie schreibt: *«... nur die Dosis macht, daß ein Ding ein Gift ist.»*[33] Sie zeigt damit, daß sie überhaupt nicht verstanden hat, was Paracelsus meinte, nämlich, daß alles, was der Mensch im Laufe der Evolution aus sich herausgesetzt hat und was jetzt Natur ist, für ihn heute ein Gift darstellt.

Und dieses Gift muß seiner Fremdkörperlichkeit entkleidet werden, damit wir es überhaupt zu menscheneigener Substanz assimilieren können. Das steckt dahinter, aber die Chemie mißbraucht das Zitat mit Wonne für ihre eigenen Zwecke.

Bei dem Prinzip der Kleinstdosis muß man Paracelsus' dynamische Auffassung von der Substanz in den Vordergrund stellen. *«und wie dise wirkung unsichtbar gehet und wirket sichtlich, also in der arznei* [Medizin] *auch zu verstehen ist; dieselbige wirkt sichtlich und ist unsichtlich. dan das wir sehen, ist nit die arznei* [Medikament], *sonder das corpus, darinnen sie ligt. dan die arkana der elementen sind unsichtbar und des menschen auch. das da sichtbar ist, ist das eußer, das nit dazu gehört.»*[34]

Und einige weitere Zitate zu demselben Thema: *«es ligt nit am leib sonder an der kraft, darumb das fünft wesen erfunden ist, aus zwenzig pfunden ein lot zu machen, und das lot ubertrift die XX pfund. darumb ie weniger leibs ie höher die arznei in tugenden ist. kan der mensch die zwenzig pfund machen zu eim lot, so könnens die unsichtbaren noch baß* [noch besser]*.»*[35] *«darumb ist das mechtigst, so ein arzt betrachten sol, das er den balsam*[36] *extrahir und zerbrech im die qualitates. wo solche zerbrechung nit beschicht* [geschieht] *da folgt kein gründliche heilung aus.»*[37] *«das der leib nimpt nichts an mit lust, dan das im spiritualisch ist.»*[38]

Er schloß dann noch an, daß die Kräfte, die mehr und mehr von der Materie befreit worden sind, vom Lebendigen und vom Geistigen leichter assimiliert werden als das Grobstoffliche, weil sie mehr ihren Eigenheiten entsprechen.

Die Potenzierung

Und nun stellt sich die Frage: Wie machte er denn das? Wie ging er mit der Substanz um?[39] Knüpfen wir noch einmal an die Aussage an, *«das der leib nimpt nichts an mit lust, dan das im spiritualisch ist»*, womit also gesagt wird, daß etwas um so leichter assimilierbar ist, je mehr es von der Materie befreit wurde. Erforderlich wird also eine äußerste Verfeinerung: *«dieweil nun der himel durch sein astra dirigirt und nit der arzt, so muß die arznei dermaßen in luft gebracht werden, das sie von astris mögen geregirt werden.»*[40] In Luft gebracht, das heißt in einen sehr feinen Zustand. Für Paracelsus war die Luft noch identisch mit Chaos.[41] Chaotisierung ist das also, was er da beschreibt, damit kosmische Sternenkräfte regieren und einwirken können. Wir werden hier an Rudolf Steiners Ausführungen im Landwirtschaftlichen Kurs erinnert.[42]

Dazu muß aber die Verfeinerung erfolgen, denn im groben Zustand – Paracelsus spricht vom *rauch* – tun die Arzneirohstoffe nichts: *«auch seind etlich ander stuck, die rauch, an in selbs nichts haben noch tunt, sonder wan sie aber höher bereit und gescherpfet werden durch die kunst der bereitung. als dan werden sie kreftig und wunderbarlich.»*[43]

Und hier ist der richtige Moment, um an § 269 des «Organons» von Hahnemann zu erinnern: *«Die homöopathische Heilkunst entwickelt zu ihrem besonderen Behufe die innern, geistartigen Arzneikräfte der rohen Substanzen, mittels einer ihr eigentümlichen, bis zu meiner Zeit unversuchten Behandlung, zu einem, früher unerhörten Grade, wodurch sie sämmtlich erst recht sehr, ja unermeßlich – ‹durchdringend› wirksam und hülfreich werden, selbst diejenigen unter ihnen, welche im rohen Zustand nicht die geringste Arzneikraft im menschlichen Körper äußern. Diese merkwürdige Veränderung in den Eigenschaften der Natur-Körper, durch mechanische Einwirkungen auf ihre kleinsten Theile, durch Reiben und Schütteln (während sie mittels Zwischentritt einer indifferenten Substanz, trockner oder flüssiger Art, voneinander getrennt sind), entwickelt die latenten, vorher unmerklich, wie schlafend in ihnen verborgen gewesenen, dynamischen Kräfte, welche vorzugsweise auf das Lebensprinzip, auf das Befinden des thierischen Lebens Einfluß haben. Man nennt daher diese Bearbeitung derselben Dynamisiren, Potenziren (Arzneikraft-Entwicklung) und die Produkte davon, Dynamisationen, oder Potenzen in verschiednen Graden.»*[44]

So weit Hahnemann, und nun weiter bei Paracelsus: Es ist nicht nur notwendig, führt er weiter aus, zu wissen *«solche medicin zu gebrauchen»,* sondern auch *«von dem gewicht»* derselbigen zu schreiben: *«magst der halben wissen, das die dosis solcher medizin so klein und gering ist, das fast ungleublich und nur im wein oder anderm liquore genomen muß, doch in der aller kleinsten quantitet umb seiner himlischen kraft, tugent und sterk willen.»*[45]

Vergleicht man die Texte, stellt man fest, wie ähnlich die Wortwahl bei Hahnemann ist. *«darumb ist das mechtigst, so ein arzt betrachten soll, das er den balsam extrahir und zerbrech im die qualitates. wo solche zerbrechung nit beschicht, da folgt kein gründliche heilung aus.»*[46]

Und wie geht diese Zerbrechung nun vor sich? Man staune: *«also sollen wir die gradus erhöhen, in dem ligt die gradation und hierinen ligt die zal graduum, die sich vergleicht der substanz, als ein korn das da wigt ein dragma und ist von einer dannen* [Tanne], *dise substanz zeiget und lernet den gradum zu zelen, wie vil tausentmal größer die substanz ist dan das korn, wie vil tausentmal mer nuz darvon entspringt dan vom korn aus dem es gewachsen ist. also ermessent und lernent die kunst der gradierung. sehet ein solch korn an, wie gross sein feuer sei, und sehent darnach an, wie vil tausent grad mehr das gewechs gibt das aus ihm entsprungen ist, also dermassen unsichtbar in arcanis dieselbig kraft aufsteiget und gradirt wird, nit in der substanz der quantitet, sondern in der kraft und derselbigen quantitet.»*[47]

Mit einem meisterlichen didaktischen Kunstgriff bediente sich Paracelsus hier eines für jedermann beobachtbaren und begreifbaren Naturprozesses – die Entwicklung vom Samen zur Pflanze –, um damit das Unglaubliche der Gradierung – sagen wir ruhig: der Kräftepotenzierung – unsichtbarer Heilkräfte verständlich zu machen. Das war für ihn ein Schulbeispiel. Er betonte sogar nachdrücklich: Es geht hier dabei nicht um Stoffvermehrung wie bei der keimenden, sprossenden, blühenden und fruchtenden Pflanze, sondern um die Vermehrung der *Kräfte-Quantität.*

Für den Prozeß verwendete Paracelsus also den Terminus *gradieren,* er ging da einfach auf das lateinische *gradus* zurück (von *gradior,* schreiten, Grad, Schritt, Tritt, Höhe, Rang, Stufe). Es ist ihm anscheinend nicht eingefallen, den Begriff einzudeutschen, sonst wäre er vielleicht auch zu *stufen* gekommen und zu *Stufe(n),* wie in unseren Tagen der anthroposophische Arzt Ernst Marti, der diese Bezeichnung für Potenz(en) und potenzieren vorgeschlagen hat: *Stufen* der Einzelpotenz und *stufen* im Tun.[48] Sogar die *zal graduum,* das sind also die Zahl der Grade, der Stufen, taucht auf analog der Potenzen bei den Herstellungsverfahren nach Hahnemann.

Historische Entwicklung

Nun muß einiges ausgeführt werden über die Vorgeschichte des Hahnemannschen Potenzierungsverfahrens. Zunächst soll eine kurze Übersicht über das gewaltige Suchen von Hahnemann gegeben werden. Meistens geht man davon aus, daß die Homöopathie Hahnemanns historisch gesehen eine eindeutige Angelegenheit sei: Hahnemann hätte die Homöopathie geschaffen.

Hahnemanns erste Andeutung über die Ähnlichkeitsregel kann auf das Jahr 1790 datiert werden, als er den historischen Selbstversuch mit Chinarinde machte. Er übersetzte die Abhandlung von Cullens über die Materia Medica, in der dieser versuchte, die gute Wirkung der Chinarinde bei Fieber durch ihre magenstärkende Kraft zu erklären, wogegen sich Hahnemann in einer Fußnote äußert.[49] 1796 veröffentlichte er zum ersten Mal seine neue Heilmethode «Similia similibus» im «Hufeland Journal».[50] 1801 beschrieb er in einer Abhandlung über das Scharlachfieber die Behandlung mit einem auf 1:5 000 000 verdünnten Mohnsaft und die Vorbeugung durch Verabreichung eines Belladonnasaftes, der auf 1:24 000 000 verdünnt wurde.[51] Die Veröffentlichung des «Organon der rationellen Heilkunde» 1810 stellte gewissermaßen das Offenlegen der Homöopathie, des homöopathischen Lehrgebäudes dar. Man sollte sich vergegenwärtigen, daß Hahnemann 1810 schon 55 Jahre alt war.

Die ganze pharmazeutische Technik der Herstellung legte er in seiner «Reinen Arzneimittellehre»[52] fest. Im 2. Band beschrieb er 1816 – er war schon 61 Jahre alt – die Herstellung einer Arsenikpotenz *wohlgeschüttelt* und *genau geschüttelt* von C1 bis C30.[53] Die Zahl der Schüttelschläge wird noch immer nicht angegeben. 1818 stellte er in Band IV der ersten Auflage seiner «Reinen Arzneimittellehre»[54] zum ersten Mal die Methode der Verreibung mit Milchzucker für unlösliche Substanzen dar, die er in der zweiten Auflage präzisierte. Dabei legte er die Verreibungszeiten genau fest: *«Jede 10 Minuten auf 6 Minuten Reiben und 4 Minuten Aufscharren eingeteilt.»*[55] Dort findet sich auch zum ersten Mal die Angabe *«zehn Schläge eines kräftigen Armes von oben herab geführt»*. 1827 – Hahnemann ist 72 Jahre alt – treten zum ersten Mal die Begriffe *potenzieren* und *dynamisieren*[56] in seinen Texten auf, so daß gleich vom ersten Band der «Chronischen Krankheiten»[57] (1828) an nur noch von potenzierten Heilmitteln gesprochen wird. In der zweiten Auflage 1835 ersetzte er das *«starke innige Mischen»* oder Schütteln durch *«zwei Schüttelschläge»*. 1839, und das ist dann praktisch das Ende, erwähnte er *« ... 10, 20, 50 oder mehr starke Stoßschläge ...»*[58], also völlig unsystematisch, und erweckte den Eindruck, als ob er sich nicht genau festlegen wollte oder konnte. In der fünften Ausgabe seines «Organons» (1833) sprach er nur von Centesimal-Potenzen (C-Potenzen). Die sechste Auflage wurde noch von Hahnemann selbst überarbeitet und datiert auf: Paris, Ende Februar 1842.[59]

Die Dezimal-Potenzen (D-Potenzen) sind nicht von Hahnemann selbst, sondern stammen aus seinen Schülerkreisen. Constantin Hering (1800–1880) begann um 1830 herum zu kritisieren, daß 1:100 ein technisch viel zu großer Schritt sei, und schlug die Dezimal-Potenzen vor. Mit der Veröffentlichung von Bruno Albert Vehsemeyer (1807–1871) im Jahre 1836[60] wurde die dezimale Potenzierung als allgemeines Verfahren eingeführt.

Der mysteriöse Tractatus-aureum-Text

Im Herbst 1955 begann ich in der Weleda Arlesheim meine Arbeit als Apotheker. Es dauerte nicht lange, da hatte sich herumgesprochen, daß ich mich für historische Dinge interessiere, und eines Tages erhielt ich von Wilhelm Spiess (1885–1965), damals Apotheker in der Weleda, eine Schreibmaschinen-Vervielfältigung, die ihm ohne Quellenangabe vorlag, mit folgendem Text:

«Im III. Abschnitt der ‹Goldenen Abhandlung des Hermes›, die für die älteste existierende alchemistische Schrift gehalten wird, heißt es: ‹*Die toten Elemente (welche ein Geist bewohnt) leben wieder auf; die zusammengesetzten Körper geben einen Beigeschmack und ändern sich oder werden geändert; und durch einen wundervollen Prozeß werden sie dauernd.*›

Diese dunkle Stelle [also von Hermes] erläutert der der Zeit der Neu-Platoniker von Alexandria angehörige kritische Kommentator folgendermaßen: ‹*Die Körper der Metalle sind die Wohnsitze ihrer Geister; ... wenn man ihre irdische Substanz allmählich verdünnt, streckt und reinigt, so wird das bis dahin in ihnen schlummernde Leben und Feuer erregt und zum Vorschein gebracht. Denn das in den Metallen wohnende Leben liegt sozusagen im Schlafe; es kann seine Kräfte erst ausüben und sich zeigen, wenn die Körper (nämlich die fühlbaren und vegetabilen Mittel des Lebens) aufgelöst und in ihre ursprüngliche Quelle verwandelt sind. Zuletzt auf diesen Grad gebracht, teilen sie ihre Beigeschmack gebende Eigenschaft aus Überfluß ihres inneren Lichtes anderen unvollkommenen Körpern mit und verwandeln sie in eine feste und dauernde Substanz. Und dies ist die Eigenschaft unserer Arznei, in welche die früheren Körper der Geister verwandelt werden; daß zuerst ein Teil davon zehn Teilen eines unvollkommenen Körpers Beigeschmack geben sollen, dann hundert Teilen, dann tausend Teilen und so ins Unendliche weiter. Hierdurch wird die Wirksamkeit des Schöpferischen Wortes wunderbar bewiesen; und je öfter die Arznei aufgelöst wird, um so stärker wächst ihre Wirkungskraft, welche sonst und ohne weitere Lösung in ihrem beschränkten oder kunstlosen Zustande verbleiben würde. Hier eröffnet sich also eine himmlische und göttliche Quelle, die niemand imstande ist auszuschöpfen.*›

‹*Ach, wie schade, daß Hahnemann diese Stelle nicht gekannt hat, wie klar ist hier die Manipulation der homöopathischen Potenzbildung geschildert, und wie merkwürdig dieses tiefe naturwissenschaftliche Wissen bei den Alten.*›

(Okkulte Review)»

Wilhelm Spiess und auch andere hofften, daß ich das Rätsel würde lösen können. Wieder kam, wie so oft bei diesen Dingen, der Zufall zur Hilfe.

Kurz danach erwarb ich die gesamte Serie der Quartalsbücher der Zeitschrift «Das Reich», die von 1916 bis 1920 von Alexander von Bernus und mit Unterstützung von Rudolf Steiner herausgegeben worden war; es waren 20 dicke Hefte, und darin fand ich diesen Text[61] wieder mit einigen Zeilen Einleitung und der Angabe, daß der Text aus der Monatsschrift «Der Vakon» (Der Weg) von Mai 1905 entnommen worden sei. Also machte ich mich auf die Suche. Es zeigte sich aber, daß die Zeitschrift «Der Vahan – unabhängige Monatsschrift

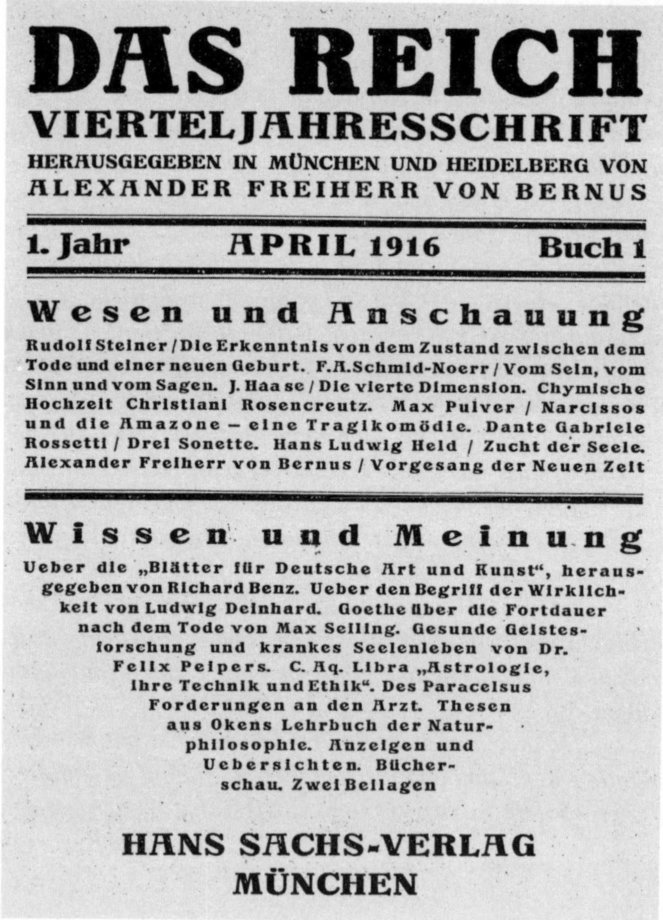

DAS REICH
VIERTELJAHRESSCHRIFT
HERAUSGEGEBEN IN MÜNCHEN UND HEIDELBERG VON
ALEXANDER FREIHERR VON BERNUS

1. Jahr APRIL 1916 Buch 1

Wesen und Anschauung

Rudolf Steiner / Die Erkenntnis von dem Zustand zwischen dem Tode und einer neuen Geburt. F.A.Schmid-Noerr / Vom Sein, vom Sinn und vom Sagen. J. Haase / Die vierte Dimension. Chymische Hochzeit Christiani Rosencreutz. Max Pulver / Narcissos und die Amazone – eine Tragikomödie. Dante Gabriele Rossetti / Drei Sonette. Hans Ludwig Held / Zucht der Seele. Alexander Freiherr von Bernus / Vorgesang der Neuen Zeit

Wissen und Meinung

Ueber die „Blätter für Deutsche Art und Kunst", herausgegeben von Richard Benz. Ueber den Begriff der Wirklichkeit von Ludwig Deinhard. Goethe über die Fortdauer nach dem Tode von Max Seiling. Gesunde Geistesforschung und krankes Seelenleben von Dr. Felix Peipers. C. Aq. Libra „Astrologie, ihre Technik und Ethik". Des Paracelsus Forderungen an den Arzt. Thesen aus Okens Lehrbuch der Naturphilosophie. Anzeigen und Uebersichten. Bücherschau. Zwei Beilagen

HANS SACHS-VERLAG
MÜNCHEN

38 Titelblatt

für Theosophie»[62] hieß. Die Quellenangabe – am Schluß in Klammern – war mit «Okkulte Review» falsch angegeben, denn die gemeinte Zeitschrift hieß «The Occult Review», ein Monatsmagazin, das der Untersuchung von übernatürlichen Phänomenen und dem Studium psychologischer Probleme gewidmet war. Hier[63] berichtet nun der englische Arzt E.W. Berridge M.D. in einem kurzen Beitrag über «Occult Medicine» von seiner Entdeckung des Textes als «third section of the ‹Golden Treatise of Hermes›»[64]. Damit konnte das systematische Quellenstudium beginnen.

Mit der «Goldenen Abhandlung des Hermes Trismegistus» ist der «Tractatus aureus (Hermetis Trismegisti) de Lapidis Philosophici Secreto in septem capitula divisus» gemeint, wie dieser in der ersten gedruckten Veröffentlichung in «Ars Chemica» (1566) genannt wird: «Septem Tractatus seu Capitula Hermetis Trismegisti, aurei». Ich konnte ein Exemplar dieses Traktates in der Bibliothek des Britischen Museums in London finden. Das Kolophon der Sammlung lautet: Argentorati [Straßburg] Anno MDLXVI. Das Titelblatt zählt die Traktate der Sammlung auf, die darin enthalten sind, darunter auch die Septem Tractatus. Ich ließ eine Kopie vom dritten der sieben Traktate anfertigen.

Das Capitulum III in dieser Ausgabe enthält lediglich folgende Aussage des Hermes: *«Tunc elementa mortua vivificantur, & corpora composita tingunt, & alternantur, & mira opera permanentia operantur, ut inquit Philosophus.»* Wie der Philosoph sagt!

Ein sehr wichtiger *Kommentar* zu diesem Text findet sich als Scholium (Auslegung, Kommentar) zu aus dem Urtext ausgewählten Leitsätzen, die dem Hermes zugeschrieben werden. Die Ausgabe der «Goldenen Abhandlung» mit Scholien erschien zum ersten Mal – soweit mir bekannt – im Jahre 1610 in Leipzig.[65] Die Scholien stammen von Dominicus Gnosius Belgae, M(edicinae) D(octor), hinter dem sich nach Pagel[66] der Paracelsist Gerhard(t) Dorn[67] verbirgt.

Wir finden erst die obige Aussage des Hermes wieder, dann folgt das Scholium nach der Veröffentlichung im «Theatrum Chemicum»[68].

Vergleicht man diesen Text mit der neudeutschen Übersetzung, die ich von Spiess erhielt, dann sieht man, daß darin der Name von Paracelsus vorkommt. In letzterer wird jedoch nur von Philosophus gesprochen, und wir fragten uns, wer dieser Philosophus ist. Es ist Paracelsus! Warum er in der modernen Fassung unterschlagen wurde, ist rätselhaft. Gerade dort hätte das Quellenstudium dieses hochbedeutenden Textes ansetzen sollen. Dann wäre auch nicht der Fehler entstanden, das Scholium einem «der Zeit der Neu-Platoniker von

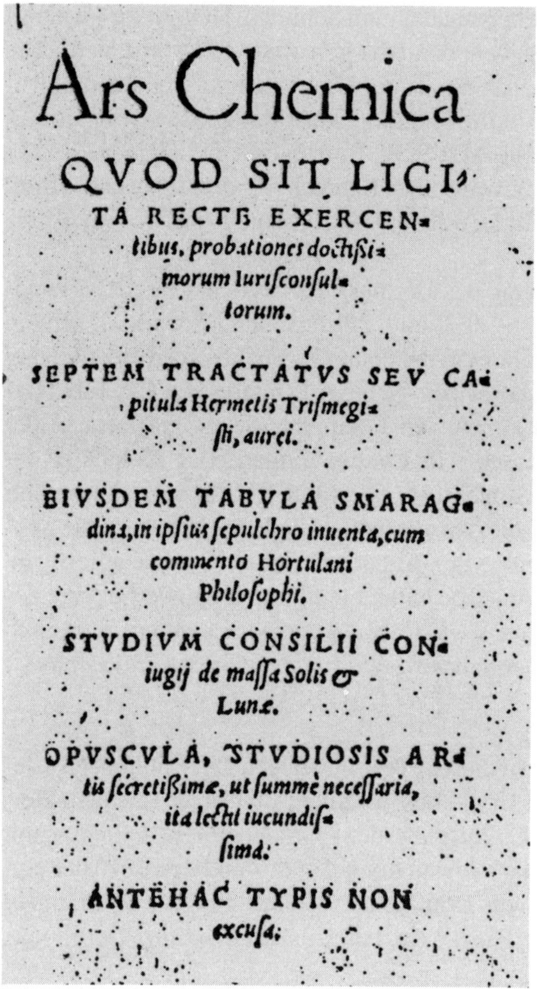
Ars Chemica
QVOD SIT LICI-
TA RECTE EXERCEN-
tibus, probationes doctissi-
morum Iurisconsul-
torum.
SEPTEM TRACTATVS SEV CA-
pitula Hermetis Trismegi-
sti, aurei.
EIVSDEM TABVLA SMARAG-
dina, in ipsius sepulchro inuenta, cum
commento Hortulani
Philosophi.
STVDIVM CONSILII CON-
iugij de massa Solis &
Lunæ.
OPVSCVLA, STVDIOSIS AR-
tis secretissimæ, ut summè necessaria,
ita lectu iucundis-
sima.
ANTEHAC TYPIS NON
excusa.

39 Titelblatt «Ars Chemica»

Alexandria angehörigen griechischen Kommentator» zuzuschreiben.[69] Dem Geist nach sind zwar sowohl der Tractatus selbst als auch die Scholien im neuplatonischen Sinne gehalten[70], für die Scholien muß aber doch – wegen der Angabe des Paracelsus – der kryptonyme Dominicus Gnosius verantwortlich sein. Da sich der Kommentator auf Paracelsus beruft, müßte man eigentlich bei diesem nachforschen, was ein äußerst zeitraubendes Unterfangen wäre. Käme nämlich dieser Gedanke der Heilmittelzubereitung durch wiederholte Tingierung in Zehnerstufen bei Paracelsus vor, wäre das längst von den großen Paracelsus-Forschern wie zum Beispiel Jung[71] oder Pagel entdeckt worden.

40 *Capitulum III aus «Ars Chemica»*

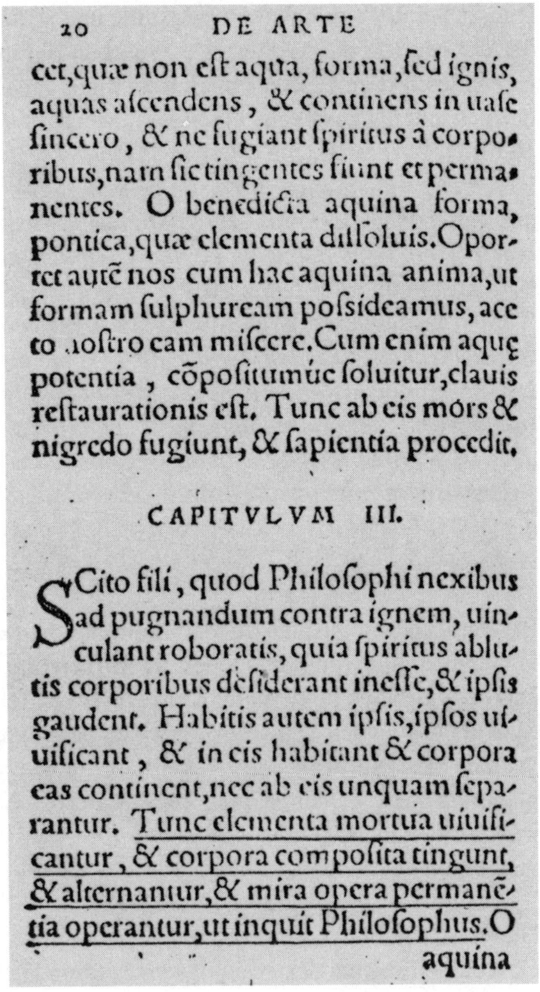

20 DE ARTE

cet, quæ non est aqua, forma, sed ignis, aquas ascendens, & continens in uase sincero, & ne fugiant spiritus à corporibus, nam sic tingentes fiunt et permanentes. O benedicta aquina forma, pontica, quæ elementa dissoluis. Oportet autē nos cum hac aquina anima, ut formam sulphuream possideamus, acceto nostro eam miscere. Cum enim aquę potentia, cōpositum úc soluitur, clauis restaurationis est. Tunc ab eis mors & nigredo fugiunt, & sapientia procedit.

CAPITVLVM III.

SCito fili, quod Philosophi nexibus ad pugnandum contra ignem, uinculant roboratis, quia spiritus ablutis corporibus desiderant inesse, & ipsis gaudent. Habitis autem ipsis, ipsos uiuificant, & in eis habitant & corpora eas continent, nec ab eis unquam separantur. Tunc elementa mortua uiuificantur, & corpora composita tingunt, & alternantur, & mira opera permanētia operantur, ut inquit Philosophus. O aquina

Besonders diese beiden Gelehrten haben sich sehr verdienstvoll wiederholt mit dem «Tractatus aureus» befaßt[72, 73], und man kann nur mit Erstaunen feststellen, daß nirgendwo in ihren Studien auch nur andeutungsweise vom Scholium zum Kapitel III des Traktats die Rede ist. Pagel zog hauptsächlich das zweite Kapitel des «Ars Chemica» heran, in dem er die Quelle[74] für die von Paracelsus dem Sulfur zugeordnete Mittlerrolle zwischen Sal und Merkur vermutete. Die trichotomische Anthropologie von Leib, Seele und Geist der hermetischen Literatur ist – so Pagel[75] – wie auch die Tria-Prima-Lehre von Sal, Sulfur und Merkur als originales Lehrstück[76] des Paracelsus zu betrachten.

Rudolf Steiner entwickelte eine solide und rationale Dreigliederungs-Idee[77], in der der Merkur die Mittlerrolle zwischen Sal und Sulfur spielt, wie die Seele sich sowohl dem Leib als auch dem Geist zuwendet. Paracelsus machte vom hermetischen Geistesgut Gebrauch, wenn er formuliert: *«darumb aber das Hermes gesaget, das die sel alein das mittel sei, zu vereinigen den geist mit dem leib, hat ers nicht unrecht vor im gehabt, dieweil der sulphur dieselbige sel ist und gleich als ein feur alle ding zeitiget und auskochet, so mag er auch den geist mit dem leib binden und mit einander leiblich machen und vereinigen, also das daraus ein gar edler leib wird.»*[78]

Oder mit anderen Worten: *«auf das aber solche drei underschitlichen substanzen recht verstanden werden, die er vom geist, sel und leib redet, solt ir wissen, das sie nichts anders als die drei principia bedeuten, das ist mercurium, sulphur und sal, daraus den alle 7 metallen generirt werden. der mercurius aber ist der spiritus, der sulphur ist anima, das sal das corpus, das mitel aber zwischen dem spiritu und corpore, darvon auch Hermes sagt, ist die sel und ist der sulphur der die zwei widerwertige ding vereinbaret und in ein einiges wesen verkeret etc.»*[79]

Bei Paracelsus lebte also die Parallelität Leib–Seele–Geist/Sal–Sulfur–Merkur. Daß er auch hin und wieder die Mittlerrolle dem Merkur zuteilte, beweist, daß bei ihm noch keine volle Klarheit herrschte. Noch Louis Claude de Saint-Martin[80] ordnet den Schwefel – gemeint ist selbstverständlich das stoffbildende Prinzip des Sulfurischen – dem Atmungsmenschen zu. Rudolf Steiner bemerkte dazu: *«... in der Art, wie er nun spricht, wie er die Dinge zusammenwirft bisweilen, sieht man, daß er in der Abenddämmerung dieses ganzen Denksystems steht.»*[81]

Diese Anschauung von Paracelsus und seinen Nachfolgern ist aber für die Geschichtsforscher des zwanzigsten Jahrhunderts ungewohnt. Gerade wenn sie meinen, die Zusammenhänge von Sal–Merkur–Sulfur richtig verstanden zu haben, verstricken sie sich in ihren eigenen Formulierungen. So schrieb zum Beispiel Pagel: *«Die Trichotomie: Seele, Geist (siderischer Körper, Astralleib) und Körper ist für Paracelsus grundlegend. Sie ist in interessanter Weise mit der Trichotomie seiner drei Prinzipien der Materie, nämlich Mercur, Sulphur und Salz verknüpft.»*[82]

Die Reihen konkordieren hier schon nicht, die Verwirrung bestätigte Pagel dann noch: *«Der Geist wird von Sulphur vertreten, und für diese Idee gibt er Hermes als Quelle.»*

41 *Titelblatt*
«Theatrum Chemicum»
Vol. IV
Argentorati, Sumptibus
Heredum Eberh. Zetzneri,
MDCLIX

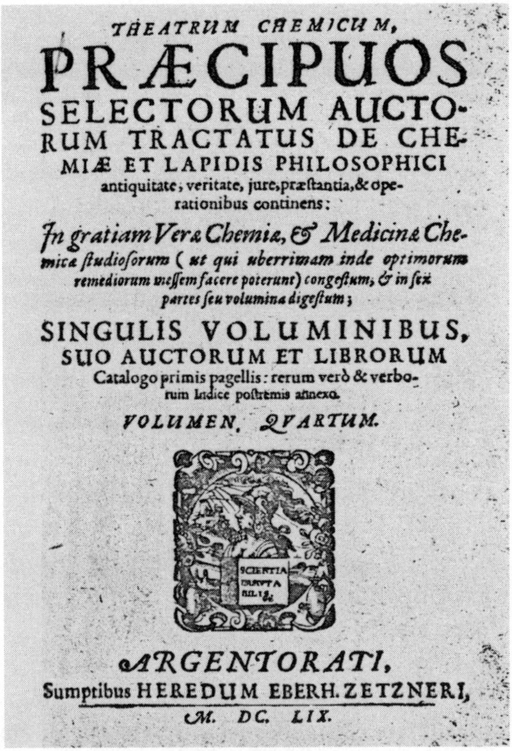
THEATRUM CHEMICUM,
PRÆCIPUOS
SELECTORUM AUCTORUM TRACTATUS DE CHEMIÆ ET LAPIDIS PHILOSOPHICI
antiquitate, veritate, jure, præstantia, & operationibus continens:
In gratiam Veræ Chemiæ, & Medicinæ Chemicæ studiosorum (ut qui uberrimam inde optimorum remediorum messem facere poterunt) congestum, & in sex partes seu volumina digestum;
SINGULIS VOLUMINIBUS, SUO AUCTORUM ET LIBRORUM
Catalogo primis pagellis: rerum verò & verborum Indice postremis annexo.
VOLUMEN QUARTUM.
ARGENTORATI,
Sumptibus HEREDUM EBERH. ZETZNERI,
M. DC. LIX.

Text aus dem «Theatrum Chemicum», Auszug (S. 657) in deutscher Übersetzung:

HERMES: *Dann werden die toten Elemente lebendig gemacht. Und die zusammengesetzten Körper berühren sich und werden verändert, und wunderbare, dauernde Werke entstehen, wie der Philosoph sagt.*

SCHOLIUM: *Das Haus bleibt durch sich immer tot, wie Paracelsus sagt, nur seine Bewohner leben. So sind die Körper der Metalle die Wohnstätten ihrer Geister. Wenn diese von den Körpern aufgenommen werden, vermindern sie allmählich deren irdische Körperlichkeit, verändern sie, und durch ihre lebenschaffende Macht erwecken sie das Leben, das in ihnen schlief. Denn das Leben ruht verborgen in den Metallen und vermag seine Macht nicht zu zeigen, bevor die Körper erhoben und in Geist verwandelt sind, denn der Geist allein macht lebendig. Wenn sie erst in die Ordnung dieser Würdigkeit erhoben sind, ergießen sie auch in die anderen unvollkommenen Körper die Vollkommenheit aus der ihnen reich zur Verfügung stehenden Kraft und Fähigkeit der Berührung. So werden sie mit ihnen in Wechselwirkung treten. Und durch ihre Berührung werden sie alles in eine feste und bleibende Natur verwandeln. Denn dies ist die Eigentümlichkeit unserer*

Heilmittel, in welche die Substanzen so eingeführt werden, daß der eine, erste Teil von ihr 10 Teile des unvollkommenen Körpers berührt, dann 100, drittens 1000, viertens 10 000, und so ein Fortschreiten bis ins Unendliche geschieht. Hieraus leuchtet die höchste Wirkung jenes offenbaren Wortes hervor, mit dem der Schöpfer die gesamte Schöpfung anredete und sprach: wachset und mehret euch! Je mehr nämlich das Heilmittel aufgelöst wird, desto mehr wächst es an Tüchtigkeit und Heilkraft: andernfalls, ohne Lösung, würde es in dem einfachen Zustand seiner Ausgestaltung verbleiben. (…)

Haec autum est proprietas medicinae nostrae, in quam corpora redacta sunt, ut ejus una pars primium tingat corporis imperfecti partes decem: deinde centrum: tertio mille: quarto decies mille, & sic fiat progressus in infinitum. Ex quo manifeste elucet summa verbi istius ethicacia, quo Creator creaturam universam affatus, dixit: Creleste & multiplicamine. (…)

* * *

Auch Heinrich Schipperges stiftete Verwirrung, wenn er schrieb: *«Diese ‹Sieben Goldenen Traktate des Hermes› hat vermutlich Paracelsus als Quelle benutzt, wenn er von der Mittlerfunktion des ‹sulphur› spricht. Nach Hermes soll nämlich der Sulphur das Mittel sein, das Körper und Seele, diese ‹zwei widerwertige ding vereinbaret und in ein einziges wesen verkeret›.»*[83] Übrigens wies Titus Burckhardt auf die diesbezüglichen Widersprüche bei den Alchemisten hin.[84]

Sehen wir nun, was weiter von Bedeutung ist: *«Haec autem est proprietas medicinae nostrae* [das ist die Eigenschaft unserer Medizin]*, in quam corpora redacta sunt, ut ejus una pars primium tingat corporis imperfecta partes decem* [1:10]*: deinde centum* [1:100]*: tertio mille* [1:1000]*: quarto decies mille* [1:10 000]*, & sic fiat progressus in infinitum.»*[85]

Hier haben wir einen schönen Beweis für die Zehnerpotenzen, also für D1, D2, D3, D4 und so weiter; allerdings auf einem anderen alchemistischen Hintergrund, auf den wir später zu sprechen kommen.

Der «Tractatus aureus» galt bislang als unecht, wobei man bereits im Mittelalter seine islamische Herkunft vermutete. Ruska[86], ein bedeutender Alchemie-Forscher, rechnete gleich zu Beginn der neuen Forschung «den seltsamen Tractatus aureus» bis auf weiteres zu den Hermes-Texten, die auf arabische Vorlagen zurückgehen, obgleich – wie er sagte – ein strenger Beweis für die unmittelbare Abhängigkeit vom Arabischen nicht zu führen ist. Inzwischen aber ist die Überzeugung der arabischen Herkunft stark gewachsen[87] und bei Schipperges, dem Heidelberger Medizinhistoriker, zur Gewißheit geworden: *«Zu den wenigen hermetischen Schriften, die mit Sicherheit aus dem Arabischen in das lateinische Mittelalter gelangt sind, rechnet auch ein ‹Tractatus aureus de lapidis physici secreto› …»*[88]

Geht man dem weiter nach, kommt man unweigerlich zu einem der bedeutendsten arabischen Esoteriker-Alchemisten, zu Gabir ibn Hayyan[89], einer sehr umstrittenen Persönlichkeit, über die die Akten noch nicht geschlossen sind. Aus den spärlichen biographischen Notizen kann folgendes entnommen werden: Gabir ibn Hayyan wurde 721 in Tuss als Sohn eines Apothekers geboren. Er war Hofalchimist bei Harun al Raschid. Als Günstling der Barmakiden, der Minister des Kalifen, stand er in engstem Kontakt mit Harun. Als Harun der Einfluß der Barmakiden zu stark wurde, ließ er einen aufhängen und verbannte die anderen. Dadurch fiel auch Gabir in Ungnade, und er zog sich zurück nach Kufa, wo er ein Labor hatte. Als dieses Labor 200 Jahre später – so wird erzählt – bei einem Hausabbruch wieder entdeckt wurde, fand man unter anderem einen goldenen Mörser von mehr als zweieinhalb Pfund. Gabir gehörte der Sekte der Sufisten an (deshalb auch sein Zuname *al-Sufi*), die in ihrer Lehre neuplatonisches Ideengut aufgenommen hatten. Es scheint als gesichert zu gelten, daß die «Tabula Smaragdina» das der Polarität aus der Schöpfungs geschichte ableitbare Grundgesetz mikro-/makrokosmischer Entsprechungen darstellt. Sie fängt an mit 1. *«In Wahrheit, gewiß und ohne Zweifel: Das Untere ist gleich dem Oberen und das Obere ist gleich dem Unteren, zu wirken die Wunder eines Dinges.»*[90] Es ist wohl der älteste alchemistische Text überhaupt. Jedenfalls von eminent grundlegender Bedeutung bei Gabir ibn Hayyan.[91] Damit ist diese hermetische Schrift zumindest arabischer Herkunft. Nun waren aber Gabir die Schriften des Apollonius von Tyana (1. oder 2. Jahrhundert) gut bekannt, so auch die Schrift «sirr al-haliq», in der Hermes Tresmegistus auf das «Geheimnis der Schöpfung» hinwies. Das «Buch der Talismane» von Apollonius ist möglicherweise ebenfalls von Einfluß auf die «Tabula Smaragdina» gewesen[92], wodurch die Datierung dieses Stückes mit Recht in die Zeit der Neuplatoniker zurückreicht; und wir suchen ja den neuplatonischen Kommentator aus Alexandria.

Spürt man nun den Wurzeln des Zehnerschritt-Verfahrens in der Zeit vor Hahnemann nach, so ergibt sich aus dem vorhergehenden folgende Linie: Tractatus aureus, dann der Kommentator, der Gerhard(t) Dorn genannt wird, Paracelsus, Marsilio Ficino[93], Gabir ibn Hayyan, Apollonius von Tyana[94].

Die vorgegebene Themenstellung konzentrierte sich nun auf den Hermes-Text in der Sammlung «Ars Chemica» von 1566. Die weitere textkritische Untersuchung verläuft – wie üblich – in zwei Richtungen: Zum einen soll die Nachwirkung studiert werden, denn wir müssen die Zeitspanne bis zu Hahnemanns Veröffentlichungen überbrücken. Hahnemann war ein außerordentlich belesener Mensch, beherrschte viele Sprachen und lebte lange Zeit von der

Tätigkeit als Übersetzer. Man kann also vermuten, daß er wenigstens die Literatur seiner Zeit und einiger Dezennien vor seiner Geburt gelesen hat. Zum anderen muß die Frage beantwortet werden, ob vor dem Jahre 1566 das Verfahren 1:10, 1:100, 1:1000 belegbar ist.

Nachwirkungen des «Tractatus aureus»

Vom Scholium zum dritten Kapitel des «Goldenen Traktats» läßt sich über zwei wesentliche Schriften die Nachwirkung bis in die Zeit Hahnemanns verfolgen.

Im Jahre 1677 erschien in La Rochelle bei Pierre Savouret eine Sammlung von 15 Stichen unter dem Titel «Mutus Liber», «Das stumme Buch»[95], also ein Buch, das nur aus Bildern besteht und keine Texte enthält, ein Meditationsbuch sozusagen. Rudolf Steiner bemerkte dazu, man solle nicht versuchen zu erklären, was darin beschrieben ist, sondern die Bilder auf sich wirken lassen und ihren Inhalt imaginieren.[96] Das zehnte Bild zeigt im unteren Drittel zwei Figuren mit den Zeichen des Mondes als Luna (ist hier: Merkur) und der Sonne als Sol (ist hier: Sulfur) versehen.[97] Zu ihren Füßen ist jeweils die Zahl 10 zu entdecken. Im 13. Bild der Sammlung findet man die gleichen Figuren, jetzt jedoch mit den Zahlen 100, 1000, 10 000 & cc. Bisher kam noch niemand auf die Idee, diesen deutlichen Hinweis mit dem Potenzieren in Zehnerstufen in Verbindung zu bringen.

Noch einmal finden sich die Zehnerpotenzen im «Hermetischen Nord-Stern»[98], wo es heißt: *«... und so oft ihr also die Drehung wiederholt, welche ihr nicht von Neuem anfangen dörfet, sondern nur mit dem Schlüssel Davids aufschließen und zuschließen, oder auflösen und binden oder coagulieren: so setzet ihr ihm allezeit eine 0 oder 10 seiner Kraft zu, so ihr, da ihr es das erstemal durch seine drey Zeiten auf 1000 gebracht habet, das zweytemal 10 000, das drittemal 100 000, das viertemal 1 000 000 und so fort bis auf Millionen, Trillionen, Quatrillionen und so weiter ohne Ende bringen und vermehren könnet: (darzu immer in kürzerer Zeit, bis endlich auf drey Täg) auf Art eines Waitzen-Korns, aus welchem einen kleinen Korn, mit der Zeit doch die ganze Welt besäet werden könnte ...»*

Hier haben wir also eine Anlehnung an das Tannenkorn-Beispiel von Paracelsus.

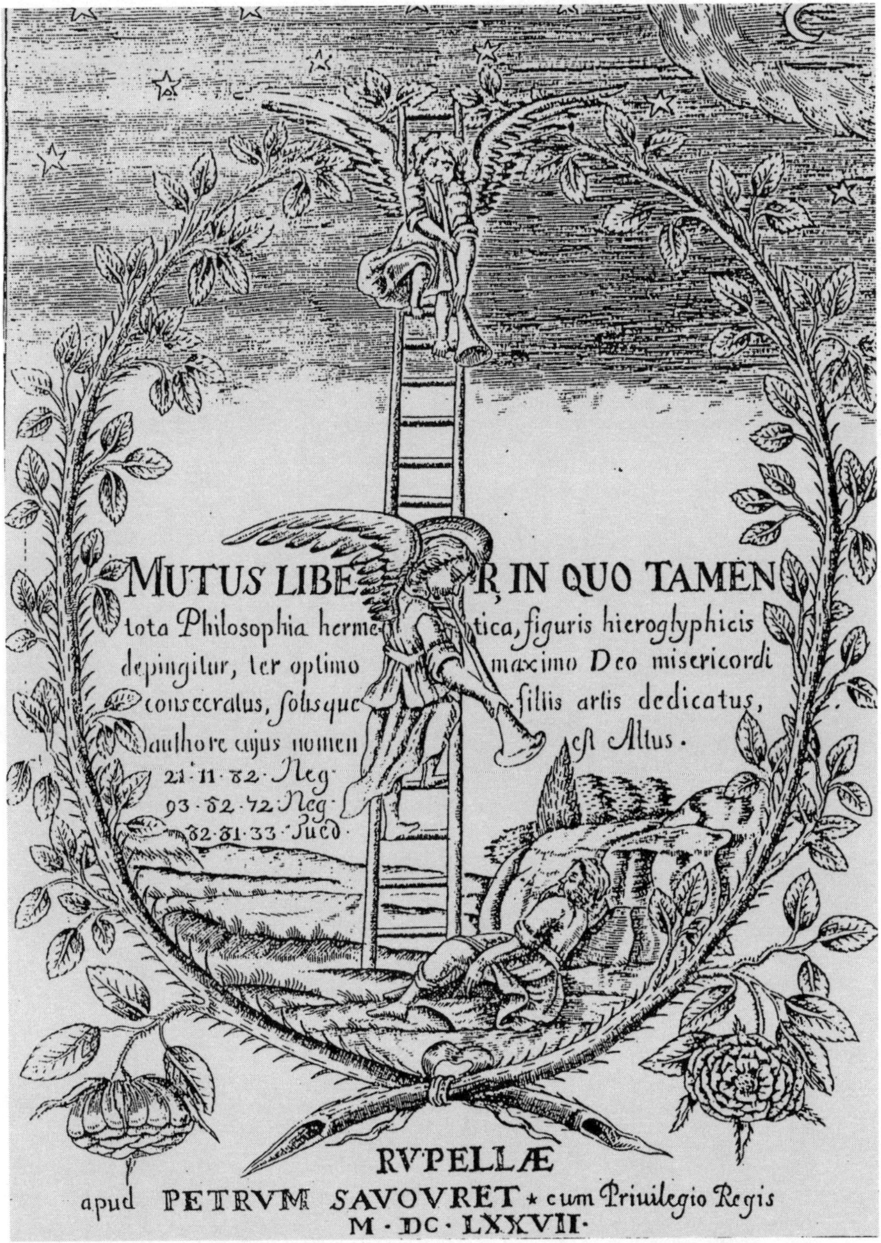

42 *Titelblatt «Mutus Liber Alchemiae» (Die Alchemie und ihr stummes Buch). La Rochelle 1677*

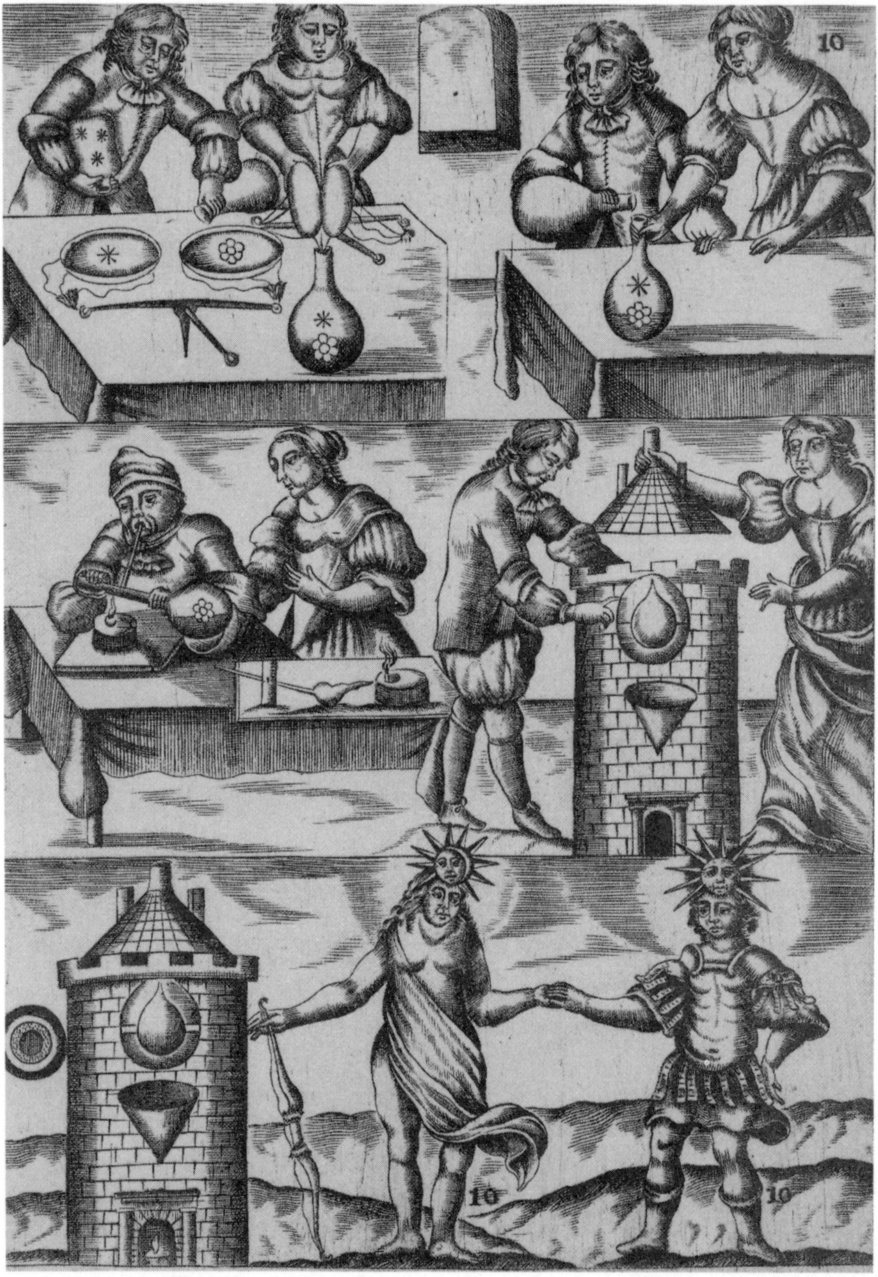

43 Bild 10 aus «Mutus Liber Alchemiae»

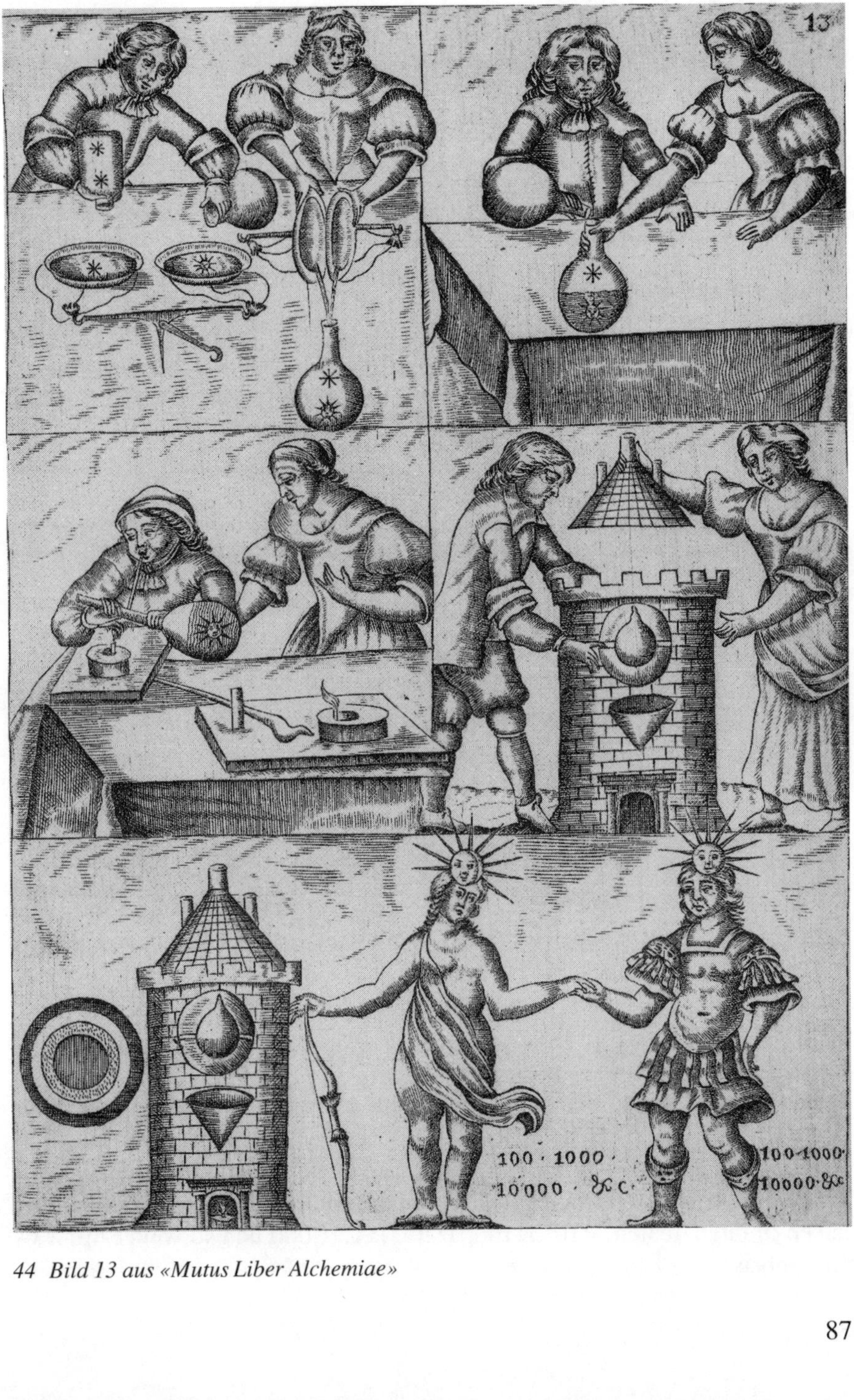

44 Bild 13 aus «Mutus Liber Alchemiae»

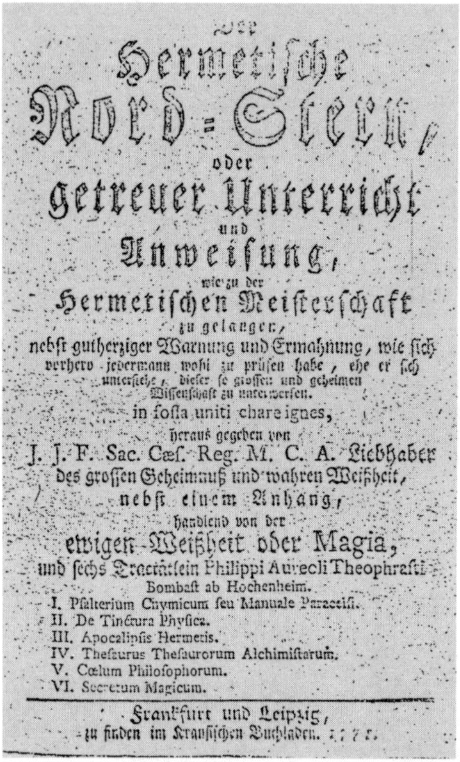
Der
Hermetische
Nord-Stern,
oder
getreuer Unterricht
und
Anweisung,
wie zu der
Hermetischen Meisterschaft
zu gelangen,
nebst gutherziger Warnung und Ermahnung, wie sich
vorhero jedermann wohl zu prüfen habe, ehe er sich
unterstehe, dieser so grossen und geheimen
Wissenschaft zu unterwerfen.
in fossa uniti chare ignes,
heraus gegeben von
J. J. F. Sac. Cæs. Reg. M. C. A. Liebhaber
des grossen Geheimnuß und wahren Weißheit,
nebst einem Anhang,
handlend von der
ewigen Weißheit oder Magia,
und sechs Tractätlein Philippi Aureoli Theophrasti
Bombast ab Hochenheim.
I. Psalterium Chymicum seu Manuale Paracelsi.
II. De Tinctura Physica.
III. Apocalipsis Hermetis.
IV. Thesaurus Thesaurorum Alchimistarum.
V. Cœlum Philosophorum.
VI. Secretum Magicum.
Franckfurt und Leipzig,
zu finden im Kraußischen Buchladen. [illegible]

45 Titelblatt «Der Hermetische Nord-Stern»

Diese Stelle des «Hermetischen Nord-Sterns» brachte auch Cloos in seiner Schrift «Menschengemäße Heilmittel»[99] mit dem Text des «Tractatus aureus» in Verbindung. In behutsamer Formulierung drückte Cloos sein Erstaunen darüber aus, daß Hahnemann diese Literatur [seiner Zeit] nicht gekannt haben sollte.

Darüber hinaus findet man in der Zeitspanne zwischen 1566 und Hahnemann praktisch bei jedem Alchemisten diese Zehnerschritt-Reihe. Die Nachforschungen werden erleichtert, da man nach Zahlen suchen muß, die auf einer Textseite optisch gut erkennbar sind, denn die meisten bekannten Alchemisten haben in ihren Texten 1:10, 1:100, 1:1000, 1:10 000 und so weiter mit *XXX* angegeben.

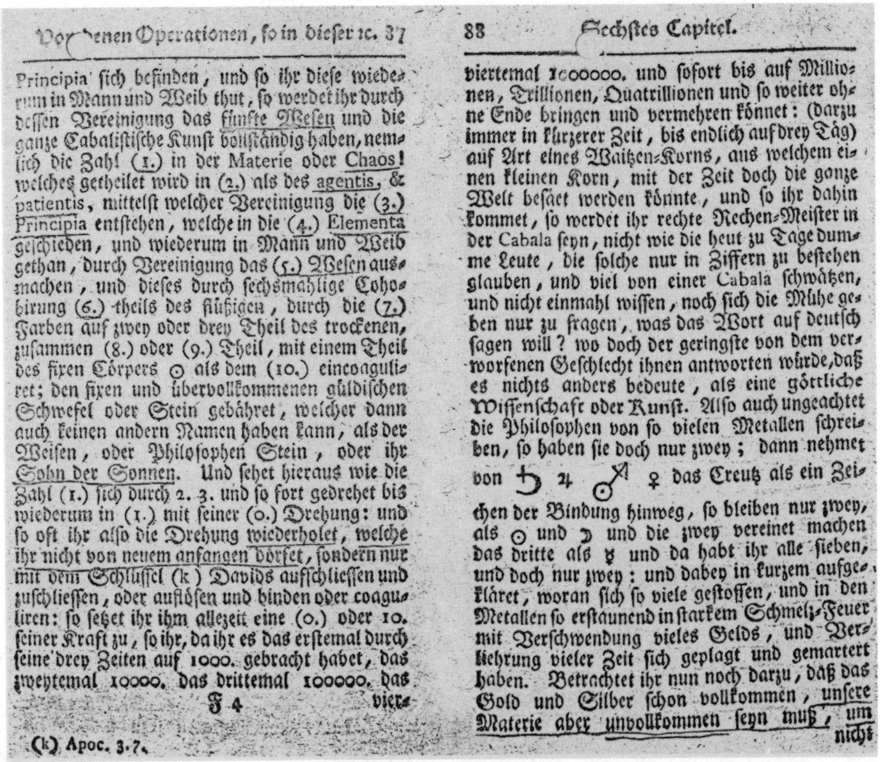

Von denen Operationen, so in dieser rc. 87

Principia sich befinden, und so ihr diese wiederum in Mann und Weib thut, so werdet ihr durch dessen Vereinigung das fünfte Wesen und die ganze Cabalistische Kunst vollständig haben, nemlich die Zahl (1.) in der Materie oder Chaos! welches getheilet wird in (2.) als des agentis, & patientis, mittelst welcher Vereinigung die (3.) Principia entstehen, welche in die (4.) Elementa geschieden, und wiederum in Mann und Weib gethan, durch Vereinigung das (5.) Wesen ausmachen, und dieses durch sechsmahlige Cohobirung (6.) theils des flüßigen, durch die (7.) Farben auf zwey oder drey Theil des trockenen, zusammen (8.) oder (9.) Theil, mit einem Theil des fixen Cörpers ☉ als dem (10.) eincoaguliret; den fixen und übervollkommenen güldischen Schwefel oder Stein gebähret, welcher dann auch keinen andern Namen haben kann, als der Weisen, oder Philosophen Stein, oder ihr Sohn der Sonnen. Und sehet hieraus wie die Zahl (1.) sich durch 2. 3. und so fort gedrehet bis wiederum in (1.) mit seiner (0.) Drehung: und so oft ihr also die Drehung wiederholet, welche ihr nicht von neuem anfangen dörfet, sondern nur mit dem Schlüssel (k) Davids aufschliessen und zuschliessen, oder auflösen und binden oder coaguliren: so setzet ihr ihm allezeit eine (0.) oder 10. seiner Kraft zu, so ihr, da ihr es das erstemal durch seine drey Zeiten auf 1000. gebracht habet, das zweytemal 10000. das drittemal 100000. das

F 4 vier-

(k) Apoc. 3.7.

88 Sechstes Capitel.

viertemal 1000000. und sofort bis auf Millionen, Trillionen, Quatrillionen und so weiter ohne Ende bringen und vermehren könnet: (darzu immer in kürzerer Zeit, bis endlich auf drey Täg) auf Art eines Waitzen-Korns, aus welchem einen kleinen Korn, mit der Zeit doch die ganze Welt besäet werden könnte, und so ihr dahin kommet, so werdet ihr rechte Rechen-Meister in der Cabala seyn, nicht wie die heut zu Tage dumme Leute, die solche nur in Ziffern zu bestehen glauben, und viel von einer Cabala schwätzen, und nicht einmahl wissen, noch sich die Mühe geben nur zu fragen, was das Wort auf deutsch sagen will? wo doch der geringste von dem verworfenen Geschlecht ihnen antworten würde, daß es nichts anders bedeute, als eine göttliche Wissenschaft oder Kunst. Also auch ungeachtet die Philosophen von so vielen Metallen schreiben, so haben sie doch nur zwey; dann nehmet von ♄ ♃ ♂ ♀ das Creutz als ein Zeichen der Bindung hinweg, so bleiben nur zwey, als ☉ und ☽ und die zwey vereinet machen das dritte als ☿ und da habt ihr alle sieben, und doch nur zwey: und dabey in kurzem aufgekläret, woran sich so viele gestossen, und in den Metallen so erstaunend in starkem Schmelz-Feuer mit Verschwendung vieles Gelds, und Verzehrung vieler Zeit sich geplagt und gemartert haben. Betrachtet ihr nun noch darzu, daß das Gold und Silber schon vollkommen, unsere Materie aber unvollkommen seyn muß, um

nicht

46 Seiten 87/88 aus «Der Hermetische Nord-Stern»

Moritz von Hessen (1572–1632), Landgraf von 1592 bis 1627, hatte für die rosenkreuzerische Bewegung eine große Bedeutung, da er die Brüder entweder an seinen Hof aufnahm und ihnen zu Laboratorien verhalf oder ihnen Lehrstühle finanzierte.

Eine der bedeutendsten Persönlichkeiten, die an seinem Hofe tätig waren, ist Michael Maier, der 1568 in Rendsburg geboren wurde und 1597 in Rostock zum Doktor der Medizin promovierte. Um 1608 wurde er an den Hof des Kaisers Rudolf II. nach Prag[100] berufen. Nach dessen Tod siedelte er nach London über, wo er mit dem englischen Arzt und Theosophen Robert Fludd[101] zusammentraf. Von 1619 bis zu seinem Tod im Jahre 1622 war er Leibarzt am Hof des Landgrafen Moritz von Hessen. Sein Hauptwerk «Atalanta Fugiens»[102] (Die

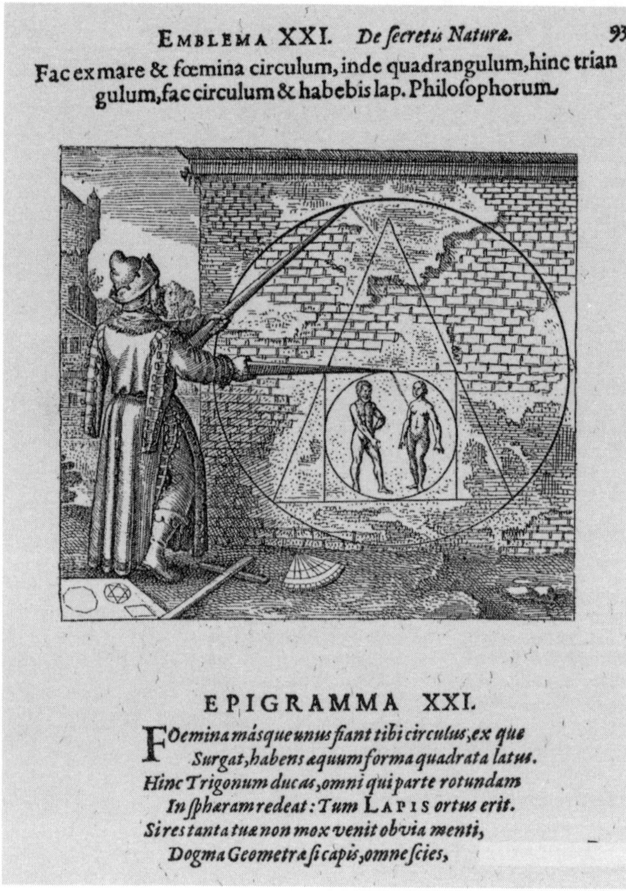
EMBLEMA XXI. De secretis Naturæ. 93

Fac ex mare & fœmina circulum, inde quadrangulum, hinc triangulum, fac circulum & habebis lap. Philosophorum.

EPIGRAMMA XXI.

Fœmina másque unus fiant tibi circulus, ex quo
Surgat, habens æquum forma quadrata latus.
Hinc Trigonum ducas, omni qui parte rotundam
In sphæram redeat: Tum LAPIS ortus erit.
Si res tanta tuæ non mox venit obvia menti,
Dogma Geometræ si capis, omne scies,

47 *Emblem XXI aus «Atalanta Fugiens» von Michael Maier*

fliehende Atalanta) fällt besonders durch 52 Embleme und 50 zweistimmige, kontrapunktierende Kanons auf. Von den Rosenkreuzer-Schriften stark inspiriert, verarbeitete Maier eine Metamorphose des Ovid (X, 559–706), in der die schnellfüßige Nymphe Atalanta es beim Wettlauf mit jedermann aufnahm, immer gewann und dann den Besiegten tötete.

Doch Hippomenes überlistete sie: Er erhielt von Aphrodite drei goldene Äpfel, die er einen nach dem anderen während des Laufes fallen ließ. Atalanta hob sie auf, verlor dadurch ihre Wette und mußte Hippomenes heiraten. Die Hochzeit fand im Tempel der Gottesmutter Kybele statt, was diese als Tempelschändung betrachtete und daraufhin die Sünderin Atalanta in einen Löwen verwandelte. Diese Mythe wird von Maier in seinen Kanons musikalisch illustriert: Zuerst bewegen sich die Stimmen kanonisch – Atalanta vor Hippomenes –, dann folgen sie gleichzeitig in den Fugen 44 bis 48 und schließlich kommt als cantus firmus – die ruhenden Äpfel – eine dritte Stimme dazu. Es braucht nicht zu verwundern, daß Maier den «Tractatus aureus» mit den Scholien von 1610 gekannt hat. Jedenfalls zeugen von dieser Kenntnis die folgenden zeichnerischen Darstellungen in den «Emblemata», die er als «Geheimnisse der Chymischen Natur» aufgefaßt hat. Im XXI. Emblem der «Atalanta Fugiens», das die «Geheimnisse der Chymischen Natur» darstellt, ist in einer geometrischen Betrachtung die Schöpfungsgeschichte nachgezeichnet, und zwar als Quadratur des Kreises. Die Zeichnung befindet sich auf einer Ruine, die selbst quadratisch ist. Mann und Frau – Hell und Dunkel – Geist und Materie – werden von einem Kreis, dem Zeichen der Einheit, umschlossen, um den wieder ein Quadrat, das die vier Elemente repräsentiert, gebildet wird. Um dieses Quadrat ist ein Dreieck als Symbol der *tria principia* Sal, Sulphur, Mercur gelegt und um das Dreieck nochmal ein Kreis. Maier läßt Aristoteles als Zeugen auftreten: *«Aristoteles, der Chemiker, sagt richtig: Teil deinen Stein in die vier Elementen, ordne sie und bringe sie in eine Einheit, und du wirst alle Meisterschaft besitzen. Diese Einheit, wozu die Elementen reduziert (zurückgebracht) werden müssen, ist der kleine Kreis im Zentrum des Vierecks in der beigefügten Skizze. Denn dieser kleine Kreis ist der Vermittler, der Frieden unter den Feinden – also unter den Elementen – stiftet, so daß sie einander lieben in einträchtiger Umarmung. Denn nur dadurch erreicht man die Quadratur des Kreises, die bis heute schon von Vielen gesucht, aber nur von Wenigen gefunden wurde …»* [103]

In seinem Opus «Silentium post Clamores»[104] (Stille nach dem Geschrei) bekannte sich Maier ausdrücklich zum Rosenkreuzertum.

Johannes Daniel Mylius[105] studierte Medizin und Theologie. 1622 erschien sein wichtigstes Werk, «Philosophia Reformata»[106]. Er sprach von den Schritten $10 \times 10 \times 100 \times 1000$ bis ins Unendliche.[107]

Heinrich Khunrath[108] (1560–1605), Arzt in Dresden, Magdeburg und Hamburg und ein christlich-kabbalistischer Alchemist, verfaßte ein Werk mit dem Titel «Amphitheatrum Sapientiae aeternae» (Magdeburg 1598, Hanau 1609 und so weiter), das von Paulus van der Doort mit Kupferstichen illustriert wurde. Das wichtigste Bild stellt ein Laboratorium dar, das gleichzeitig ein Oratorium ist, und gibt somit die Stimmung *Ora et Labora* der Alchemisten wieder[109], die den Laboratoriumstisch als Altar betrachteten.

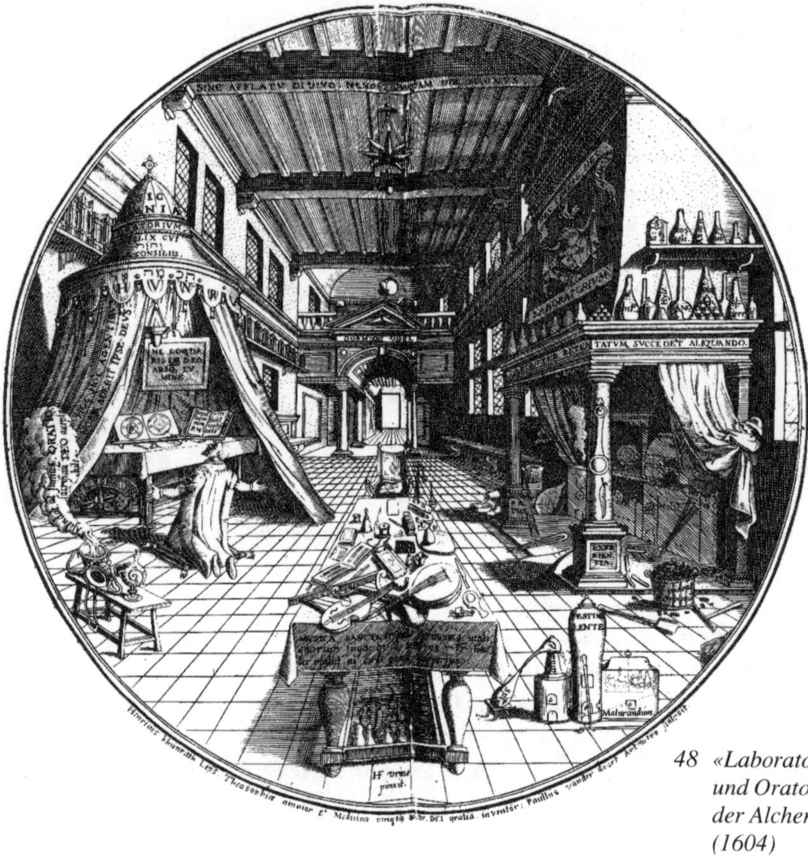

48 *«Laboratorium und Oratorium der Alchemisten» (1604)*

Rudolf Steiner wies in einem Vortrag darauf hin, daß es mit unserer Kulturentwicklung nicht aufwärts gehen kann, solange nicht der Laboratoriumstisch eine Art Altar und das Synthetisieren und Analysieren eine Art Geisteskunst geworden ist.[110]

In einer von Khunrath 1597 verfaßten Schrift findet man im VI. Kapitel folgenden Wortlaut: *«So du ein Element in das andere verkehrest / das ist / aus Erde Wasser / aus Wasser Lufft / aus Lufft Feuer machest / so überkommstu die Kunst. Siehe! Da hastu aus Einem / Zweyen / Dreyen / und Vieren / Zehen: Aller Vollkommenheit wahres Contrefait, Symbolum, Andeutung und Bezeichnung!»*[111]

.

. .

. . .

. . . .

John Dee wurde vor allem durch sein Werk «Monas Hieroglyphica»[112] (Antwerpen 1564) in der Kulturgeschichte bekannt. Dee wurde 1526 oder 1527 in London geboren, studierte in Cambridge (1542–1546), war dann in Holland und Paris (1547–1551) und wurde 1553 Rector of Upton-on-Severn in Worcestershire. Während dieser Tätigkeit zeigte er allerdings mehr Interesse für Magie und okkulte Phänomene als für sein Amt und glaubte mit Engeln und Geistern in Verbindung zu sein. Das Britische Museum bewahrte von ihm eine polierte Rauchquarzkugel auf, die er für seine Kristallschau benutzte. Königin Elisabeth I. erfuhr davon und war derart interessiert, daß sie hinfuhr, um die Kugel zu sehen und sich mit Dee zu treffen. 1589 ließ sie ihm eine Pension von 200 Pfund pro Jahr zukommen. Dee starb 1608 in Mortlake. Seine «Monas Hieroglyphica» stellt ein Traktat dar, das in 24 Theoremen die Bedeutung des von Dee geschaffenen «Einheitszeichens» behandelt, in dem er Ursprung, Entwicklung und Vollendung des Makro-/Mikrokosmos dargestellt hat, gewissermaßen eine Universal- oder Weltformel. Im 8. Theorema weist Dee auf die pythagoreische Dekade als Summe von 1+2+3+4 hin. Der Schriftsteller Gustav Meyrink (1868–1932) erwähnt Dee in seinem Roman «Der Engel vom westlichen Fenster», der das Leben eines Rosenkreuzers zum Inhalt hat.[113]

Das Zehnerschritt-Verfahren vor 1566

In der Zeit vor dem Jahr 1566 gibt es viele Autoren, bei denen das Zehnerschritt-Prinzip belegbar ist, so zum Beispiel bei Georg Ripley (Georgius Riplaeus, 1415–1490). Ripley wurde in Bridlington in Yorkshire geboren, war Regularkanoniker in Oxford und wurde im Jahre 1477 Kämmerer des Papstes Innozenz VIII. Er studierte Mathematik und Philosophie, lernte die Alchemie auf seinen langjährigen Reisen durch Deutschland, Frankreich und Italien kennen und galt in Alchemistenkreisen als «Epopt der hermetischen Mysterien»[114]. Man berichtet von ihm, daß er den in Not geratenen Johanniterorden auf Rhodos mit mehreren Hunderttausend Pfund, dem Ertrag seiner Kunst, unterstützte. Sein bekanntestes und umfangreichstes Werk «Quadriga Aurifera ...»[115] (Das goldführende Viergespann) ist ein «Liber duodecim portarum». Nach dem Vorbild des himmlischen Jerusalem beschrieb er zwölf Tore entsprechend den zwölf Stufen[116] (Prozessen), die durchschritten werden müssen, um zum «opus magnum», zum «Großen [alchemistischen] Werk» zu kommen:

1. Calcination	7. Cibation
2. Solution	8. Sublimation
3. Separation	9. Fermentation
4. Conjunction	10. Exaltation
5. Putrefaction	11. Multiplication
6. Congelation	12. Projection

Undecim de nostra mirabili multiplicatione – das elfte Tor handelt also von «unserer wunderbaren Vermehrung» (des «Steines der Weisen»), duodecim de projectione: Die medicina kann unendlich vermehrt werden mittels Mercurius, so daß 10 Teile zu 10 000 000 000 werden, *«so great a number, I wote not what yt ys»* – «eine Zahl so groß, daß ich nicht weiß, was das ist», schrieb Ripley dazu. In Zehnerstufungen wird die Multiplication vollzogen: *«Decem multiplicas per decem, centum efficit numerus ille, si centum rursus per decem multiplicabis, mille decitur numeris iste»; …* schließlich *«multiplicas tuam medicinam magis ac magis …»*, «vermehre deine Medizin immer mehr».

Mit *Multiplication* ist immer die *Augmentatio* in virtute, in potentia, in qualitate, wie es in all diesen Texten heißt, also die Vermehrung sowohl quantitativ als auch vor allem qualitativ, gemeint. Die *Projection* ist das Aufwerfen eines in Papier oder Wachs eingebetteten Pulvers – das *Stein-der-Weisen-Pulver* – auf ein glühendes, schmelzendes Metall. Mylius[117] drückte die *Multiplication* in Bildern aus: Sie wirkt wie das Feuer im Holz, oder noch schöner, wie der Moschus in Parfüm. Denn er wußte, daß unverdünnter Moschus unerträglich ist und erst verdünnt werden muß, um zur Wirkung zu gelangen. Und die *Projection,* das, was der Stein der Weisen kann, dieses Tingieren und Färben, verglich er mit Safran.

Eine interessante Variante des Zehnerstufen-Verfahrens findet sich bei einer Persönlichkeit, die als Hortulanus (Richardus Ortholanus, Ortulanus) für die Alchemiegeschichte des 14. Jahrhunderts bekannt ist. Sein Werk «Practica Alkimika …»[118], das im Titel mit 1358 datiert ist und Hortulanus als Pariser bezeichnet, ist im «Theatrum Chemicum» von 1613 enthalten. Soweit wir wissen, treten hier zum ersten Male nicht nur die Verhältnisse 1:10:100 und so weiter, sondern 1+9 und 10+90 auf. Hier die wichtigsten Stellen: *Una pars medicinae cadit super decem partes medicinae, cadit super decem partes Mercurii vel plumbi – Sumatur una pars lapidis & ponantur decem partes Mercurii vel*

Jovis – Deinde divide [!] *istud in 10 partes aequales, et projice singualtium unamquamque partem divisam super novem* [!] *partes Mercurii vel Jovis, et totum erit sol* [Gold] *vel luna* [Silber].

Hier handelt es sich also um die Veredlung von Quecksilber und Zinn zu Gold und Silber, wobei abgeteilte Portionen der ersten Zehnerstufe mit 9 Teilen weiterbehandelt werden. *Una pars lapidis cadit super mille partes, et fiet ista projectio hoc modo. Recipe unam partem lapidis et centum partes Mercurii vel Jovis super quae projice medicinam tuam et totam est Medicina.*

Divide ergo, istam medicinam in decem partes [das ergibt also 10 Portionen der ersten Hunderterstufe], *et projice unamquamque partem istarum partium super nonaginta* [!] *partes Mercurii vel Jovis.*

Das heißt also, die 1:1000 hergestellte Ausgangssubstanz wird in centesimalen Schritten 10+90 weiterbehandelt. Dieses centesimale Verfahren scheint jedoch nicht weiter tradiert worden zu sein.

Bern(h)ardus von Trier beziehungsweise Bern(h)ardus Treviranus (wahrscheinlich 14. Jahrhundert) äußerte sich zur Frage: Warum gerade Zehnerstufen? *«Also geschichts, daß es zum Denario kommt, dann so 1. 2. 3. 4. zusammen genommen werden, machen sie 10. welche vier Zahlen ein Vollbringung sind aller Zahlen, diweil es immerdar wieder zu einem kömmt, und über 10. ist keine einfältige Zahl mehr.»*[119] Damit wird bereits auf die Verbindung zur pythagoreischen Tetraktys angespielt.

Johann Meurs (Johannes de Muris), geboren in der Normandie, war 1318 Studiosus der Artes in Paris. In seinem «Denarius Pythagoricus»[120] wies er darauf hin, daß die Zehn die perfekte Zahl ist aus der Summe von 1+2+3+4: *«Decimus autem numerus perfectus est, quia per ipsum iterando, omnis numerus infinitum multiplicatur.»* Helena Petrowna Blavatsky erwähnte ihn in einer Fußnote zu folgendem Abschnitt ihrer «Geheimlehre»: *«Die Bücher des Hermes sind die ältesten Behältnisse numerischer Symbologie in der westlichen Esoterik. In ihnen finden wir, daß die Zahl zehn die Mutter der Seele ist, indem Leben und Licht darin vereinigt sind. Denn wie das heilige Anagramm Teruph in dem Buche der Schlüsseln (Zahlen) zeigt, ist die Zahl 1 (eins) aus dem Geiste geboren, und die Zahl 10 (zehn) aus dem Stoffe; ‹die Einheit hat die Zehn gemacht, die Zehn die Einheit›, und das ist nur der pantheistische Grundsatz, mit anderen Worten ‹Gott in der Natur und die Natur in Gott›.»*[121]

Im 13. Jahrhundert haben wir es – soweit es unser Thema betrifft – nur mit zwei Persönlichkeiten zu tun, den beiden Katalanen Arnaldus von Villanova[122, 123] und Raimund Lullus.

Obwohl Arnaldus von Villanova für die Geschichte der Medizin mehr Bedeutung hat als für die der Alchemie, befassen sich die meisten Schriften, welche seinen Namen als Autor tragen (etwa 30 werden ihm zugeordnet), mit Alchemie. Allerdings wird von vielen dieser Schriften die Echtheit bezweifelt, ja, die neuere Arnald-Forschung steht auf dem Standpunkt, daß Arnaldus nicht für eine einzige alchemistische Schrift verantwortlich sei. Für unsere Untersuchung spielt dies jedoch keine Rolle, da auch unechte Alchemietexte vom Wirken des menschlichen Geistes zeugen, zumindest bis zur Zeit ihrer belegbaren oder auf Grund von Indizien geschätzten Datierung. Arnaldus von Villanova wurde um 1240 in Aragon geboren, studierte die arabische und lateinische Sprache und in Montpellier Theologie und Medizin. Er war Leibarzt von Papst Bonifatius VIII. und von Friedrich III. (II.) von Aragon, dem König von Sizilien. Im Jahre 1311 kam er bei einem Schiffbruch ums Leben. In dem ihm zugeschriebenen Werk «Speculum Alchymiae»[124] wird die Auffassung vertreten, daß der Lapis Philosophorum «ein gewisser reiner Stoff ist, der – einmal entdeckt und zur Perfektion gebracht – in der Lage ist, proportional zu sich selbst alle unvollkommenen Körper, die er berührt, umzuwandeln»: *«illam solam perfectam invenimus, quae postquam per nostram magisterium est vera fusionem deducta, omniaquae tangit ducit ad verissimum complementum.»*

Eine Tausenderstufung findet sich in den «Quaestiones Arnoldi ad Bonifacium octavum»[125], «Fragen an Papst Bonifacius». Der Text lautet: *«Quaeritur, Qualiter projectio istius medicinae solaris vel lunaris. Recipe pars una ponenda est super decem parts Metalli imperfecti, vel arg. viv.* [= argentum vivum = Quecksilber, Mercurius] *& totum erit medicina. Et de illa medicina ponenda una pars super mille partes corporis imperfecti. De ipsa autem ultima medicina ponenda est una pars super mille partes corporis imperfecti calidi & mundi, & erit corpus lunificum vel solificum secundum medicinam omne suscipiens judicium examinis.»* Das heißt etwas verkürzt: Ein Teil wird auf zehn Teile des unvollkommenen Metalls gebracht, und alles wird Medizin. Und von dieser Medizin wird ein Teil auf 1000 Teile des unvollkommenen Körpers gebracht. Und dann wird von dieser letzten Medizin 1 Teil auf 1000 Teile des heißen und gereinigten Körpers gebracht, und (das) ist Silber oder Gold (je) nach Medizin.

Noch eine dritte Stelle in einem «Brief an den Erzbischof von Köln»[126] zeigt einen ersten Schritt von Zehntausend: *«Et una pars tunc ponatur super decem millia – Et sic quanto plus solvis, tanto plus tinget, usque in inifinitum.»* Ein Teil wird auf zehntausend Teile gebracht. Und je mehr du auflöst, um so stärker tingiert (es) bis ins Unendliche. Dies – so fängt der Textabschnitt an – ist *«multiplicare in qualitate, in virtute et potentia eminentissima».*

Raimund Lull[127] (Raimundus Lullus, ca. 1232 – ca. 1315) gilt als berühmter Alchemist, war aber gleichzeitig ein entschiedener Gegner der Alchemie. Bei den Mönchen von Mont Serrat lernte er Arabisch und Lateinisch, promovierte 1281 in Paris zum Theologen und trat in den Minoritenorden ein. Im Jahre 1300 reiste er in den Orient. Auch ihm werden zahlreiche Werke zugeordnet, und die Kunst der Alchemie wurde zeitweise sogar als *«Kunst Raymundi Lulli»* bezeichnet. In seinem Testament beschrieb er die tingierende Kraft der vollständig ausgearbeiteten Tinktur mit folgenden Worten: *«Nun wollen wir zur Projektion schreiten. Nimm von dieser köstlichen Medicin ein Stückchen, so groß wie eine Bohne. Wirf es auf tausend Unzen Quecksilber, so wird dieses von der Medicin in ein rothes Pulver verwandelt. Von diesem gibt man eine Unze auf tausend Unzen Quecksilber, die davon in ein rothes Pulver verwandelt werden. Davon wieder ein Unze auf tausend Unzen Quecksilber geworfen, so wird alles zur Medicin. Derselben Unze wirf auf tausend Unzen neues Quecksilber, so wird es ebenfalls zur Medicin. Von dieser letzteren Medicin wirf nochmals eine Unze auf tausend Unzen Quecksilber, so wird es ganz in Gold verwandelt, welches besser ist als Gold aus den Bergwerken.»*[128]

In der «Philosophia Naturalis» von Albertus Magnus (1193–1280), von der es einen Druck aus dem Jahre 1560 (Basel) gibt, findet man ein Bild[129], auf dem der Anthropos als «anima mundi» mit den vier Elementen Erde, Wasser, Luft und Feuer und den Zahlen 1+2+3+4 dargestellt ist. Hier kann man die Frage stellen, ob er mit dem Anthropos den Menschen als über den Makrokosmos hinausgehend sehen will, wie es Scotus Eriugena[130] getan hat.

Dieser kritisiert, daß der Mensch als Mikrokosmos bezeichnet wird, das sei des Menschen unwürdig. Denn Scotus Eriugena war der Meinung, der Mensch sei mehr als nur Kosmos und könne deshalb nicht Mikrokosmos sein.

All diese alchemistischen Autoren wiesen in ihren alchemistischen Traktaten darauf hin, daß die Zehn deshalb gewählt wurde, weil sie die vollendete Zahl ist, die aus der Summe von 1+2+3+4 entsteht. Das wäre noch ein weiteres Studium wert, hier tiefer einzudringen in die ganze philosophische Richtung zurück bis zur pythagoreischen Zeit, zur Zeit der Entstehung der ersten Tetraktys, der Tetraktys Pythagorica.

Nach Lukianos[131] von Somosata (um 120 – um 180) soll Pythagoras jemanden gebeten haben, zu zählen. Nachdem dieser 1, 2, 3, 4 gesagt hatte, unterbrach ihn Pythagoras: *«Siehst du? Was du für 4 hältst, ist 10, ein vollkommenes Dreieck, und unser Eid.»*[132]

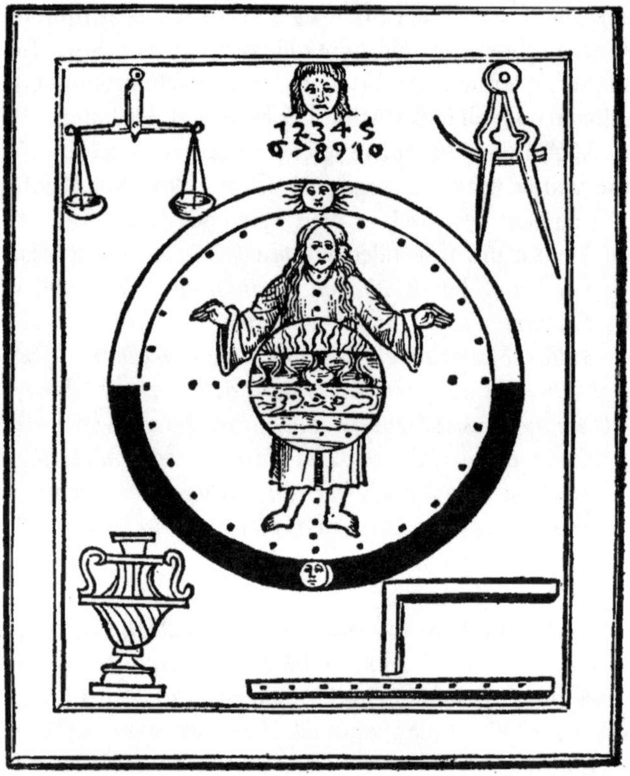

49 Anthropos, als «anima mundi» die vier Elemente enthaltend und durch die Zehnzahl bezeichnet, welche Vollkommenheit bedeutet (1 + 2 + 3 + 4). Aus Albertus Magnus, Philosophia Naturalis (Basileae 1560).

Nikomachus von Gerasa (ca. 50–150) war Mathematiker und Neupythagoreer.[133] Er studierte in Alexandria, wo der Neupythagoreismus seinen *Hauptaufschwung* nahm und wo er alles fand, was er für sein Studium brauchte, zum Beispiel auch eine große Bibliothek. Unter seinen Schriften soll sich eine «Vita Pythagorica» befunden haben, die aber nicht erhalten ist. In seinem Werk «Introductionis Arithmeticae Libri II»[134] ging er auf die Zahlen Eins bis Zehn ein. Die göttliche Zahl ist dekadisch, sie ist die Basis der Schöpfung und nicht die gleiche, von der die Wissenschaft handelt. Die ersten zehn Zahlen zeigen alle Eigenschaften des göttlichen Werkes (Fabrica), die Zahlen über die Zehn sind einfache Wiederholungen. Die Dekade, um die es uns hier geht, ist perfekt, weil sie alle anderen umschließt.

Die Turba Philosophorum

Mit *Turba* ist im abstrakten Sinne eine Unordnung, Verwirrung, Turbulenz gemeint; konkret stellt sie eine große Menschenansammlung dar. So ist die «Turba Philosophorum» eine Versammlung (Konferenz) von Philosophen.

Das Werk, das den Titel «Turba Philosophorum» trägt, gilt als ältester datierbarer alchemistischer Text, der sich auf griechisch-alchemistische Vorlagen stützt. Die Turba stellt ein fingiertes Protokoll einer fingierten Konferenz (Synode) von griechischen und anderen Philosophen – vorwiegend Vorsokratiker – dar, die sich unter der Leitung von Pythagoras über Kosmologie und Alchemie unterhielten. Die Versammlung war vom Anaxagoras-Schüler Arisleus (Archelaos) einberufen.

Das Protokoll ist ein wahres Lehrbuch für neupythagoreische und neuplatonische Anschauungen über die Entstehung des Kosmos und über den alchemistischen Umgang mit der Natur. Die Teilnehmer, anscheinend 26, werden unter ihren frühalchemistischen Decknamen – wie üblich in der Frühzeit der griechisch-arabischen Alchemie – aufgeführt. Ruska[135] identifizierte die meisten davon, hier seien nur die wichtigsten genannt:

Anaximander = Eximedrus; Anaxagoras unter seinem eigenen Namen; Pythagoras = Nicarus, Noficua oder unter seinem eigenen Namen; Archelaos = Arisleus; Leukippos = Lukas; Ekphantos = Eximedrus (nach Plessner[136]); Anaximenes = Eximedrus wie Anaximander (hier kommt es zur Verwirrung); Xenophanes = Arsuberes; Sokrates = Flritis und unter seinem eigenen Namen; Zenon = u.m. Cinon; Parmenides = Menabdus; Apollonius (von Tyana) = Bellus, Belus, Bonellus, Cerus; Empedokles = Pandolfus; Platon = Afflontus; Herakleios = Horfolcos; Theon von Smyrna = Najun.

Die Protokollabschnitte werden Sermo(nes) genannt. Der alchemistische Teil umfaßt Sermo 9–72, die Sermones 1–9 bringen Debatten über kosmologische Fragestellungen. Die Turba Philosophorum ist dasjenige arabische Werk, das als erstes die griechische Alchemie in den Islam als arabische Wissenschaft einführt. Diese Einführung einer philosophischen Grundlegung, die ebenfalls von den Griechen stammt und die vom Verfasser für seine Zwecke, zu denen auch die Islamisierung gehört, adaptiert wird. Für die Zeit der Übersetzung der Turba ins Lateinische hat sich bisher kein sicherer Anhaltspunkt ergeben. Schon die Handschriften des 13. Jahrhunderts sind so fehlerhaft, daß man auf eine ziemlich lange Tradition schließen darf. Der arabische Text muß etwa 900 entstanden sein und ist höchstwahrscheinlich identisch mit einem Werk von Utman ibn Suwaid ibn Hurai al-Ahmimi, der ein Schüler von Gabir ibn Hayyan gewesen sein soll. Für eine oder mehrere griechische Vorlagen sprechen unter anderem Textstellen, welche mit Gedanken des Olympiodor übereinstimmen.

Olympiodor war ein neuplatonischer Philosoph aus Alexandria im 5. Jahrhundert n. Chr. und Autor wichtiger alchemistischer Schriften. Sehr wahrscheinlich betrifft die Bemerkung in unserem Ausgangstext von Spiess «Neu-Platoniker von Alexandria» diesen Olympiodor.

In unserem Zusammenhang ist der Schluß eines Gesprächs aus dem «Buch der Versammlungen» von Bedeutung:

«Sprach er: Betrachtet, o Versammlung der Söhne der Unterweisung, daß ihr den Samen, den ihr in die Erde streut, einen der Vier anvertraut. Ganz zu Anfang der Erde, in sie tritt er ein, nachdem der aber das Wasser aufgesogen hat, ernähren ihn die zwei zusammen, und somit kommen dort zwei Werke zustande. Was das erste anlangt, so besteht es darin, daß die Erde den Samen aufnimmt und Feuer und Luft daran hindert, ihn zu zerstören. Was aber das zweite Werk anlangt, so ist es die Faulung dieses Samens, der durch das Wasser und die Erde gemeinsam bewirkt wird, so daß er wächst und an der Luft sichtbar wird; und das Feine der Erde und das Feine des Wassers heftet sich jetzt an die Wurzel dieses Samens. So entstehen die beiden zwei Werke aus drei (Bestandteilen): ein Werk von der Erde allein, und ein Werk von der Erde und dem Wasser, und das sind (zusammen) drei. Und wenn der Same (in der Luft) sichtbar geworden ist, so kommt bei ihm das dritte Werk zustande, so daß sich auf ihn die Drei vereinigt haben, die Erde und das Wasser und die Luft: die Erde und das Wasser ernähren ihn, und die Luft steigt mit ihm in die Höhe. Würde ihm aber die Faulung dieser Drei fehlen, so würde er sterben; denn würde ihn die Erde nicht festhalten, so würde er nicht wachsen; wäre nicht die Feuchtigkeit des Wassers und würde das Wasser nicht von ihm die Glut des Feuers abwehren, so würde er verbrennen; und wäre die Luft nicht, so würde er sich nicht erheben und nicht in die Länge strecken. Dies also ist ein drittes Werk, zu dem sich insgesamt die Sechs vereinigt haben: Eins beim erstenmal, dann Zwei und dann Drei. Und wenn er vollendet ist und sich in die Luft erhoben hat, bedarf er der Sonne, damit sie seine Frucht hervorbringt, und auf diese Art behandelt ihn das Feuer zusammen mit den Dreien. So vereinigen sich bei ihm die Vier im vierten Werk, und alle Vier zusammen behandeln ihn, bis er vollendet ist. Die Erde nämlich hält ihn fest, das Wasser tränkt ihn (und die Luft zieht ihn in die Höhe und das Feuer reift die Frucht, bis) das Zehn vollendet ist: Eins und Zwei und Drei und Vier, das gibt Zehn.[137] *Man kann das Zehn von der Vier nicht trennen, und das Zehn wird nur durch die Vier vollendet. Darüber hinaus aber gibt es kein Zählen und kein Wissen.*[138] *Habt ihr verstanden, o Söhne der Unterweisung?*

Sprachen sie: Ja, o guter Meister!

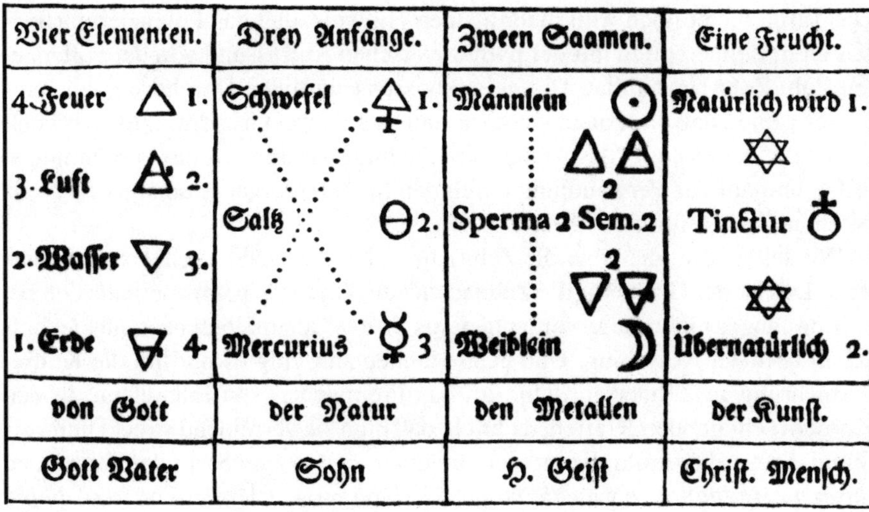

Vier Elementen.	Drey Anfänge.	Zween Saamen.	Eine Frucht.
4. Feuer △ 1. 3. Luft 2. 2. Wasser ▽ 3. 1. Erde 4.	Schwefel 1. Saltz 2. Mercurius ☿ 3	Männlein ☉ 2 Sperma 2 Sem. 2 2 Weiblein ☽	Natürlich wird 1. Tinctur Übernatürlich 2.
von Gott	der Natur	den Metallen	der Kunst.
Gott Vater	Sohn	H. Geist	Christ. Mensch.

50 *Von der Wunderzahl Vier. Die geheimen Figuren der Rosenkreuzer. Altona 1785.*

Sprach er: So nennet dieses Vierte mit seinem Namen!
Sprachen sie: Du bist berufener, es zu benennen!
Sprach er: Ich habe es das ‹Vollendete› genannt.»[139]

Klar wird von Pythagoras herausgestellt, weshalb die Zehn die vollendete, vollkommene Zahl ist, eben die, welche in der Wissenschaftsgeschichte die erste Tetraktys des Pythagoras genannt wird. Gerade Theon von Smyrna, ein neuplatonischer Mathematiker des 4. Jahrhunderts n. Chr., Vater von Hypatia[140] und Herausgeber der Schriften des Euklid, geht in seinem Traktat «Erklärung von mathematischen Dingen, die zum Verständnis Platons nützlich sind», auf die verschiedenen Tetraktys (es gibt deren elf) ein. Nur die erste Tetraktys, von den Zahlen 1, 2, 3 und 4 gebildet, sei grundlegend.

Die große Bedeutung dieser ersten pythagoreischen Tetraktys geht auch daraus hervor, daß sie in der Formel des Eides erscheint, bei der die esoterischen Pythagoreer schwören mußten, um in die Bruderschaft aufgenommen zu werden: *«Nein* [ich werde die Geheimnisse nicht verraten] *bei dem, der unserer Seele die Tetraktys übergeben hat, welche die Quelle und Wurzel der ewigen Natur enthält.»*[141]

Die Turba bietet noch weit mehr als den Hinweis, daß das Potenzierungsverfahren in Zehnerstufen mit der pythagoreischen Auffassung von der vollendeten Zahl Zehn zu tun hat. Die geisteswissenschaftliche Durchdringung ihres Wesens zeigt, daß das Potenzieren zumindest auf zwei Grundprinzipien beruht: auf der Wiederholung, das ist die zahlenmäßige (arithmetische) Verdünnungsreihe, und auf der Verwandlung durch den Schüttelvorgang, denn jede Potenz ist ein neues (Heilmittel-)Wesen.

Wir sehen also, daß über die Zehn, die vollendete Zahl, nichts mehr hinaus geht. Das ist der Grund für die Zehnerschritte. Dieses Wissen war natürlich bei Hering längst nicht mehr vorhanden, als er die Dezimalpotenzen aus technischen Gründen vorschlug. Und auch Hahnemann ging es nur um die Kräftevermehrung in Zehnerschritten, um das Freimachen von inhärenten, in den Körpern schlafenden Kräften, dadurch, daß man sie verreibend streckt und verdünnt. Dann aber multipliziert sich die innere Kraft zum Stein der Weisen, zu *unserem Heilmittel,* zur *medicina nostra.* Und *unsere Medizin* oder *medicina nostra* ist identisch mit dem *Stein der Weisen* oder dem *Elixier* oder dem *Mysterium* oder dem *Arkanum.* In der Alchemie wurden nämlich viele verschiedene Decknamen für die gleiche Sache verwendet, und kaum ein Alchemist hat genau beschrieben, was er eigentlich gemacht hat, wodurch das Studium der Alchemie außerordentlich erschwert wird.

Dieser Heilmittelgedanke hat seine Grundlage in der antiken Alchemie, die vom ägyptischen Raum in die griechische Welt übergeht. Sie beruhte auf der technischen Metallurgie, bei der man das, was man mit Augen gesehen hatte, zu deuten und weiterzuführen versuchte. Aus dem Beobachteten entsprang die Idee, die Metalle einzuteilen in gesunde und kranke beziehungsweise edle – wie Silber und Gold – und unedle. Die Alchemisten waren bestrebt, die unedlen Metalle unter Zuhilfenahme des «Steines der Weisen» in edle zu transformieren. Und wenn es möglich war, kranke Metalle zu heilen, mußte es auch möglich sein, Krankheiten beim Menschen zu heilen. Auf diese Weise kam allmählich *unsere Medizin* in den menschlichen Therapiebereich hinein. Es handelt sich hier um eine Übertragung der in Zehnerstufen verlaufenden chemisch-alchemistischen Prozesse auf die Herstellung von Arzneimitteln, deren inhärente Kräfte dadurch herausgelöst werden sollten.

Abschließend soll noch erwähnt werden, daß Wilhelm Pelikan – unabhängig von diesen Dingen – den Beweis dafür zu liefern suchte, daß die Dezimalpotenzen wirklich das Optimum darstellen.[142] Er führte seine Versuche an Drehtischen vor allem mit biologisch-dynamischen Weizenkörnern, aber auch mit anderen Pflanzensamen durch. Auch er stellte die Frage, warum Hahnemann eine Verdünnung 1:100 und nicht zum Beispiel 1:5 oder 1:7 oder 1:30 wählte. Möglicherweise waren es nur technische Gründe, denn 1 Gran und 99 Gran beziehungsweise 1 Tropfen und 99 Tropfen ergeben ungefähr 2½ Milliliter, die man in einem kleinen Fläschchen gut schütteln kann. Bei einer Verdünnung 1:10 hat man zu wenig Flüssigkeit. Doch man sollte vorsichtig sein und in die Vorgehensweise von Hahnemann nichts hineininterpretieren, denn es scheint plausibel, daß er vielleicht von diesen alchemistischen Dingen gewußt hat, es aber nicht offen sagen wollte. Die Versuche von Pelikan zeigten jedenfalls in den Graphiken bei den Zehnerpotenzen die stärkste Signifikanz. Die anderen Verdünnungsschritte verlaufen zwar gleichsinnig, was zu erwarten ist, doch die Dezimalpotenz ist tatsächlich und durch die Praxis erwiesen der wichtigste Schritt.

Zu Beginn des Vortrages machte ich darauf aufmerksam, daß Hahnemann Freimaurer war. Dazu fand ich – aus dieser Zeit etwa – zwei Blätter aus einem Lehrtraktat für Freimaurer, wo in einem Frage-Antwort-Spiel der Novize vielleicht von einem älteren Bruder verhört wird. Da heißt es unter anderem:

Frage: Woher können die Maurer mehr lehren als andere Menschen?
Antwort: Nur sie allein besitzen die Kunst, neue Künste zu erfinden; welche Kunst die ersten Maurer von Gott empfingen; sie finden dadurch, welche Kunst sie wollen, und den rechten Weg, sie zu lehren. Was andere Menschen erfinden, kömmt nur von ungefähr, und ist daher, denk' ich, nur unbedeutend.
Frage: Was verbergen und verhehlen die Maurer?
Antwort: Sie verbergen die Kunst, neue Künste zu erfinden, und das ist zu ihrem eigenen Nutzen und Ruhm. [143, 144]

Paracelsus und Rudolf Steiner*

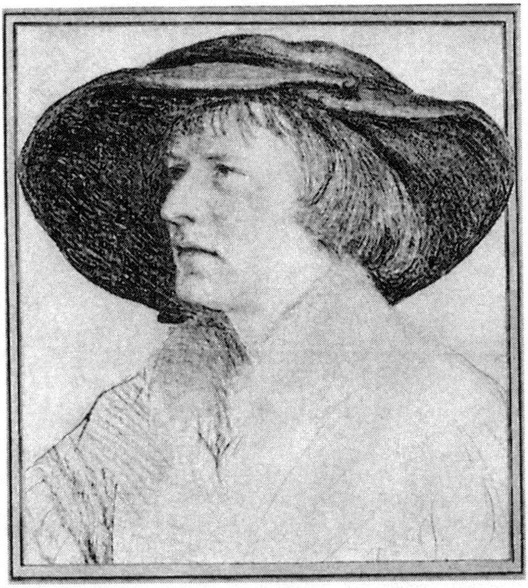

51 *Paracelsus.*
Hans Holbein d.J.: «Der Mann mit dem Schlapphut», um 1528

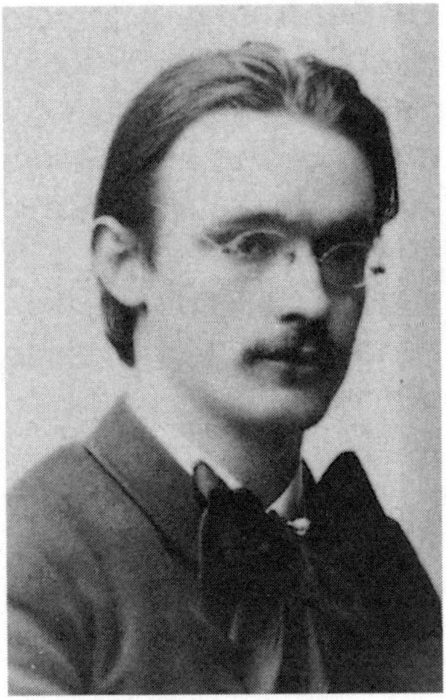

52 *Rudolf Steiner 1889*
(1861–1925)

* Vortrag am Goetheanum vom 9.10.1991

Verantwortung

Studiert man das Werk Rudolf Steiners, so entdeckt man, daß die Persönlichkeit des Paracelsus für ihn eine wichtige, zentrale gewesen sein muß. Bei meinen systematischen Untersuchungen machte sich jedoch ein zunehmendes Staunen breit, da Rudolf Steiner Paracelsus nicht in seine karmischen Betrachtungen[1*] aufgenommen hat. Haben die Freunde nicht gefragt, oder war Rudolf Steiner vielleicht der Meinung, die Zuhörerschaft sei noch nicht reif genug, um diesbezügliche Ergebnisse seiner okkulten Forschungen entgegenzunehmen? Oder gab es möglicherweise andere Hindernisse? Im Gesamtwerk Rudolf Steiners finden sich etwa hundert Stellen, an denen von Paracelsus die Rede ist: drei ganze Vorträge, deren Titel schon den Namen Paracelsus enthalten: «Agrippa von Nettesheim und Theophrastus Paracelsus»[2], «Von Paracelsus zu Goethe»[3] und «Paracelsus»[4] und dann viele kürzere oder längere Betrachtungen. Erst wenn man das Ganze im Blick hat, wird es möglich, Zusammenhänge zu entdecken und Ansätze zu finden. Mit Hilfe von persönlichen Mitteilungen und Unterstützung des Archivs der Rudolf Steiner-Nachlaßverwaltung gelang es, das Thema tiefer zu durchleuchten. Von den Ergebnissen soll im folgenden die Rede sein.

Ich nehme an, daß die Biographie von Paracelsus in groben Zügen bekannt ist. Wenn nicht, empfehle ich in erster Linie das Buch von Johannes Hemleben[5] über Paracelsus, das eine sehr gute Einführung darstellt. Zweitens das unlängst erschienene große Werk des Straßburger Professors Lucien Braun[6], ein vorzüglicher Bildband, der von Katharina Biegger von der Schweizerischen Paracelsus-Gesellschaft ins Deutsche übersetzt wurde.

Bei Paracelsus-Betrachtungen ist es üblich, ein Motto, eine Aussage von Paracelsus selbst voranzustellen, und das lautet für das heutige Thema: *«mer wil ich richten nach meinem tot wider euch dan darvor. und ob ir schon mein leib fressent, so habt ir nur drek gefressen: der Theophrastus wird mit euch kriegen on den leib.»*[7] Als Antwort auf diese Aussage wurde 1527 in Basel ein in lateinischer Sprache gedrucktes Pamphlet gegen ihn heimlich an den Kirchentüren angebracht, also an exponierter Stelle, so daß es jeder lesen konnte.

---

* Anmerkungen S. 218

In diesem Spottgedicht wurde er – als Paraphrase auf seinen Namen Theophrastus, was ja *der göttlich Redebegabte* bedeutet – als *Cacophrastus,* als Dreckschwätzer bezeichnet. Das hat ihn schwer getroffen, er kommt immer wieder darauf zurück.[8] Wie sehr das wahr ist: *«der Theophrastus wird mit euch kriegen on den leib»,* das weiß die Paracelsus-Forschung heute.

Als Pendant dazu eine Aussage von Rudolf Steiner aus dem Jahre 1906: *«Einer, der den anthroposophischen Anschauungen so nahe wie möglich kommt, ist Paracelsus. Er kann heute noch Leuchte und Lehrer sein.»*[9]

Anfangszeit: 1888–1902

Die erste nachweisbare Erwähnung von Paracelsus bei Rudolf Steiner fällt in das Jahr 1888 anläßlich einer Buchbesprechung des Werkes «Faust von Goethe» von Carl Julius Schröer[10], das im selben Jahr in Heilbronn erschien. Steiner wies unter anderem darauf hin, daß Goethe mit Susanne von Klettenberg 1768/1769, nach Goethes Rückkehr von Leipzig nach Frankfurt, alchemistische Versuche machte und daß sich die beiden mit Paracelsus beschäftigten.[11]

Danach folgt in Goethes Farbenlehre, die von Rudolf Steiner herausgegeben wurde[12], eine Seite, welche Goethe dem Paracelsus gewidmet hat. Daraus sind die folgenden Zeilen: *«Paracelsus ließ zwar noch vier Elemente gelten, jedes war aber wieder aus dreien zusammengesetzt, aus Sal, Sulphur und Mercurius, wodurch sie denn sämtlich, ungeachtet ihrer Verschiedenheit und Unähnlichkeit, wieder in einen gewissen Bezug untereinander kamen. Mit diesen drei Uranfängen»* – er verdeutscht *Principia* und spricht von Uranfängen – *«scheint er dasjenige ausdrücken zu wollen, was man in der Folge alkalische Grundlage* [Sal], *säurende Wirksamkeiten* [Sulfur] *und begeistende Vereinigungsmittel* [Mercurius] *genannt hat. Den Ursprung der Farben schreibt Paracelsus dem Schwefel zu, wahrscheinlich daher, weil ihm die Wirkung der Säuren auf Farben und Farberscheinungen am bedeutendsten auffiel, und im gemeinen Schwefel sich die Säure im hohen Grade manifestiert.»* Dieser Text wurde im Jahr 1891 von Rudolf Steiner mit Fußnoten versehen.[13]

1901 gab Rudolf Steiner seine Schrift «Die Mystik im Aufgange des neuzeitlichen Geisteslebens und ihr Verhältnis zur modernen Weltanschauung» heraus, in der er ein Kapitel dem Thema «Agrippa von Nettesheim und Theophrastus Paracelsus» widmete.[14] Genauer gesagt, besteht das Kapitel aus einem Drittel Agrippa und zwei Dritteln Paracelsus. Rudolf Steiner verglich die beiden und schlußfolgerte, daß sich beide mit den Naturgesetzen beschäftigten und in die

Natur vertieften. In diesem Naturwissen sahen sie die wahre Grundlage für alle höhere Erkenntnis, die sie aus der Naturwissenschaft heraus selbst zu entwickeln suchten, indem sie diese im Geiste wiedergeboren werden ließen. Er bemerkte dazu, daß Paracelsus dies in einer vollkommeneren Weise tat als Agrippa, weshalb man die Sache besser bei Paracelsus studieren sollte: *«Man betrachtet sie daher besser bei diesem.»*[15] In diesem ersten großen Beitrag über Paracelsus exponierte Rudolf Steiner bereits das gesamte Lehrgebäude des Hohenheimers im Detail. Er ging auf die menschlichen und substanzkundlichen Begrifflichkeiten ein, lehrte uns, was bei Paracelsus der Elementarleib, der ätherisch-himmlische oder astralische Leib ist und so weiter, er berichtete vom siebengliedrigen Menschen und von den Elementen, von den drei Prinzipien und von der Alchimie unter dem Aspekt: *«‹Denn die Natur bringt nichts an den Tag, was auf seine Statt vollendet sei, sondern der Mensch muß es vollenden.› Diese selbstschöpferische Tätigkeit des Menschen am Bau der Natur nennt Paracelsus Alchymie. ‹Diese Vollendung ist Alchymie ...›»*[16] Die Originalstelle lautet bei Sudhoff: *«dan sie gibt nichts an tag, das auf sein stat volendet sei, sonder der mensch muss es volenden. diese vollendung heisset alchimia.»*[17]

Rudolf Steiner zitierte hier zum ersten Mal[18] – und wird es noch dreimal tun: 1904[19], 1912[20] und 1920[21] – die Aussage: *«Der Arzt muß durch der Natur Examen gehen.»* Zitat bei Sudhoff: *«darumb so muß er durch der natur examen gen.»*[22] Dieser Satz wird gelegentlich mißverstanden. In der Antike hatte das *Examen* eine doppelte Bedeutung: Einmal war es der Bienenflug, also das kosmisch Orientierende der Biene, das Harmonisierende, und zweitens war das Examen das Zünglein an der Waage, also die Stelle, wo Gleichgewicht in Harmonie entsteht. Wer in der Lage ist, Gewicht und Gegengewicht im Gleichgewicht zu harmonisieren und wer den Naturprozeß als lebendige Ordnung erleben kann, der geht *«durch der Natur Examen»* und nicht durch *«ein Naturexamen»*, wie es der Stenograph 1912[23] fälschlicherweise notiert hat.

Diese erste Periode kann mit einem Zitat aus dem Jahre 1901 abgeschlossen werden. Rudolf Steiner veröffentlichte in der «Wiener klinischen Rundschau» einen Aufsatz über «Goethe und die Medizin», in dem er schrieb: *«Fausts Persönlichkeit erinnert an Paracelsus und andere medizinische Gelehrte des fünfzehnten und sechzehnten Jahrhunderts.»*[24]

Die Quellenlage

Wie war nun die Quellenlage? Über welches Material verfügte Rudolf Steiner in dieser Zeit? Um diese Frage zu beantworten, kann man seine Bibliothek durchsehen, die sich in den Kellerräumen der Rudolf Steiner-Halde in Dornach befindet, wobei bedauerlicherweise nicht zu ersehen ist, wann Rudolf Steiner jeweils in den Besitz der Bücher kam.

Um das Jahr 1900 hatte Karl Sudhoff[25] seine erste Periode der Paracelsus-Forschung abgeschlossen, nachdem er mindestens ein Dutzend Jahre an Paracelsus gearbeitet hatte. 1887/89 gab er zusammen mit Eduard Schubert «Paracelsus-Forschungen»[26] heraus und begann dann, durch ganz Europa zu ziehen und sich die Paracelsus-Handschriften und -Drucke anzusehen und auf ihre Echtheit zu studieren. Die Ergebnisse legte er in «Versuch einer Kritik der Echtheit der Paracelsischen Schriften»[27] nieder, drei stattliche Bände, von denen sich einer mit den Drucken, die beiden anderen mit den Handschriften befassen. In diesen Bänden sind große Textstellen von Paracelsus wiedergegeben, wovon Rudolf Steiner Gebrauch gemacht haben kann. Da er zitiert, muß er über Texte verfügt haben. Die damals existierende zehnbändige Gesamtausgabe von Huser[28] (Basel 1589) besaß er wahrscheinlich nicht, denn sonst wäre sie heute noch in seiner Bibliothek zu finden. Die große Sudhoff-Ausgabe[29] stand damals noch nicht zur Verfügung; sie begann erst mit dem Jahr 1922 und enthält in 14 Bänden alles Material, das für wissenschaftliche Arbeiten über Paracelsus benötigt wird. Aber es gab zum Beispiel eine schöne, umfangreiche Studie aus dem Jahre 1901 von Raimund Netzhammer[30], einem Abt von Einsiedeln, also prädestiniert, sich mit Paracelsus zu beschäftigen, die sich in der Bibliothek Rudolf Steiners befindet. Auch kleinere Werkausgaben, wie «Paragranum»[31] und «Paramirum»[32], von Strunz 1903/1904 herausgegeben, finden sich dort und ein Werk von Freudenberg, einem mehr okkult angelegten Menschen, der über Paracelsus geschrieben hat.[33] Des weiteren gibt es Veröffentlichungen von verschiedenen Hartmännern, zum Beispiel von dem Arzt Franz Hartmann[34]. Er war ein enger Vertrauter von Helena Blavatsky. Er gründete eine eigene theosophische Richtung.[35] Er befaßte sich ebenfalls mit Paracelsus und machte aus ihm einen theosophischen Mystiker in einer für uns heute inakzeptablen Art. Wichtiger ist das Werk von Julius R. Hartmann[36].

Außerdem war Rudolf Steiner auch im Besitz von Originalausgaben, bei deren Anblick das Herz eines Medizinhistorikers schneller schlägt: das «Paragranum» von 1565, «Von den Heimlichkeiten der Natur» von 1570, «Von den Eigenschaften eines hochkommenden Wundarztes» von 1571 und «Metamorphosis» von 1584.

Emil Schlegel – Homöopath und Paracelsus-Forscher

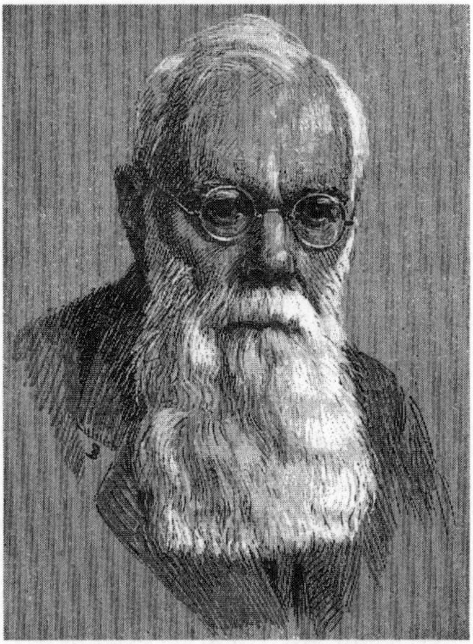

53 Emil Schlegel (1852–1934)

Emil Schlegel war der Hausarzt von Marie Steiner auf Vermittlung von Rudolf Steiner, bis er selbst erkrankte und sein Sohn Martin die Betreuung übernahm. Er lebte von 1852 bis 1934 und war ein bedeutender und bekannter homöopathischer Arzt in Tübingen. Rudolf Steiner weist in einem Vortrag auf ihn hin.[37] Er hat viele Werke über Homöopathie und Medizin hinterlassen, die auch heute noch lesenswert sind.[38] Daneben betätigte er sich bereits seit Ende des 19. Jahrhunderts als Paracelsus-Forscher.[39]

Mit Rudolf Steiner kam er im November 1905[40] in Kontakt, als dieser ihn in Tübingen aufsuchte. Wir wissen nicht, ob ihn jemand auf Dr. Schlegel aufmerksam gemacht hat oder ob er von sich aus dorthin ging. Es ist nicht ausgeschlossen[41], daß Professor Friedrich Maier, der den Aufsatz «Monismus und Theosophie»[42] von Rudolf Steiner veröffentlicht hatte[43] und der mit Schlegel bekannt war, als Mittelsmann fungierte. Jedenfalls ist das Gespräch mit Emil Schlegel 1905 dadurch gesichert, daß sich Rudolf Steiner am 14. Dezember 1905 in einem Brief an ihn dafür bedankte, daß er ihn kennenlernen durfte und daß er Bücher von ihm erhalten hatte.[44]

Als Schlegel 1933 in «Anthroposophische Blätter»[45] seine Erinnerungen an Rudolf Steiner aufschrieb, datierte er den ersten Kontakt auf 1896. Allerdings war Schlegel 1933 schon sehr betagt und irrte sich um etwa zehn Jahre. Doch Rudolf Steiners Brief vom 14.12.1905 und ein Brief von Schlegel an Unbekannt vom 18.1.1924, in dem er einem Freund mitteilte, *«daß mir seit 20 Jahren Herr Dr. Rudolf Steiner persönlich bekannt ist»*[46], sind ein eindeutiger Beweis für das Zustandekommen des persönlichen Kontaktes 1905.[47]

Für Schlegel war es von Bedeutung, und er betont dies auch, mit Rudolf Steiner über Paracelsus gesprochen zu haben. Dabei erfuhr er zum Beispiel von diesem unter anderem, daß Paracelsus auch religiöse Vorträge gehalten hat, was Schlegel als Paracelsus-Forscher merkwürdigerweise unbekannt war. Die theologischen Schriften von Paracelsus waren zu dieser Zeit noch nicht editiert.[48]

Abschließend noch etwas zur Charakterisierung der Haltung Schlegels gegenüber Rudolf Steiner, mit dem er bis zu dessen Tod in Verbindung blieb und dem er alles, was er veröffentlichte, mit einer Widmung schickte. Die Schriften befinden sich heute in der Bibliothek Rudolf Steiners. Bei näherer Betrachtung kann man den Eindruck haben, es sei Schlegel schwergefallen, die Leistungen Rudolf Steiners anzuerkennen und in dessen Schatten leben zu müssen. Es scheint, als ob er der Meinung war, Rudolf Steiner hätte eigentlich von ihm profitiert. In seiner Erinnerung an die Begegnungen mit Rudolf Steiner in «Anthroposophische Blätter»[49] schrieb er, von diesem angeregt worden zu sein, seine Paracelsus-Studien fortzusetzen: *«Als später mein Buch ‹Paracelsus in seiner Bedeutung für unsere Zeit›[50] herauskam, bezeichnete Dr. Steiner die Arbeit als vielversprechenden Anfang. Da ich gerade auch mit Vorarbeiten für mein demnächst in 3. Auflage erscheinendes Werk ‹Signaturenlehre›[51] begriffen war, unterhielten wir uns über das Thema der Ausgestaltung von Pflanzenformen durch ihre inneren Kräfte, oder, was dasselbe ist: über die Möglichkeit, an Form und Gestalt der Naturkörper ihre Heilkräfte zu erkennen. Das Buch über diesen Gegenstand kam erst zu Anfang des Krieges heraus und es hat auf den verehrten Freund sehr anregend gewirkt, wie ich aus seinen späteren Veröffentlichungen zu bemerken glaubte, z.B. über die Mistel.»*

Ein weiteres Beispiel über die Mistel: 1928 las Schlegel einen Bericht von Gerhard Suchantke[52] über den internationalen Krebskongreß in London, bei dem 400 Teilnehmer anwesend waren. Schlegel kommentierte diesen Bericht mit den Worten: *«Dr. Suchantke meint am Schlusse seines Berichts, das Heil liege in Methoden auf Grund einer umfassenden Anschauung des ganzen Menschen nach Dr. Steiner. Daß man bei Krebsleiden den ganzen Menschen berücksichtigen müsse, ist gewiß richtig. Aber dazu gehört ein Prinzip der Individuation. Denn jeder Mensch ist eine Art, wie Much[53] sagt. Wo bleibt aber diese Rücksicht auf die Individualität bei Steiner? Er empfiehlt die Mistel (Viscum album), weil sie ein Schmarotzergewächs ist und weil sie ein Wachstum zeigt, das ihn an nach außen gestülpte Sinnesorgane erinnert.»*[54]

Auch in späteren Darstellungen über die Mistel[55] betonte Schlegel ihren parasitären Charakter und rechtfertigt damit die «anthroposophischen Einspritzungen». (In einigen Werken Schlegels kursierte die Idee, daß er – Schlegel – Rudolf Steiner auf die Mistel aufmerksam gemacht hätte.)

Elise Wolfram und ihre Paracelsus-Studien

Elise Wolfram geborene Garmatter, geboren am 12. Februar 1868, verstorben am 18. März 1942, war mit dem Oberamtsrichter Albrecht Wolfram verheiratet, der früh verstarb. Mit ihren Kindern Fritz, Eva und Erna kam sie um 1900 nach Leipzig, wo sie als freie Schriftstellerin (Pseudonym: F. Wolf-Rabe) Romane und Zeitungsartikel schrieb.

Etwa 1904 lernte sie die indische Theosophie kennen und studierte zunächst die Werke verschiedener theosophischer Schriftsteller. Am 4. September 1905 trat sie der Leipziger Loge der Deutschen Sektion der Theosophischen Gesellschaft bei (die damals von Herrn G.R. Jahn geleitet wurde und etwa 25 Mitglieder hatte) und stellte sich sogleich für eine aktive Mitarbeit zur Verfügung. Durch Herrn Jahn wurde sie auf die Zeitschrift «Lucifer-Gnosis» aufmerksam gemacht, in der damals Rudolf Steiners Aufsätze «Aus der Akasha-Chronik» und «Wie erlangt man Erkenntnisse der höheren Welten?» erschienen. Diese Lektüre veranlaßte sie, am 9. September 1905 an Rudolf Steiner zu schreiben, mit der Bitte, seine Schülerin werden zu dürfen. Am 1. November 1905 hielt Rudolf Steiner erstmals in Leipzig einen öffentlichen Vortrag. Seine Leipziger Vorträge in den folgenden Jahren dürften weitgehend von Frau Wolfram organisiert worden sein. 1908 wurde sie – nach Rücktritt von Herrn Jahn – Leiterin des Leipziger Zweiges.

Am 3. Mai 1910 schrieb Frau Wolfram an Rudolf Steiner, daß sie sich in die Werke von Paracelsus einarbeiten und dann auf der nächsten Generalversammlung der Theosophischen Gesellschaft darüber einen Vortrag halten wolle. In der Folge studierte sie Paracelsus, um ein Buch zu schreiben, und richtete einige Fragen zu dieser Arbeit an Rudolf Steiner. Seine Antwort ist leider nicht erhalten. 1912 erschien ihr Buch über Paracelsus «Die okkulten Ursachen der Krankheiten»[56]. Rudolf Steiner äußerte sich zu dieser Publikation im Juli 1914 in einem Brief: «... seien Sie nicht böse, wenn ich Sie erinnere, wie oft ich Sie aufmerksam darauf gemacht habe, daß man doch die Dinge nicht so überhasten soll. Erinnern Sie sich, wie ich Sie auf die Schwierigkeiten des Paracelsus-Studiums und auf die lange Zeit, die es erfordert, hingewiesen habe. Dann haben Sie mich mit einem raschen Buche überrascht!»

Kurz nach der Begegnung mit Elise Wolfram (1904) und Emil Schlegel (1905) hielt Rudolf Steiner seinen großen Vortrag über Paracelsus[57] 1906 in Berlin; aber auch in anderen Städten, so zum Beispiel in Leipzig, sprach er über Paracelsus.[58]

Intermezzo: die Digitalis-Herz-Affäre

In die Phase von 1905/1906 fällt ein interessanter pharmazeutischer Aspekt: Sie kennen vielleicht die Aussage Rudolf Steiners, Paracelsus hätte Digitalis als Herzheilpflanze imaginiert. Daraufhin bildete sich die Meinung, Paracelsus habe *tatsächlich* Digitalis als Herzheilpflanze erkannt. Deshalb soll dieses Thema angesprochen werden.

Die okkulte Begabung von Paracelsus, Krankheit und Heilmittel zusammenschauen zu können, lag Rudolf Steiner offensichtlich sehr am Herzen. Bereits im Jahr 1903 sprach er darüber in Berlin: *«Ein Arzt wie Paracelsus, der dieses* [astrale] *Schauen hatte, war imstande, eine ganze Menge von Heilprozessen zu finden, die dem gewöhnlichen Arzt nicht verständlich sind. Er war imstande, die Ursachen für die Krankheiten im Physischen durch sein Schauen zu ermitteln, das heißt die Ursachen der Krankheiten in den vorhergegangenen Entwicklungsepochen zu sehen. ... Paracelsus sieht das Verhältnis zwischen der Wirkung des von ihm benutzten physischen Heilmittels und der Ursache der Krankheit, und er sieht auch die Wirkung dieses Heilmittels. Ein gewöhnlicher Arzt findet die Wirkung nur durch das Experiment.»*[59]

In vier Vorträgen im Jahre 1905 und einem im Jahre 1906 kam er noch einmal auf diese Fähigkeit des Paracelsus zu sprechen und erwähnte dann als Heilmittel namentlich Digitalis: *«Er spürte, fühlte, sah die Kraft einer bestimmten Pflanze und die Verwandtschaft dieser Kraft mit einer entsprechenden im Menschen. So sah er zum Beispiel, auf welches Organ des Menschen die Kraft der Digitalis purpurea (roter Fingerhut) wirkt.»*[60] *«So hängt tatsächlich Digitalis purpurea mit dem Herzen zusammen und kann daher immer noch mit Recht dafür verwendet werden.»*[61]

Über das wirkliche Wahrnehmen der einzelnen Organe in ihrer Verwandtschaft mit der Welt führte er aus: *«Auf diese Weise hat Paracelsus seine Mittel gefunden und kuriert. Er wußte, daß Digitalis purpurea entstanden ist, als das menschliche Herz entstand. Durch Konzentration auf ein Organ erscheinen entsprechende Heilmittel.»*[62] Und zuletzt, im Oktober 1906, sagte er: *«Paracelsus brauchte nicht erst zu probieren, ebensowenig wie der Magnet zu probieren braucht, der das Eisen anzieht. Er konnte sagen, daß im Roten Fingerhut diese oder jene Heilkraft wohnt.»*[63]

Nun gibt es anhand der 14bändigen Sudhoffschen Ausgabe Einzelstudien[64] und gesamthafte Studien über die Pflanzen bei Paracelsus. Nie ist jedoch von Digitalis die Rede, auch nicht unter irgendeinem Synonym.

Wann kam also Digitalis zum ersten Mal ins Blickfeld? Eine treffende Abbildung von Digitalis mit einer Wirkungsbeschreibung tauchte zum ersten Mal bei Leonhart Fuchs in seinem Werk über die Pflanzen[65] auf, das 1543 in Basel erschien (Paracelsus starb 1541). Fuchs schrieb noch ein älteres Synonym hinzu, nämlich «Campanula silvestris», ein zweites Synonym war auch «Lola silvestris», das Waldglöcklein oder Glöcklein oder Fingerkraut. Die Verwendung von Digitalis läßt sich zurückverfolgen bis ins 13. Jahrhundert nach Südwales, wo sich in einem gälisch geschriebenen Arzneibuch Anweisungen zur Anwendung finden. Und im 5. Jahrhundert, so schrieb Marcellus, verwendeten die Iren den Roten Fingerhut äußerlich gegen Wochenbettfieber. Danach verliert sich die Spur, und in der Antike sind keine arzneilichen Verwendungen nachweisbar.

Paracelsus hätte also Digitalis und die von Fuchs erwähnten Synonyme kennen und verwenden können. Da er dies aber nicht tat – auch nicht in einer Umschreibung –, müssen wir annehmen, daß Rudolf Steiner das Beispiel von Digitalis nur als exemplarisches Beispiel, als Möglichkeit, dargestellt hat. Denn es ist natürlich richtig, daß Paracelsus die Fähigkeit gehabt hätte, die Beziehung zwischen Digitalis und Herz zu sehen. Aber warum Rudolf Steiner nun ausgerechnet Digitalis gewählt hat, bleibt jedoch offen. Die offizielle Einführung von Digitalis in die innere Medizin erfolgte erst durch den Engländer William Withering. Von der Wirkung des Roten Fingerhutes bei Wassersucht hatte er Kenntnis durch ein über Generationen vererbtes Rezept einer Familie. Er probierte dieses Rezept seit 1775 aus und beschrieb die Wirkung 1785 in seinem Werk «An Account of the Foxglove and some of its Medicinal Uses: with Practical Remarks on Dropsy and other Diseases»[66]. In der zweiten deutschen Übersetzung von1929 (die erste war schon 1786 erschienen), liest man: *«Sie* [Digitalis] *übt auf die Bewegung des Herzens einen starken Einfluß aus, wie es bisher bei keiner anderen Medizin beobachtet wurde; und dieser Einfluß kann zu Heilzwecken benutzt werden.»* [67]

Danach verschwand Digitalis aber wieder aus dem offiziellen Arzneischatz und aus den Pharmakopoen, bis 1842 die moderne Digitalis-Therapie begann.[68]

Der Mensch ist die Zusammenfassung der Natur

In der folgenden Periode von 1906 bis 1908 sprach Rudolf Steiner in mehr als 15 Vorträgen in Berlin, Wien, Stuttgart, Paris, Kassel, Köln und so weiter über Paracelsus.[69] Dabei hob er immer wieder die Anschauung hervor, daß der Mensch die Zusammenfassung der Natur und die Natur der unendlich breit gefächerte Mensch ist. In Paris zitierte er Paracelsus in einer neudeutschen Version: *«Ich habe alle Wesen betrachtet: Steine, Pflanzen, Tiere, und sie sind mir wie zerstreute Buchstaben erschienen, im Verhältnis zu denen der Mensch das lebendige und vollständige Wort bildet.»*[70]

Und in Berlin erinnerte er an jene Zeit, in der unter Führung des Hermes, des Gründers der ägyptischen Kultur, die Schüler der Einweihungsschulen angeleitet worden sind: *«Es wurde da gezeigt, wie der Weltengeist heruntersteigt in die Körperwelt, sich verkörpert, und wie er in der Materie auflebt, wie er im Menschen dann seine höchste Stufe erreicht und seine Auferstehung feiert. Das hat besonders Paracelsus noch so schön ausgedrückt, indem er sagte: ‹Was wir draußen treffen, diese einzelnen Wesen, sind die Buchstaben, und das Wort, das aus ihnen zusammengefügt ist, das ist der Mensch.›»*[71] Es ist dies die Konsequenz des ewig gültigen hermetischen Grundgesetzes von mikro-/makrokosmischen Entsprechungen.

Die ursprünglichen Worte des Paracelsus sind fabelhaft schön: *«dan alle creata seind buchstaben und bücher, des menschen herkomen zu beschreiben. das ist, wil man ein alte historien wissen, so muß man sie nemen aus den geschriften, und die geschrift ist nichts, dan ein zusamensezung der buchstaben. also seind die creata buchstaben, in den gelesen wird, wer der mensch ist.»*[72]

Diese Grundidee beschäftigte Rudolf Steiner so sehr, daß er, wo er nur konnte, darauf hinwies. Dabei sollte man nicht vergessen, daß Goethe ähnlich dachte, was aus einem Zitat von Rudolf Steiner hervorgeht: *«Als Goethe sich auf den Weg begibt, den Gang der Weltwesen von den unvollkommenen bis den vollkommenen zu studieren, drückt er sich in ähnlicher Weise aus wie Paracelsus. Frau von Stein bekam tagtäglich Antwort auf die Frage, wie seine Gedanken reiften. Da sagte er einmal zu ihr, als er glaubte, einer besonders wichtigen Entdeckung auf der Spur zu sein: Mein Buchstabieren hat mir geholfen. Er meinte, er habe versucht, kennenzulernen die Pflanzen und Tiere, die ihm, wie Paracelsus, Buchstaben waren zur Lösung des großen Rätsels, das der Mensch darstellt.»*[73] Und bei dieser Gelegenheit offenbarte uns Rudolf Steiner auch: *«Ohne ihn* [Paracelsus] *ist Goethe nicht denkbar; durch Paracelsus wird Goethe verständlicher.»* Er sagte nicht, daß Faust ohne Paracelsus nicht zu verstehen sei, nein, Goethe selbst sei erst durch Paracelsus zu verstehen. Darauf kommen wir später ausführlicher zurück.

Paracelsus – ein rosenkreuzerischer Eingeweihter?[74]

In einem Vortrag in Wien[75] nannte Rudolf Steiner Paracelsus einen Adepten. Das erwarten wir natürlich auch. *«... so wie Paracelsus, der heute nicht verstanden wird, ein Adept war, weil er in jedem Augenblicke die unsichtbaren Prinzipien sehen konnte.»* Ich erinnere daran, daß in der «Fama Fraternitatis», dem ersten der drei Rosenkreuzerischen Manifeste des Johann Valentin Andreae, zu Beginn des 17. Jahrhunderts gesagt wird: *«Ein solcher* [unverdrossener rühmlicher Held] *ist auch in seiner Vocation gewesen, Theophrastus, so gleichwohl in unsere Fraternitet nicht getretten, aber doch den Librum M*[undi] *fleissig gelesen und sein scharffes ingenium dardurch angezündet.»*[76] Paracelsus als Rosenkreuzer ist natürlich eine Thematik, die auch in der Paracelsus-Forschung außerhalb der Anthroposophie nicht unbeachtet geblieben ist. Der Schweizer Augenarzt Josef Strebel (1884–1952), einer meiner Vorgänger in der Schweizerischen Paracelsus-Gesellschaft, hat sich, obwohl er katholisch war, gerne dazu geäußert und Aufsätze geschrieben[77], die noch lesenswert sind.[78] Das angebliche Rosenkreuzerporträt hat sich als Irrtum herausgestellt.[79]

Zum Gesamtbild von Paracelsus als Eingeweihten gehört noch eine äußerst wichtige Mitteilung, die Rudolf Steiner im Jahre 1908 machte: *«So konnte ich auch zeigen, daß, wenn man richtig Paracelsus versteht, man erkennen kann, daß seine Heilkunde ein Wiederaufleben dessen ist, was in den Tempeln des alten Ägyptens gelehrt wurde.»*[80] Auf dieses Thema kommen wir noch einmal zurück, wenn über Hippokrates und den Hippokratismus gesprochen wird.

Von Paracelsus zu Goethe

Ab 1911 kommt eine außerordentlich wichtige Periode, die man unter die Überschrift «Von Paracelsus zu Goethe» stellen kann. Rudolf Steiner sprach über dieses Thema in den Jahren 1911 und 1912 nachweislich in Leipzig, Berlin, München und Winterthur. Vom Vortrag «Von Paracelsus zu Goethe» in Leipzig am 6.11.1911 ist nur eine unveröffentlichte Nachschrift vorhanden, der Vortrag unter demselben Titel in Berlin wurde in den Band «Menschengeschichte im Lichte der Geistesforschung» aufgenommen.[81] Vom Münchener Vortrag am 19.11.1911 existiert keine Nachschrift, aber wir wissen, daß er gehalten wurde, und der Vortrag in Winterthur wurde in «Beiträge zu einer Erweiterung der Heilkunst nach geisteswissenschaftlichen Erkenntnissen» veröffentlicht.[82]

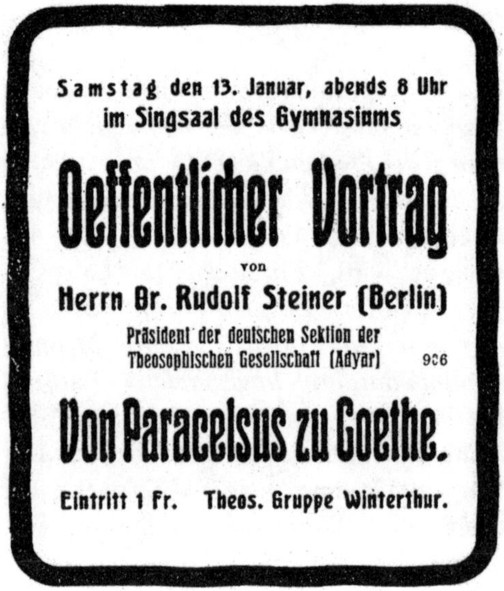
Samstag den 13. Januar, abends 8 Uhr
im Singsaal des Gymnasiums
Oeffentlicher Vortrag
von
Herrn Dr. Rudolf Steiner (Berlin)
Präsident der deutschen Sektion der
Theosophischen Gesellschaft (Adyar)
9c6
Von Paracelsus zu Goethe.
Eintritt 1 Fr. Theos. Gruppe Winterthur.

54 Inserat des Vortrags am 13.1.1912 in Winterthur

Doch noch vor dieser Zeit fällt eine interessante Mitteilung im Vortrag vom 5.1.1911 in Mannheim auf. Wir erfahren hier, daß die Anwendungen von Paracelsus-Mitteln aus dem 16. Jahrhundert heute nichts helfen würden: *«Denn wenn er* [der heutige Arzt] *manche Mittel, die dort* [bei Paracelsus] *angegeben sind, anwenden würde, so würde das nichts helfen, weil schon seit dem 16. Jahrhundert die menschliche Natur eine andere geworden ist, weil sich alles in der Welt ändert und alles fortschreitet.»*[83] Das gibt zu denken im Hinblick auf die heutige Vermarktung neuer, unverstandener Paracelsus-Spagyrik, die überall auftaucht.

Im Vortrag vom 16.11.1911[84] sprach Rudolf Steiner gleich eingangs, daß er während seiner Arbeit einen freien Tag fand und einen Ausflug nach Einsiedeln machte. Gerade dieser Tag, es muß wohl der Michaeli-Tag gewesen sein, war ein offizieller Wallfahrtstag in Einsiedeln. Er fuhr an die Teufelsbrücke und hielt sich dort längere Zeit auf. Darüber berichtete er: *«Das war zunächst das Ziel meiner Wallfahrt: die Geburtsstätte des berühmten, man kann auch sagen in vieler Beziehung berüchtigten Theophrastus Bombastus Paracelsus von Hohenheim ... Und es stieg vor meiner Seele das Bild eines Knaben auf ... Während dieses Bild in meiner Seele aufstieg, mußte ich eines anderen Bildes gedenken, das ich allerdings vor vielen Jahren schon hatte, als ich in Salzburg vor einem Hause stand, an dem eine Tafel anzeigt, daß in diesem bescheidenen Haus Theophrastus Bombastus Paracelsus von Hohenheim im Alter von 48 Jah-*

ren gestorben sei. Zwischen diese zwei Bilder schloß sich mir dieses ereignisreiche, dieses ganz einzigartige Leben ein.»[85] Hier haben wir die Schlüsselstelle für das, worüber in dem Vortrag die Rede ist: Goethe kam im Jahre 1797, also im Alter von 48 Jahren, mit seiner Arbeit am «Faust» einfach nicht mehr weiter[86] und suchte eine Verbindung zu Paracelsus, der mit 48 Jahren gestorben ist. Die Figur des Paracelsus ist ein Vorbild für die Figur des Faust; beide haben gerungen, um die Natur erkenntnismäßig zu durchdringen.

Im Vortrag am 13.1.1912 in Winterthur schloß Rudolf Steiner die Thematik Paracelsus und Goethe ab: *«Angeknüpft soll werden, nach den Wünschen der hiesigen Freunde unserer Weltanschauung, an eine Gestalt der Menschheitsentwicklung, die gewissermaßen diesem Erdenteil, auf dem wir uns befinden, interessant sein muß, weil sie lange hier gelebt hat in dieser Stadt.»*[87]

Nun ist aber bekannt, daß Paracelsus niemals in Winterthur war. Für die Lösung dieses Problems kommen zwei Möglichkeiten in Betracht: Entweder wurde der Vortrag nicht in Winterthur gehalten, sondern in St. Gallen, wo sich Rudolf Steiner wirklich die zwei Tage vorher aufgehalten hatte. Er diktierte nämlich an Marie Steiner einen Brief am 10. Januar 1912, der sich im Archiv der Rudolf Steiner-Nachlaßverwaltung befindet und in dem er über die nächsten Veranstaltungen sprach und Anordnungen traf. Er sei für einen Zweigvortrag am 12. Januar in St. Gallen und in Winterthur für einen öffentlichen Vortrag am 13. und einen Zweigvortrag am 14. Januar. Bei den Recherchen hat mir der Zweigleiter von Winterthur, Professor Johannes Ebersold, sehr geholfen, der in den Tageszeitungen aus dieser Zeit nachforschte und tatsächlich ein Inserat für den Vortrag als Beweis fand. Der Vortrag fand also in Winterthur statt, so daß nur die zweite Möglichkeit bleibt: Rudolf Steiner stand noch so unter den Eindrücken seines Auftretens am Vorabend in St. Gallen, daß er sich einfach versprochen hat. Eine dritte Möglichkeit scheidet aus. In der Nachschrift dieses Vortrags steht eben der unsinnige Satz, auf den ich zu Beginn hingewiesen habe: *«Der Mensch muß durch das* Naturexamen *gegangen sein.»*[88]

In einer (Instruktions-) Stunde – am 17. Dezember 1911 in Berlin – sagte Rudolf Steiner (nach Gedächtnisaufzeichnungen eines Zuhörers): *«Die Ergebnisse, die bei der Umwandlung des Astralleibes erzielt sind, werden nach dem Tode einem Erzengel übergeben, der sie wiederum ausstrahlt auf andere Menschen. So zart und verborgen wirken diese abgegebenen Kräfte unserer Astralleiber, daß man nur aus dem Okkultismus heraus darauf hinweisen kann, wie das geschieht. So lebte zum Beispiel Paracelsus 1493–1541 und starb, nachdem er ungeheuer stark an seinem Astralleib gearbeitet hatte, durch die vielen Erfah-*

rungen, die er durchgemacht hatte, rüstig in seinem 48. Lebensjahre. Die verarbeitenden Kräfte seines Astralleibes wurden durch die Erzengel übertragen auf Goethe in dessen für ihn so bedeutungsvolles 48. Lebensjahr, als für ihn eine ganze neue Periode des Lebens begann, wo er zum Beispiel den ‹Faust› umarbeitete und mancherlei Geheimnisse ergründete. Er fügte zu seinem ‹Faust› den ‹Prolog im Himmel›, wodurch der ‹Faust›, statt nur die Geschichte eines Einzelmenschen zu sein, mit der ganzen Menschheitsentwicklung verknüpft wurde.»[89]

Hier wird das Geheimnis gelüftet: Warum entstand in Goethe plötzlich die Idee, weiterzuarbeiten? Am 28. August 1797 wurde Goethe 48 Jahre alt, im September war er am Zürichsee. Paracelsus starb am 24. September 1541 im Alter von 48 Jahren. Am 22. Juni 1797 schrieb Goethe an Schiller, mit dem er über diese Dinge laufend in Verbindung stand: *«Da es höchst nötig ist, daß ich mir, in meinem jetzigen unruhigen Zustande, etwas zu tun gebe, so habe ich mich entschlossen, an meinen Faust zu gehen und ihn, wo nicht zu vollenden, doch wenigstens um ein gutes Teil weiter zu bringen ...»*[90] Nun muß man das obige Zitat im Hintergrund haben, in dem es um das Einweben des Astralleibes von Paracelsus in den Astralleib von Goethe geht. Goethe wurde plötzlich von dem Impuls ergriffen und ging nun an die Vollendung. Im Januar 1798 nahm er die Arbeiten an seiner Farbenlehre wieder auf, der Lehre von Polarität und Steigerung (Mitte) und einiges mehr.[91]

Werfen wir nun einen Blick in die Werkstatt Rudolf Steiners: Paul Bellmann, der unübertreffliche Detektiv der Rudolf Steiner-Nachlaßverwaltung, zeigte mir ein Buch aus Rudolf Steiners Bibliothek: «Goethe»[92] von Georg Witkowski, in dem reprographisch die Disposition für Goethes Weiterarbeit aufgenommen ist.

Und nun kommt die Besonderheit: Rudolf Steiner schrieb mit Bleistift an den Rand die beiden Jahreszahlen 1749[93] und 1797, subtrahierte und kam auf 48! Dazu vermerkte er die Daten von Paracelsus. Hier haben wir also ein gutes Beispiel für die Arbeitsweise Rudolf Steiners.

Dann ging er den Weg, den Goethe gegangen ist, von Stäfa am Zürichsee aus, wo dieser seine dritte Schweizer Reise vorbereitete. Goethe ging den Weg zu Fuß, am 28. September fuhr er mit dem Schiff nach Rapperswil hinüber, wanderte weiter über Schindellegi und kam am Abend in Einsiedeln an.[94] Am nächsten Tag hätte er eigentlich die Bibliothek sehen wollen, die ihn sehr interes-

55 *Seite aus Witkowski mit Notizen von Rudolf Steiner*

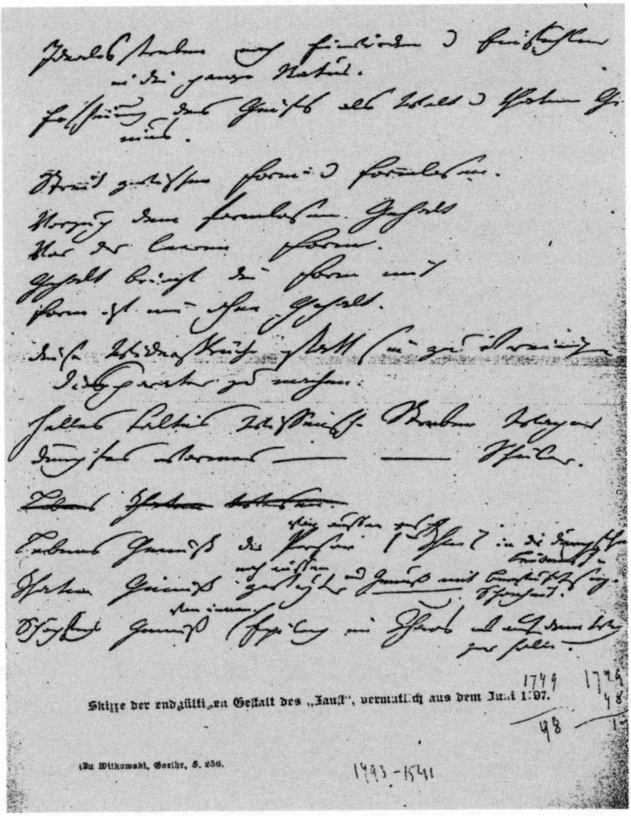
Skizze der endgültigen Gestalt des „Faust", vermutlich aus dem Juni 1797.

(Zu Witkowski, Goethe, S. 236.

sierte, hatte aber Pech, denn der Bibliothekar, der Frater Michael hieß und deshalb die Michael-Messe lesen durfte, stand für die Bibliothek nicht zur Verfügung, um ihm behilflich zu sein. Deshalb wohnte er nolens volens wenigstens teilweise der Messe bei und mokierte sich in seiner Tagebuchaufzeichnung[95] über die *«unsinnige Verzierung des Chores»* der Kirche und über die Musik, von der er nicht sehr erbaut war. Bedauerlicherweise hat Goethe seine Absicht, über diese Schweizer Reise einen ausführlichen Bericht[96] zu schreiben, nicht verwirklicht. Vielleicht hätte er sogar über Paracelsus gesprochen.

Allmählich fügen sich die Teile des Inkarnationsweges von Paracelsus zusammen. Zwei Teile haben wir schon: Erstens den Hinweis, daß die Wurzeln der Medizin des Paracelsus, also auch das Wesen Paracelsi, in der ägyptischen Mysterienmedizin zu suchen sind in Verbindung mit Hermes, und zweitens die Verbindung zu Goethe.

Paracelsus maior – Paracelsus minor

In seiner allerletzten Vortragszeit, im August 1924, sprach Rudolf Steiner darüber, daß in dem grauen Geistesdunkel der Zeit vom 9. bis zum 14. und 15. Jahrhundert dennoch Persönlichkeiten auftraten, die sehr bedeutsam für die Geistesgeschichte sind. *«Und wenn man dann da hineinkommt* [in diese Periode], *und manche Persönlichkeit kennenlernt, deren Namen nicht genannt werden kann aus dem Grunde, weil der Name nicht auf die Nachwelt gekommen ist – aber die Persönlichkeiten sind ja da –, wenn man in dieses Zeitalter geistig hineinschaut, dann stehen manche von diesen Persönlichkeiten so da, daß man sagt: Da steht ‹Paracelsus maior›, nur ist er nicht genannt worden, während ‹Paracelsus minor› später, in dem Gabriel-Zeitalter gelebt hat, und noch Reminiszenzen, noch Nachklänge gehabt hat an den ‹Paracelsus maior›, aber nicht mehr in jener unverfälschten, großartigen Weise, geistigen Weise, in der sie bei dem ‹Paracelsus maior› war.»*[97] Hier haben wir also ein weiteres Teilstück in der Reinkarnationsreihe: «Paracelsus minor» war die historische Persönlichkeit, die wir kennen. Wer aber war dann der Größere, der «Paracelsus maior»?

Zarathustra – Hermes – Hippokrates – Paracelsus maior – Paracelsus minor – Goethe

Rudolf Steiner sprach mehrmals über die Inkarnationen von Zarathustra.[98] Dieser hatte zwei intime Schüler, von denen er den einen alles lehrte, was sich auf die Geheimnisse des Raumes, also der Gleichzeitigkeit, bezieht, und den anderen alles, was sich auf die Geheimnisse der dahinfließenden Zeit, der Evolution bezieht. Der erstere wurde dadurch so vorbereitet, *«daß er in der folgenden Verkörperung den Astralleib des Lehrers tragen konnte. Dieser wiederverkörperte Schüler mit dem Astralleib seines Lehrers ist Hermes. Hermes war der große Lehrer und Weise der ägyptischen Mysterien. ... Der zweite wurde unterrichtet in den Dingen, die sich besonders im Ätherleib ausprägen, also tiefere Eigenschaften.»*[99] Dieser zweite Schüler war Moses, der in ganz früher Kindheit den Ätherleib des Zarathustra eingeprägt bekam. Hermes war also in das Geheimnis eingeweiht, daß hinter allem Physischen ein Geistiges steht, daß die ganze physische Welt eine Schrift der Götter ist. Damit können wir anknüpfen an die bereits zitierte Aussage: *«Was wir draußen treffen, diese einzelnen Wesen, sind die Buchstaben, und das Wort, das aus ihnen zusammengefügt ist, das ist der Mensch.»*

Hermes war der Inaugurator der ägyptischen Kultur, wozu auch die ägyptische Medizin, die Tempelmedizin gehörte, deren Grundlagen in den «Sechs Büchern des Hermes Trismegistos»[100] niedergelegt waren. Hermes kann nun auch mit Asklepios gleichgesetzt werden. Wir haben gesehen («Von Apollon bis Galenos»), wie in der Conjunctio von Apollon und Koronis Asklepios geboren wurde, der später als Hermes-Merkur mit dem Merkurstab erschien. Das waren also identische Wesenheiten. Hippokrates stammte von den Asklepiaden ab, wobei noch zu bemerken wäre, daß Paracelsus ein begeisterter Bewunderer von Hippokrates war, aber ein entschiedener Gegner des Hippokratismus und dessen, was daraus geworden ist durch Galen und später im Mittelalter und in der Renaissance.

Damit können wir also mit Sicherheit die geistige Linie ziehen von Hermes zu Paracelsus maior und Paracelsus minor, der die verarbeiteten Kräfte seines Astralleibes auf Goethe übertragen konnte.[101]

Über die Verbindung von Hippokrates zu Hermes beziehungsweise den ägyptischen Mysterien kann nur wenig ausgeführt werden, da von Hippokrates wissenschaftshistorisch kaum etwas bekannt ist. Die Schriftenzuordnung ist sehr problematisch, aber auch seine Biographie weist viele Lücken auf.[102] Man weiß, daß er die medizinische Schule auf Kos leitete, und es wird angenommen, daß er in Ägypten war.[103] Er lernte dort Krankheiten kennen, wie zum Beispiel die Elephantiasis und das Trachom und ähnliche, spezifisch ägyptische Krankheiten. Er lernte dort auch, wie großartig die Diätetik im Sinne der alten griechischen *diaita* war; damit war er einverstanden. Er mußte aber auch feststellen, wie die erbliche Priesterarztkaste alles Wissen zum eigenen Nutzen für sich behalten wollte. Asklepieia wurde schließlich zu einem modernen Kurbetrieb, und die Traumdeutungen nach der Inkubation der Patienten wurden in dieser Asklepieia mißbraucht. Er sah, daß die ägyptische Medizin außerordentlich spezialisiert war und in dieser Hinsicht beinahe das moderne Spezialistentum übertraf.[104] Man hatte einen Spezialisten für den After, ein Afterarzt war der *Facharzt,* einen Spezialisten für den Hals, ein Kehlarzt, sogar einen Spezialisten für die unbekannte Krankheit, das war der X-Arzt. Dies alles und vor allem die Tatsache, daß die Priesterärzte alles für sich behalten haben, konnte Hippokrates nicht akzeptieren. Gegen den okkulten Charakter hatte er nichts einzuwenden, auch er hat sich in die Esoterik eingearbeitet und wahrscheinlich die ganze Literatur, zum Beispiel die hermetische Literatur, zur Kenntnis genommen. Aber die Geheimniskrämerei sollte nun ein Ende haben. Dies wurde auch von Rudolf Steiner mehrfach betont.[105] Obwohl der Begriff in diesem Zusammenhang in der Literatur nicht auftritt, könnte man hier von Mysterienverrat sprechen. Doch Hippokrates war der Meinung, man sollte sich in aller Offenheit um das Volk, um den Patienten kümmern.

Den Schätzungen nach muß Hippokrates etwa drei Jahre lang Schüler der ägyptischen Tempelmedizin gewesen sein; dann wurde er in die Mysterien eingeweiht.

Zum Schluß möchte ich noch eine Stelle bei Paracelsus vorlesen, aus der hervorgeht, wie er mit seinen Kollegen umging. Zuerst erklärte er, wie sein Lehrgebäude auf den vier Säulen aufgebaut ist: Philosophie, Astronomie, Alchimie und Virtus (die Tugend). Dann fuhr er fort: *«und merket mich eben, dan ir müsset auch hierein und die vier seulen erfaren, oder ir müssent offenbar werden den bauern auf den dörfern, das das euer kunst sei, fürsten und herren, stetten und lendern allein durch bescheißerei arzneien, und das ir eurer kunst weder wissens noch warheit habent, und die zucht, die euch beschicht, geschicht euch narren und gleisnern, das ist euch vermeineten arzeten. wie ich aber die vier für mich neme, also müsset irs auch nemen und müsset mir nach, ich nicht euch nach, ir mir nach. mir nach Avicenna, Galene, Rasis, Montagnana, Mesue etc, mir nach und nit ich euch nach, ir von Paris, ir von Mompelier, ir von Schwaben, ir von Meißen, ir von Cöln, ir von Wien und was an der Donau und Rheinstrom ligt, ir insulen im meer, du Italia, du Dalmatia, du Sarmatia, du Athenis, du Griech, du Arabs, du Israelita, mir nach und ich nicht euch nach. eurer wird keiner im hindersten winkel bleiben, an den nicht hunde seichen werden. ich werd monarcha und mein wird die monarchei sein, und ich füre die monarchei und gürte euch euere lenden. wie gefelt euch Cacophrastus? disen dreck mußt ir essen.»*[106] Aber er sparte Hippokrates aus, und 1527 rief er sogar den Studenten in Basel zu: *«Hippocrates noster»* und *«Hippocrates Cous princeps»*[107] [Hippokrates, Erster von Kos].

Paracelsus' Lehre der «Drei Essentien»

Von den ersten dreien essentiis*

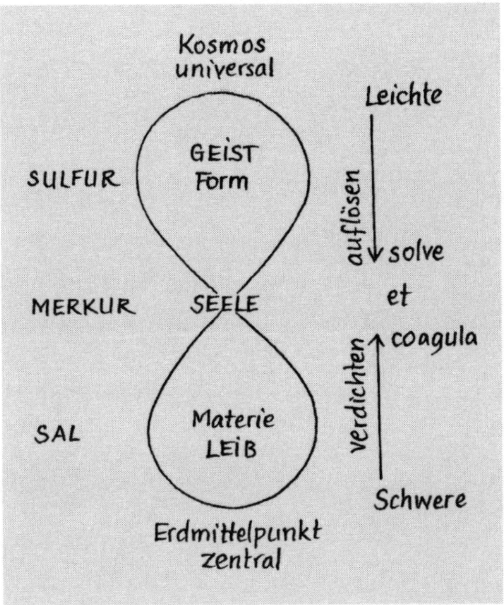

56 Sal–Merkur–Sulfur

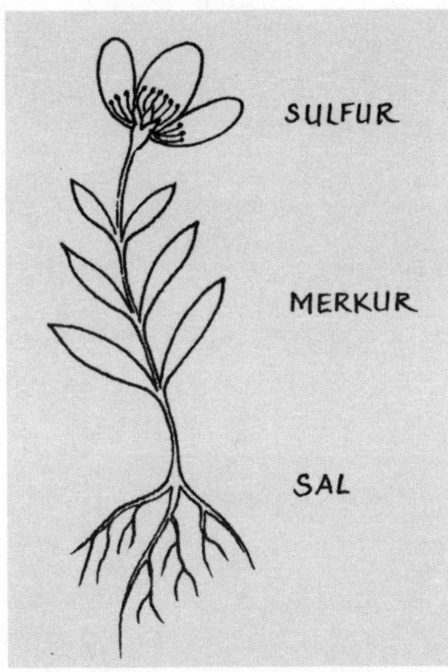

* Sudhoff I, 3, 3–11 (Von den ersten dreien essentiis, daraus compenirt wird das generatum).

Jede gebildete Substanz, sowohl im Pflanzen- als auch im Tierreich, so wie sie aus ihrem (ihren) Element(en) hervorgegangen ist, kann in drei Qualitäten zerlegt werden, nämlich in *sal*, *sulfur* und *mercurius*. Aus der Vereinigung dieser drei kommt ein Corpus zustande. Dieser *corpus* darf nicht im gewöhnlichen Sinne von *Körper* aufgefaßt werden, sondern bedeutet den inneren Zusammenhang des Körpers und der Kräfte und Gesetze, durch die derselbe erhalten wird. Diese Qualitäten treten bei der Zerstörung der Körper oder durch bestimmte Bearbeitungen, wie Extrahieren, Verbrennen oder Sublimieren, zutage. Die Funktion der gebildeten Substanzen ist dreifach:

1. Diejenige des *sal = Salzes*. Die Funktion desselben besteht im Reinigen, Mundifizieren (das heißt auch Reinigen), Balsamieren und anderen derartigen Prozessen, die darauf gerichtet sind, Form und Struktur zu erhalten, indem Verwesung und Autolyse verhindert und die spezifischen Spannungen und Ladungsunterschiede erhalten werden. Das Einbalsamieren bezweckt besonders die Erhaltung der Form.[1*]
2. Die Wirkung des *sulfur,* das heißt des Brennbaren in luftverwandter Form. Letzteres läßt sich aus der Abhandlung «De Pestilitate»[2] ableiten: *«so ist nun ein ieder sulphur oeliger art»*[3] und aus dem Traktat «Von den ersten dreien essentiis» (Kapitel 1): *«Eins ist ein oleitet die ist sulphuris.»* Hiermit meint er offenbar den kolloidalen Zustand der oxydablen Substanz. Seine Funktion bezieht sich auf diesen oxydablen Teil der Substanzen. Sie beherrscht die Assimilation, das heißt, sie regelt die Aufbau- und Abbauprozesse, welche die Asche und den flüssigen Teil der Substanzen betreffen. Die Funktion des Sulfur ist daher eng mit dem Sal und dem Merkur und mit den Wirkungen dieser beiden verbunden.
3. Die Wirkung des *merkur,* das heißt des Flüssigen, wobei in erster Linie an das Blut gedacht werden muß. Seine Funktion regelt die Zufuhr von Verbrauchsmaterial und die Abfuhr der Stoffwechselschlacken. Ein (anderer) Teil dieser Funktion ist also die Auflösung der für den Verbrauch nicht mehr in Frage kommenden oder dazu ungeeigneten Stoffwechselprodukte; denn ohne Entfernung dieser Produkte der unvollkommenen Verbrennung würde der chemische Prozeß zum Stillstand kommen.

---

* Anmerkungen S. 222

Bei den Krankheiten hat man es nicht mit einem dieser drei, *Sal–Sulfur–Merkur,* oder mit einer Grundfunktion zu tun, sondern mit zweien oder dreien in verschiedenem Maße. Je nachdem muß der flüssige, kolloidale oder Aschenbestandteil des geeigneten Simplex[4] zubereitet werden, nämlich durch Entzug oder Hinzufügung eines bestimmten Bestandteiles. So steht im Kapitel 7 der erwähnten Abhandlung, daß die Arzneien immer wieder in die erforderliche *Exaltation* gebracht werden müssen.

Paracelsus unterscheidet zwischen *lesio* und *morbus,* zwischen lokalem und allgemeinem Kranksein. Für eine *lesio* muß ein anderes Mittel verabreicht werden als für einen *morbus.* Vielleicht deutet dies darauf, daß nur beim Morbus mit dem Teil der Konstitution, in dem die Gesamtheit der drei essentiellen Funktionen enthalten ist, gerechnet werden muß. Für die Heilung würde somit die Arzneisubstanz, welche Wirkungen zeigt, die einer der drei Essentien adäquat sind, das *konstitutionell* entsprechende Mittel sein. Es ist jedoch auch möglich, daß Paracelsus nur meint, daß in der Arznei nur der Teil (Sal, Sulfur oder Merkur) überwiegen soll, der die Eigenschaft (austrocknend und so weiter) besitzt, welche der kranke Körper braucht.

Im weiteren Verlauf seiner Abhandlung erklärt Paracelsus die reinigende Wirkung des Sal-Anteils und die austrocknende und verzehrende Wirkung des Sulfur-Anteils. Dem Merkur wird per exclusionem dasjenige zugeschrieben, was nicht zum Sal- und Sulfurgebiet gehört. So schreibt er dem Merkur die Krankheiten des Mesenchyms zu (die Krankheiten der Sehnen, Gelenke, Gefäße und so weiter).

In Kapitel 5 setzt Paracelsus die Einteilung der Krankheitsgruppen der Essentien fort, geht sogar hier und da noch weiter, indem er die einzelnen Krankheiten und die der Konstitution entsprechenden Substanzen nebeneinander stellt. Es gibt drei Genera, das sind natürliche Krankheitsgruppen: ex sale, ex sulfure und ex mercurio. Mit dem Sal hängen die Krankheiten der Form zusammen (der morbus laxus); Merkur hat seine Beziehung zum Mesenchym; dem Sulfur wird ein klarer Zusammenhang mit den parenchymatösen, inneren Organen, in welchen die Oxydation stattfindet, zugeordnet. In jeder Gruppe von Krankheiten müssen Arzneien angewandt werden, die einen kausalen Zusammenhang haben mit dem gestörten, kranken Substrat. Sie müssen auch der Stelle (dem Ort), wo die Krankheit auftrifft, entsprechen. Paracelsus drückt dies auf folgende Weise aus: *«es gehet die cura durch das das den morbus generirt hat und der selbigen stat».* Auch der übermäßige Einfluß einer der Essentien, der von Paracelsus mit *hoffart* oder *empörung* angedeutet wird, gilt als Krankheitsursache. Die Stellen, wo die Krankheiten auftreten, stehen – wie bereits oben bemerkt wurde – auch im Zusammenhang mit den drei Substanzen. Paracelsus arbeitete noch mit einem System statisch-substantieller Begriffe, er war dennoch, trotz seines großen Bemühens, nicht in der Lage, den wichtigsten Funktionen des menschlichen Organismus in ihren Erkrankungen darin gerecht zu werden und sie zu klassifizieren.

So fällt offenbar der Flüssigkeitsstrom und der Feuchtigkeitswechsel im Körper nach Intensität und Qualität dem Merkur zu (das Eintrocknen von Gelenken und Sehnen, Erkrankungen der Arterien, Verhärtungen). Der Gaswechsel gehört zum Sulfur und damit auch die Störungen des Gas-Stoffwechsels der inneren Organe. Der Salzwechsel hat mit Sal zu tun. Je nach der Eindickung oder Auflösung verursacht das Sal Straffheit oder Schlaffheit der Struktur bestimmter Gewebe. Es ermöglicht auf diese Weise die Entstehung von Fistelausscheidungen und auch die Krustenbildung der Ekzeme. Es beherrscht die Sekretionen und Exkretionen und spielt die wichtigste Rolle bei deren Störungen, insofern diese nicht vom Stoffwechsel der inneren Organe, vom Sulfur abhängig sind.

Die Konsequenzen dieser Auffassungen treten bei der Behandlung des Hydrops zutage. Hier muß zuerst der Salzwechsel durch ein Sal beeinflußt werden, ferner muß der Stoffwechsel der inneren Organe, wie zum Beispiel der Leber, mit einem Sulfur behandelt werden. Paracelsus betrachtet den Rückgang des Hydrops durch Sal als eine palliative Behandlung.

Auch Paracelsus selbst war diese Einteilung in drei zu schematisch, um darin die ganze Pathologie und Pharmakotherapie aufgehen zu lassen. Um die Vielfältigkeit der biologischen und pathologischen Erscheinungen umfassen zu können, konstruierte er Untereinteilungen und tat dies bereits in dieser Abhandlung, also von Anfang an. Die drei fundamentalen Krankheiten und Arzneien vergleicht er mit den Stämmen dreier verschiedener Baumarten. Jeder dieser Stämme teilt sich in viele einzelne Krankheiten und Arzneien. Der arbor salis, arbor sulfuris und arbor mercurii verzweigen sich über den leblosen Kosmos und die lebende Welt – wie Paracelsus es ausdrückt: *«in den elementen und in rebus»*. Diese letzteren, die *res,* sind dann die Bildungen des Pflanzen- und Tierreiches, aus dem Elementarzustand hervorgegangen. Zu dieser organischen *Natur* rechnet Paracelsus einerseits die Mineralien, andererseits die Krankheiten.

Die *elemente* stellen bei Paracelsus das natürliche Material dar, die *res* das organisch geformte Produkt. Derartige natürliche Produkte sind auch die Krankheiten, und Paracelsus betrachtet sie ebenso als statische Bildungen wie Pflanzen oder Edelsteine. Er stellt sie auch in dasselbe Verhältnis zum natürlichen Material, aus dem sie entstanden sind.

Innerhalb der Grenzen der drei Genera können die Krankheiten den heilenden Arzneien entsprechend differenziert werden (Kapitel 6). Die drei Genera haben alle, wie sich aus dem vorangehenden ergibt, zwei Quellen: eine, welche in den Elementen ihren Sitz hat, und eine zweite, welche in dem aus den Elementen hervorgegangenen Material vorhanden ist. Hinter diesen beiden Ursachen steht dann noch eine in sich selbst geschlossene schöpferische Kraft, der *Archaeus*.

Im 9. Kapitel versucht Paracelsus offenbar die Lücke auszufüllen, welche die substantialistische Einteilung offengelassen hat. Das Beibringen des erforderlichen Materials, die nutritive Therapie, gibt an und für sich noch die *«sterkend kraft»,* den Lebensreiz. Ebenso wie in den Elementen eine schöpfende Kraft arbeitet, *«ein sterki des elements»*, so entfaltet der Archaeus in der organischen Natur die Wachstums- und Bildekräfte. Diese Kräfte formen den Samen zu dem Baum und walten in allen lebenden Wesen; sie sind in allen natürlichen Produkten vorhanden.

Die in den Elementen wirkende, formbildende Kraft, der Archaeus der Elemente, hat ebenso Organe wie der in der lebenden Natur wirkende Archaeus, der mit Hilfe von Organen im Organismus wirksam ist. Der kosmische Archaeus entspricht dem mikrokosmischen. Dasjenige, was aus dem Herzen des makrokosmischen Archaeus stammt, das heißt Gold, Smaragd und Korallen, stärkt auch das Herz des Mikrokosmos. Hier wird deshalb ein Stoffwechsel (der von der kosmischen Kraft ausgeht) auch bereits im Kosmos angenommen. Aurum = sol, im Mittelpunkt des Kreislaufes, treibt die Herzbewegung an; die Planeten entsprechen den einzelnen Organen.

Paracelsus setzt außerdem noch eine eigene Selbsterhaltungskraft voraus, die er *«spiritus naturae»* nennt. Diese ist fest verbunden mit dem Körper der Dinge, womit in diesem Zusammenhang die organische Schöpfung gemeint ist. Dieser spiritus naturae, der in jedem Geschöpf verkörpert ist, stärkt den Menschen, wenn sich nichts seiner Funktion widersetzt, wenn er «erkannt» wird. So geht die Kraft aus den «Organen» des Kosmos, die interkosmische bildende Kraft, durch Vermittlung des Pflanzenreichs in den Menschen über. Man kann sich dies so vorstellen, daß die anorganischen Kräfte, zum Beispiel die Sonnenstrahlen, durch Vermittlung des Pflanzenreichs auf den Menschen übertragen werden.

In «De viribus membrorum»[5] trägt die Lebenskraft des Mikrokosmos, des menschlichen Körpers, den Namen eines «spiritus vitae». Diese differenziert sich in den verschiedenen Organen, bleibt jedoch «(...) der einig geist und die eine virtus, vis und operatio»[6]. Die Lebenskraft kann nur vermehrt werden, insofern sie die Aufrechterhaltung und Stärkung der verschiedenen Organe dirigiert.

Und so spinnt Paracelsus weiter, verstrickt sich jedoch wieder in seine substantielle Auffassung, wenn er davor warnt, daß die Öffnungen für die Lebenskraft nicht versperrt sein dürfen. Sonst tritt partieller Tod, Verwesung, Fieber und Schüttelfrost auf. Im allgemeinen kann man sagen, daß das statisch-substantielle Kleid, in das Paracelsus in seiner Abhandlung «Von den ersten drei essentiis» die lebende Natur hüllt, nur zum Teil an die Stelle des energetischen Untergrunds tritt, der hier und da weiter durchschimmert.

Zitiert nach Sudhoff I, 3, 3–11:

Von den ersten dreien essentiis, daraus componirt wird das generatum.

Das erste capitel.

Ein ietlichs gewechs, das sein element producirt, wird in drei ding gesezt, das ist in sal, sulphur und mercurium: aus den dreien wird ein coniunction, die gibt ein corpus und ein vereinigts wesen. was hie das corpus antrift, wird nicht gemelt, alein das inner des corporis.

Sein wirkung ist dreifach: eine ist des salzs, die nimpt hin durch purgiren, mundificiren, balsamiren und der gleichen ander solche weg und herschet uber das so zu der feulung gehet.

Die ander ist des sulphurs und herschet uber das, was zu vil wird aus den andern zweien oder zerbricht.

Die drit ist des mercurii und nimpt hinweg das in die consumption gehet.

Nun aber zuwissen von den dreien was sein form sei. eins ist ein liquor und ist mercurii,eins ist ein oleitet die ist sulphuris, eins ist ein alkali dis ist vom salz. der mercurius ist on sulphur und salz, der sulphur on mercurio und salz, das salz one sulphur und mercurio, so ein ietlichs stêt in seiner potentia.

Aber welche operationes erfunden werden in morbis permixtis, sol verstanden werden, das separatio rerum nit volkomen ist, sonder zwei in einem als in hydropisi und andern dergleichen. dan permixtae aegritudines sind die so uber sein siccum oder humidum temperatum stênt, als oftermals mercurius und sulphur nemen hin paralysim, aus ursachen das da auch mitlauft sulphur corpo-

rale, oder das er laedirt ist in der confin umbligend. darumb hie acht zu haben ist das ein ietlicher morbus zwifach stên mag, auch dreifach, das ist morbi commixtio. in solchem der medicus betrachten sol, so er ein simplex nimpt, wie hoch es stand in liquore, wie hoch in oleo, wie hoch in sale und wie der morbus in der confin laesion stand, dem selbigen nach extrahiren liquorem oder salem oder sulphur, und in seiner noturft attribuiren. und mit kürzi die regel behalten sol werden, das ein medicin geben werde laesioni, die ander morbo.

Das ander capitel.

Die salia purgiren, doch in mancherlei weg. eins per secessum und sind zwei salia, das ein ist sal rei und digerirt die ding in stul. das ander ist sal naturae und treibt aus, darumb one salz kein stulgang geschehen mag. aus dem folgt das sal vulgi hilft salibus naturae. etlich purgiren per vomitum und ist das gröb ist salz, so es nit in digest gehen mag, erstikts oben in stomacho, etlichs per sudorem, und ist das subtilist salz, und ist das salz das in das blut kompt; dan die salia ad stercora und ad vomitum komen in das blut nit, darumb sie keinen sudorem provociren, und ist nur salz was heraus gêt. etlich provociren durch urinam, dan der ganz urin ist nur sal superfluum. der stercus sulphur superfluum, des liquoris gêt nichts superflue heraus, sonder bleibt in ime. also sind alle egest so aus dem Leib komen durch das salz ausgetriben phlegma, durch die nasen, das aus den oren, durch die augen und in ander weg. sollichs wird durch den archeum verstanden, aus welchem sie ire operationes nemen, als im lezten angezeigt wird.

Wie nun aus dem archeo, das salz laxativischer art gêt, eins purgirt stomachum, wan es kompt aus dem stomacho archei, eins purgirt das milz, wan es kompt aus dem milz archei. also auch mit cerebro, iecore, pulmone und mit andern, also ursacht das membrum archei, das membrum microcosmi.

Nun aber vom alcali zuwissen und salz, ist mancherlei. eins ist süß als cassia und ist das separirt salz, das in den mineralibus antimonium heißt. eines ist saur als sal gemmae, eins reß und ist im zinzibere, eins bitter und ist im rhabarbaro und coloquintide 2c. darauf zuwissen ist das vil alcali geboren werden, als harmel, vil extrahirt als scammonea, vil coagulirt als absinthii, das zu verstehen ist aus dem als sie im salz erkennt werden. der gleichen purgirn etlich alein per sudorem, etlich alein durch consumiren und der gleichen. dan als oft ein besonder sapor, als oft ein besonder operatio und expulsio, deren doch alein zwo sind, das ist operatio rei und operatio extincta.

Das dritte capitel.

Der sulphur operirt exsiccando et consumendo superfluum; es sei von ime oder von den anderen, so sol es durch den sulphur consumirt werden, so es den salibus nicht underworfen were oder ist. als in hydropisi gehört die medicin der salium aus der lebern archei, hinzunemen das do putrefactum ist und corruptum. weiter aber den morbum hinzunemen, so muß es durch den sulphur beschehen, dem solche krankheiten underworfen sind in irem ursprung, wiewol es nit ein ietlicher sulphur tut. also ist es producirt aus der natur des elements, das ein ietliche krankheit so die natur des leibs macht ein gegenteil aus der natur des elements hab, und das geschicht universaliter und particulariter. darumb aus den generibus des elements die genera morborum zu erkenen sind. also zeit ie eins das ander an.

Also auch von mercurio. der selbig nimpt an sich das, so dem salz und dem sulphur absagt, als dan sind die morbi ligamentorum, arteriarum, iuncturarum, articulorum und der gleichen. darumb in den selbigen krankheiten alein zu bedenken ist, das der liquor mercurii genomen werd. also sollen durch die ding die genanten aegritudines genomen werden so einem ietlichen zustêt, und ein ietlichs wie es in im selbs zu erkennen ist, de specialitate rerum in natura angezeigt wird, in philosophia de re et natura und hie lenge halb vermiden.

Das vierte capitel.

Also sol auch der medicus verstên drei genera omnium morborum, ein genus ex sale, eins ex sulphure, eins ex mercurio. ex sale in der gestalt: ein ietlicher morbus laxus wird ex sale generirt, als fluxus ventris, dysenteria, diarrhoea, lienteria 2c und ist das salz das an seiner stat ligt; dan es kompt ein iegliche egestion aus dem salz, gesunt und krank; eins ist sal naturae, eine ist sal corruptum et resolutum. Auf das folgt das sein cura herwiderumb durch salia beschehen muß, also das salz herwiderumb rectificirt und scheit das resolvirt salz vom ganzen. demnach folgt cura sulphurea als ein confirmation der operirung im salz, denn sie des gewaltig ist und ist sulphur speciatum ex vi archaei 2c.

Nun ex mercurio komen alle die krankheiten so in arteriis ligent, ligamentis, articulis, ossibus, nervis 2c. dan in andern enden des leibs praedominirt substantia mercurii corporalis nit, alein in den eußern glidern. der sulphur lindert membra interiora, scilicet cor, hepar, cerebrum, renes 2c. und deren krankheiten sollen sulphurisch geheißen werden, dan in inen ligt substantia sulphurea, deren ein exempel und das von colica. da ist das salz ein ursach von wegen der ingeweid, in dem das salz praedominirt und macht vil genera colicae; nemlich eins so es sich resolvirt, eins so es zu fast indurirt wird. also so es kompt uber sein temperament der feuchten oder trökne zu, darum in cura colicae durch salia elementata das sal humanum sol rectificirt werden. und so ein ander salz als vom sulphur gebraucht wird; so acht es für submersiones salis und nicht für cura morborum colicae. also auch dermaßen in morbis mercurialibus et sulphureis seine res behalten sollen werden und nit contrarium per contrarium, alein proprium ab suum innatum. kalt uberwint das heiß nit, noch heiß das kalt, in morbis natis: es gehet die cura durch das das den morbum generirt hat und der selbigen stat.

Das fünfte capitel.

Sich teilen auch die genera morborum aus in vil ramos und locustas und folia, iedoch ist es die selbig cur. dan morbus mercurialis ist ein exempel also das der liquor mercurialis dermaßen auch vil ramos locustas und folia hat. also in pustulis sind alle genera sub mercurio, dan der morbus ist mercurialisch. etlich galli ligent sub mercurio vulgari etliche pustulae sub mercurio metallino, etlich sub mercurio xylohebeni, etlich sub mercurio antimonii. ursach hie das mercurius zu seinen locusten und nit aus der ordnung gên wil. darumb sollen die liquores mercurii erkent werden, dan er ist der, der do heilet das jenig das sein eigen salz zerbricht, und auch das ander das in im ligt, vis consolidativa und incarnativa (ut pro natura mercurii). so ist er aber mancherlei, in metallis ist liquor mercurii als ein metall, in iunipero und hebeno als ein holz, in marcasitis, talkis, cachimiis als ein mineral, in brassatella, persicaria, serpentina gleich als ein kraut und ist doch der selbig einig mercurius der sich also manigfaltig erzeigt. und wie also de pustulis also auch de ulceribus suis; etlich wöllen ire curam haben von mercurio de persicaria, etlich von mercurio de arsenico, etlich von mercurio de xylo guaiaco. darum der medicus wissen sol arborem morborum und rerum welcher dan etliche sind. einer arbor salis und der ist zweifach, des rebis und des elements. also auch arbor sulphuris und mercurii. Auf das wiß ein ietlicher medicus das er nicht einbrocke zwen beum in ein cur, und die regulas behalt, morbis mercurialibus zu geben mercurium, morbis salinis das salem, morbis sulphureis das sulphur, ietlicher krankheit sein appropriatum als sich gezimpt. wan im grunt so sind nur dreierlei arznei und dreierlei krankheiten, darumb vermiden sol werden dis lang geschwez der cavillation der geigen Avicennae, Mesue, ich mein auch der andern.

Das sechste capitel.

Nun auf das alles damit ein medicus sein concept ring und leicht trag, sol er alle krankheiten teilen under den namen seiner arznei, wie angefangen ist mit disen krankheiten vorbemelt. und sag also: er sol nit sprechen das ist icteritia, es ist unmeisterlich, dan ein ietlicher baurenknecht weißt die kunst. Aber also soltu sprechen: das ist morbus leseoli und das darumb: hierin begreifestu curam, proprietatem, nomen, qualitatem, dispositionem und artem und scientiam tuam mit einem namen. dan leseolus curirt icteritiam und sonst nichts als alein den morbum. nun bistu absolvirt ab omnibus erroribus und die cur also wird probirt, das in leseolo die höchst diaphonia des salz ligt die uber fusum topazium colorirt und figirt. nun ist icteritia auch also das diaphinirt salz von der gilbi und muß durch seins gleichen hindan getriben werden. also auch arsenicata und das salz das icteritiam macht, das ist auch ein muter arcenicati und leseoli, aber aus zwen mütern geboren der annualischen und der elementischen.

Also wil ich hie in disem libel, das die drei arbores wol zu verstan seiend; dan welcher den samen nicht kent diser beum der ist voller irrungen. nun weiter, das ist morbus auri und spricht nit lepra. ich sag auch nit sein species, und ist gut arzneisch geret in der gestalt das diser nam anzeigt was du für ein cur hast in lepra, das vil mer ist dan das du sprechist, es ist lepra: das weißt der meßner auch. also sprich ich, das ist morbus tincturae aus dem verstêt der erfaren, das du in wissen hast wie tinctura sei und wie tinctura regenerire und das alter renasciren macht. also auch sag ich, das ist morbus vitrioli das beweist die experienz das du species epilepsiae durch oleum vitrioli oder durch seinen spiritum curirt hast. solchs lernen die geschriften hin und her. dieweil es mir hierher in die theoric meines fürnemens dienet, was schats anzeigen wie die theoric sol geendert werden. und das ich aber solchs nach theorischer art gemelt hab, ist die ursach das die specialisch art aus denen dreien ersten gezogen wird und die mysteria der natur die do verschlossen sind worden durch die alchimistischen autoren, aus welchen ich bilich mein theoric beider ursprung probiren mag der elementen in seiner producirung der annualischen in seiner generation und aus inen nemen den grunt der theorik.

Das sibent capitel.

Nun weiter zu theorisiren aus was kraft die incarnativischen seient, alein aus mercurio der heilet vulnera in langer zeit, als durch den mercurium in resina, noch schneller als der mercurius in mumia, noch schneller als der mercurius in tartaro. der maßen auch in ulceribus, etlicher uclera cancrorum, etlicher esthiomena und herisipelas. solcher mercurialischen kreften sind vil in elementaten und in annualibus, die alle aus der experienz erfunden worden durch die die da verstênt, in welchen der mercurius ligt und in welchen andere ligent. der gleichen auch wissen den selbigen mercurium zu bereiten, einen in topazinum, einen in crocum sandalinum, einen in einen spiritum, einen ietlichen in sein exaltationem, warin er sich freuen sol und am besten ist. und wiewol es alles éin mercurius ist, iedoch so wil er der maßen herfür gezogen sein wie man seinen bedarf. darumb wir hie reden das vis incarnandi und consolidandi, alein der mercurius seie, in dem kein sulphur noch kein salz sein sol, sonder in sein lauteren liquorem gezogen und gebracht. solchs ist auch vom sulphure und salz zu wissen, das ir der maßen mit hantlen und wissen ir exaltation, wöllent ir anderst medici geheißen sein und von freien stucken euer kranken gesunt machen. es solt den porphyrium verwundern und irrig machen das saphirus sol der mercurius sein und der edel iapsis, dieweil er es nicht sech und in die hant neme, der doch sonst bisher keiner experienz erfaren ist, noch zu lernen begert und billet doch kelber an.

Das achte capitel.

Der maßen warumb ist der zinziber diaphoretisch? ursacht das salz aus welchem corpus er gemacht ist und ist die selbige kraft des ignis, durch wellichs ebulliren die generationes (ut in philosophia) und durch sein sieden deopilirt es und macht die humores sulphuris, salis und mercurii in den andern, dritten und vierten grad der ebulliz. und nach dem und es ist aus der igneitet des salz, demnach zünt es den grad an, durch welchen grad die humiditeten distilliren per poros und guttas heraus an tag. also auch die mundificativischen alein aus kraft des salzes mundificiren, als mel und andere, daraus auch folgt das in melle das salz balsami ligt das nicht faulen laßt. also auch in balsamo welcher das edlist salz ist, aus der natur producirt. von virtute attractiva zu reden, das ist die sulphurisch art, als in gummis, die ziehen aus kraft ir sulphureitet; dan mastix ist sulphur also productum, also auch opopanacum, galbanum und ander. und ist nicht zu halten der spruch etlicher die da sagen, calidi est attrahere, sonder also sprechen sulphurum est attrahere, und das ist war. dan heiß ding zeucht alein do es ist, das ist, do es brent, und hat die ursachen, was do brent das ist der sulphur und ist nicht fix, darumb fleucht es, als dan die gummi tunt, laxativa ziehent und der gleichen von den enden da sie nicht seind gleich dem magneten. warumb aber die salia ziehent, macht das das salz dem sulphur imprimirt ist und durch den spiritum sulphuris coagulirt, darum es zeugt weiter dan es ligt. also auch die repercussiva seind sulphurisch, sie seient heiß oder kalt, grün oder blau; dan es ist des repercussivischen sulphuris art das er ad centrum gêt und treibt vor im hinweg was er begreift de mobilibus. und ist nicht als die sprechen, frigidi est repercutere. die guten leut meinen sie haben den fuchs bei dem schwanz, so haben sie im gar in ars griffen. es müßt ein subtiler Albertist sein, der die regel beschirmen wölt und wan er schon in der Graeci raten auch kem (latius in philosophia).

Das neunte capitel.

Was mir aber de confortativis sollen wissen, lernet die explanation archei der also ist gleich dem menschen und ligt in den vier elementen und ist éin archeus und ist in vier partes gesezt. sag also, er ist der groß cosmus, der mensch der klein, und ist einer wie der ander. aus dem kompt die kraft confortationis. also was da aus dem herzen archei gehet, das ist cordis confortativum, als aurum, smaragd, corallen und ander vil. was aus der lebern, confortirt dem kleinen cosmo sein lebern, also für und für. solch sterkend kraft gibt der mercurius nicht, noch sulphur, noch das salz, es gibts aber cor elementorum und kompt aus dem. in elementis ist die sterki die sie producirt und macht aus einem samen einen baum und ist ein sterki des elements da der baum stet und bleibt und richt sich auf. also heu und stro auch, das ist ein eußerliche sterke die die augen sehent. also ist ein solche sterki auch in animalibus darin sie gont, stont und bewegen; also ist sie auch in productis.

Nun ist noch eine die nicht vor den augen ligt und ist die sterki in ir selbs, das das jenig gsunt und frisch bleibt darin es ist. und ist der spiritus naturae, in der gestalt das ein ietlichs ding den selben hat sonst verdurb es. der selbig spiritus bleidet fix in seinem corpus und ist der do confortirt den menschen nach dem und erkent wird. also gehet die kraft archei seiner glidern in den mindern cosmum durch das mittel der vegetabilien.

Aspekte der antiken Medizin und das anthroposophische Menschenbild*

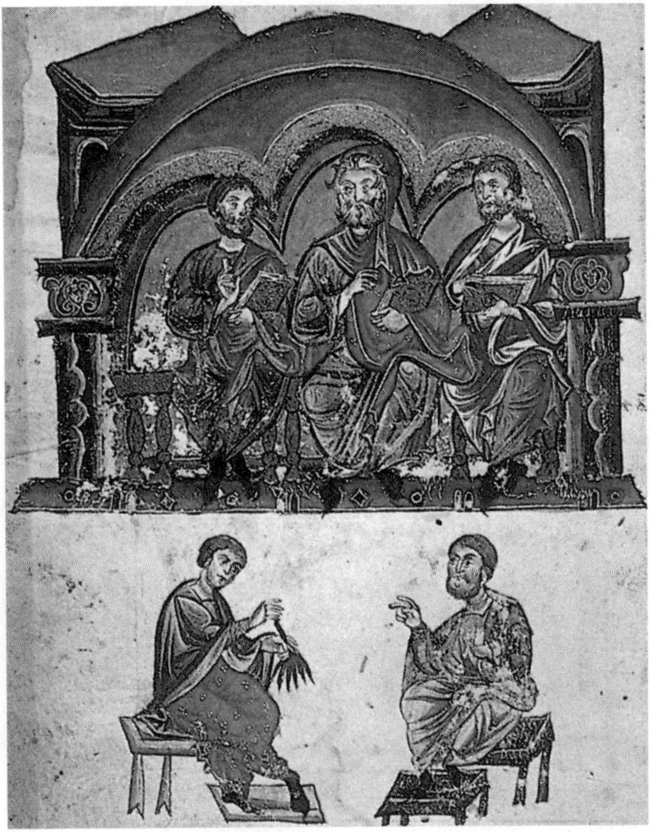

57
Die drei Meister – Platon, Hippokrates, Dioscurides – in einem Gruppenbild zusammen dargestellt. Darunter Lehrer und Schüler.

---

* In: «Die Drei» 52, Stuttgart 1982.

Ist es nicht verständlich, wenn einem der gegenwärtige Alltag grau vorkommt und die Zukunft auch nicht gerade rosig zu werden scheint, daß man sich dann gern der *«lichtvollen Vergangenheit»* zuwendet? Die Welle der Nostalgie dringt auch in den Bereich historisch-literarischer Zeugnisse ein: die Produzenten von Nachdrucken aller Literaturgattungen fahren wohl dabei! Für das Fachstudium jeder Richtung sind die Nachdrucke notwendiges Rüstzeug, der wißbegierige, allgemein gebildete Laie konsumiert alles. Besonders Nachdrucke auf dem Gebiet der Medizin, der Heilpflanzenkunde, Alchemie und Esoterik sind gefragt – der Büchermarkt liefert alles, von billigen, zu Unrecht Faksimile-Ausgabe genannten Taschenbüchern (da hat man wenigstens die Texte zu Studienzwecken) bis zu oft kaum bezahlbaren Nachbildungen, die die Bezeichnung Faksimile wirklich verdienen.[1, 2*] Gegen diese Erscheinung in der Welt des Buches ist so lange nichts einzuwenden, als die *Konsumenten* nicht meinen, die Inhalte könne man ohne Umgestaltung und Weiterentwicklung übernehmen und sie wären – als solche – eine Hilfe für die ausweglos erscheinende Gegenwartslage. Man kann zwar versuchen – um ein Beispiel zu geben –, Rezepte des Paracelsus nachzuarbeiten, sie haben aber für den Menschen des zwanzigsten Jahrhunderts keine Bedeutung mehr.

Besonders wo im Erziehungswesen ein Trend zur Mißachtung des Geschichtsunterrichts zu verzeichnen ist, muß das wachsende Interesse an der Vergangenheit begrüßt werden. Das Studium der Vergangenheit jeder Sparte des Kulturlebens eines Volkes sollte dazu führen, daß die aktuellen Probleme besser verstanden werden.

Wer den Entwicklungsweg der Medizin von der ganzheitlichen Menschenwesenbetrachtung bis zum *Menschen als Industriepalast* verfolgt hat, der versteht vielleicht besser, was Rudolf Steiner mit seiner «Erweiterung der Heilkunst nach geisteswissenschaftlichen Gesichtspunkten» gemeint hat, und wie die anthroposophisch orientierte Medizin zukunftsweisend ist – ohne Wiederholung oder Nachahmung vergangener Anschauungen.

Es ist also verständlich, daß Rudolf Steiner, als er im Frühjahr 1920 auf Bitten von Ärzten begann, den neuen Weg zu zeigen, zuerst in die Geschichte der Medizin zurückblickte, um dann den Anschluß herzustellen.[3] Nachdem er darauf hingewiesen hatte, es sei ein *«Fundamentalirrtum»*, zu glauben, daß die

* Anmerkungen S. 222

abendländische Medizin mit Hippokrates anfängt, nimmt er den Faden auf, der die hippokratische Humoralpathologie bis in die Mitte des 19. Jahrhunderts führt.

Hippokrates[4] (ca. 440–375 v. Chr.), der griechische Arzt, der auf Kos gelebt und gelehrt hat, gilt vielfach als *Vater,* als *Initiator der wissenschaftlichen Medizin.* Auch wenn es richtig ist, daß mit den sogenannten Hippokratikern – das heißt mit Hippokrates und seinen Schülern beziehungsweise Nachfolgern im vierten vorchristlichen Jahrhundert – in der Medizin eine Ära beginnt, die bis weit in die Neuzeit ihre Wirkung hat, so ist es nicht weniger bedeutsam, zu realisieren, daß eine charakteristische Periode in der Medizin zu Ende ging. Gerade in den Jahrhunderten von Homer an bis etwa 300–250 v. Chr. tritt im Bewußtsein des Menschen eine entscheidende Wandlung ein: Von dem mythologischen Gott–Mensch–Natur-Erleben über die Idee der von Gott geschaffenen Mensch–Natur-Einheit kommt es nun allmählich zum gedanklichen Ergreifen der Welt, der Natur außerhalb des Menschen. Bilderleben wird zum Gedankenerleben. Nicht mehr ausschließlich in den Imaginationen, sondern in den Gedanken ist die Wirklichkeit zu finden. Das mythologische Stadium mit seiner Mysterienweisheit zeigte einen allgemeinumfassenden Menschheitszug; neu ist nun zur Zeit der Hippokratiker die Hinwendung zur Erdenerkenntnis aufgrund von individualisierten Sinneswahrnehmungen.

Die hippokratischen Ärzte waren hervorragende Beobachter und Menschenkenner. Für eine gewisse Zeit der antiken Medizin war die *Sprechstunde-Situation* so, daß der Arzt den Patienten nicht berührte; eventuelle manuelle Verrichtungen überließ er untergeordneten Helfern. Aus dieser Zeit ist der Begriff *facies hippocratica* überliefert, für das Antlitz (=facies) eines Menschen, der zum Sterben verurteilt ist. Aus bestimmten Beobachtungen kamen antike Ärzte dazu, den Grund der Krankheiten im *Säfte-Organismus* zu suchen. Anfänglich wurden zwei Säfte postuliert, die gelbe Galle und der Schleim: sie sind polare Gebilde, die im Gleichgewicht die Gesundheit erhalten, bei Überfunktion des einen oder anderen zu Krankheiten führen.

Die Lehre der vier Säfte – *gelbe Galle, Blut, Schleim* und *schwarze Galle* (diese aus Milz und Magen stammend gedacht) – kam erst bei Polybos, dem Schwiegersohn und Schüler des Hippokrates, zu klarer Darstellung. Die wenigsten Schriften der Corpus Hippocraticum genannten Schriftensammlung aus dieser Zeit sind Hippokrates selbst oder mit Sicherheit anderen Autoren zuzuordnen. Die Schrift «Von der Natur des Menschen» ist bereits von Doxographen des 4. Jahrhunderts v. Chr. bezeugt, und die Philologen haben sie als ein echtes Werk des Polybos erkannt.[5] Daneben kennt man eine hippokratische Schrift «Von den Säften»[6]. Diese Texte vermitteln ein Bild des Grundstocks der antiken Medizin.

Die vier Kardinalsäfte – wie man sie auch nennt – sind in Kapitel 4 von Polybos dargestellt: *«Der Körper des Menschen enthält in sich Blut, Schleim, gelbe und schwarze Galle und diese machen die Natur des Körpers aus, und wegen dieser Säfte ist er krank oder gesund.»* Obwohl Polybos gleich im ersten Kapitel die Zusammensetzung von Mensch und Natur aus den vier Elementen Erde – Wasser – Luft – Feuer – wie Empedokles (5. Jh. v. Chr.), der Philosoph aus Akragas, gelehrt hat – ablehnt, parallelisiert er in Kapitel 7 die vier Säfte mit den vier Qualitäten und Jahreszeiten: Die Natur des *Blutes* – zum Beispiel – entspricht am meisten der des *Frühlings,* sie ist *feucht und warm;* das beweisen das gehäufte Auftreten von Nasenbluten, Darmkatarrhen, die hohe Körperwärme, das stark gerötete Inkarnat und so weiter. Auch die Zuordnungen zu den Lebensaltern, Fieberarten und Venenpaaren finden sich hier («Von Galen bis Avicenna»).

Mit Galen[7] (101–199) bekommt das System seine höchste Ausfeilung, ja, es wird gewissermaßen kanonisiert und trägt damit gleich die Keime des Dogmatismus, der Erstarrung und schließlich der Dekadenz in sich. In seiner Heimatstadt Pergamon hatte Galen berühmte Lehrer, seine Studien machte er später in Alexandria und Korinth; von römischen Kaisern erhielt er glänzende Stellungen. Er war schriftstellerisch[8] außerordentlich produktiv, wobei er oft selbst nicht merkte, wie sehr er sich wiederholt. Die sogenannte Gesamtausgabe umfaßt 22 Bände (zwar Griechisch neben Lateinisch), aber das Werk ist immer noch nicht völlig erschlossen. Galen war eine schillernde Persönlichkeit, polemisch, taktlos, unsachlich, ruhmsüchtig, von sich selbst sehr eingenommen und nur selten zu eigener Kritik fähig.

Im *Viererschema*[9] erscheinen bei ihm nun, neu, die *Temperamente:* cholerisch, sanguinisch, phlegmatisch und melancholisch. Daneben schafft er ein ausgeklügeltes Qualitätensystem für Arznei- und Lebensmittel, eine sehr differenzierte Pulslehre; er faßt das ganze medizinische Wissen seiner Zeit zusammen, er versucht die Medizin von den spekulativen Ideen der Neu-Pythagoreer und Astrologen zu befreien.

Ein Tag im Leben des Galen[10] zeigt unter anderem, daß er ihn mit öffentlichen Vorlesungen, von Vivisektionen unterstützt, beginnt. Die *wissenschaftliche* Tierquälerei hat also tiefe Wurzeln. Überhaupt mag es an dieser Stelle angebracht sein, darauf hinzuweisen, daß *die gute alte Zeit*, die viele sich zurückersehnen, gar so ideal nicht aussah, wie man gemeinhin glaubt. Die Geschichte der Medizin hat in den letzten achtzig Jahren dieses Idealbild nach vielen Seiten hin korrigieren müssen. Die Informationsdichte und die Kommunikationsgeschwindigkeit unserer Zeit läßt die gegenwärtige Krise der Medizin als einzigartig erscheinen. Das ist jedoch fraglich! Als Hippokrates auf der Insel Kos seine Schule leitete, wurde er von Euryphon, dem Leiter der knidischen Medizinschule auf dem nahegelegenen Festland, bekämpft. Wenn wir den Unterschied beider Lehrmeinungen auf eine kurze Formel bringen wollen, so lag er darin: Die koische Schule pflegte noch uneingeschränkt die Ganzheitsmethode für Prognose, Diagnose und Therapie; die knidische Schule ging umgekehrt vor, achtete vor allem auf die Symptome und versuchte die Mannigfaltigkeit der Erscheinungen in Formeln zu erfassen, sie zu schematisieren und zu abstrahieren. Deshalb kannte die knidische Schule zwölf Krankheiten der Harnblase, sieben der Galle, vier der Nieren; sie unterschied vier Formen der Strangurie (*Harnverhalten* etwa), drei des Wundstarrkrampfes, vier der Leberentzündungen, drei der Lungenschwindsucht und so weiter, alles Ansätze zu einem Spezialistentum! Die koischen Ärzte lehnten diesen Schematismus entschieden ab.

Zurück zu den Grundlagen der Säftelehre, die man Humoralphysiologie und Humoralpathologie nennt. Sie zeigt also, daß in den vier Jahreszeiten vier Säfte jeweils verschieden stark hervortreten und je nach Überfunktion des einen oder anderen Saftes verschiedene Krankheiten entstehen können. Gesundheit und Krankheit hängen von der Mischung ab. Mischung heißt im Griechischen *krasis*.

Die gleichmäßig-harmonische Mischung der vier Säfte ist Gesundheit, *eukrasis;* die Vorherrschaft, die *dyskrasis,* die *schlechte Mischung* ist Krankheit. Der *Krankheits-Verursacher* gilt als Bösewicht, als *materia peccans.* Diese *schuldige Materie* gilt es auszutreiben, aus allen dafür in Betracht kommenden *Löchern:* durch den Mund – Erbrechen; durch das Rektum – Abführen; durch die Harnwege über die Blase – Entwässern; durch die Haut – Schwitzen und durch die Haut aus den Venen – Aderlassen und Schröpfen. Das sind die Wege der Entleerung, der *evacuatio.*

Diese Auffassung von Gesundheit, Krankheit und Heilung zieht sich – wie anfänglich bereits betont – durch die Jahrtausende, bis noch der Wiener Professor für pathologische Anatomie Karl Rokitansky (1804–1878) im Jahre 1842 mit seiner «Krasenlehre»[11] versuchte, dieser antiken Anschauung neues Leben einzuflößen. Rudolf Steiner sagte dazu: Rokitansky hatte wenigstens noch eine Ahnung vom antiken *Flüssigkeitsmenschen.* Rokitansky hatte jedoch Pech: Gerade 1842 schworen Emil Du Bois-Reymond (1818–1896) und Ernst

Brücke (1819–1892) einander einen heiligen Eid, «keine anderen Kräfte, als die allgemein physisch-chemisch im Organismus wirken» anzuerkennen, und kurz darauf schreibt Rudolf Virchow[12] (1821–1902) in einem Frühwerk: *«Das Leben ist nur Ausdruck für eine Summe von Erscheinungen, deren jede einzelne nach den gewöhnlichen physikalischen und chemischen Gesetzen vonstatten geht.»* Und Virchow war es auch, der mit Rokitansky so abrechnete, daß die zweite Auflage der Krasenlehre nicht mehr erscheinen konnte: *«Die Krasen sind nicht mehr auf dem Markt erschienen»,* sagte er hämisch. Virchows «Zellularpathologie»[13] erscheint 1858, und damit hat die Reduktion des Menschenbildes zunächst einen Endpunkt erreicht.

Dieser Reduktionsweg verläuft selbstverständlich über viele Stationen. Die antike Ganzheitsbetrachtung mit dem Flüssigkeitsorganismus als Grundlage war so lange uneingeschränkt gültig, als das morphologische Bedürfnis fehlte. Zwar sind Leichensektionen auch aus der Antike bekannt, aber die Einstellung gegenüber dieser Form des *Wissenschaftsbetriebs* war vor allem von der ersten Christenheit an negativ. So war es nach Augustinus *«inhuman, im humanen Fleisch zu wühlen».* Augustinus war aber noch nicht die oberste kirchliche Autorität[14], so daß man nicht sagen kann, daß die Kirche mit ihren (viel später erfolgten) Verboten den Fortschritt der Anatomie gehemmt hätte.

Als Papst Bonifazius VIII. 1299 das *Abkochen* von Leichen zu Transportzwecken verbot, konnte er zwar den Dank des Volkes ernten, dem die Zergliederung einer menschlichen Leiche entsetzlich zuwider war, aber von einem Verbot der Sektion zu Lehrzwecken war nicht die Rede. So sind Sektionen – trotz erneuten Verbots – in Bologna um 1300, in Padua um 1340, Venedig 1368, Florenz 1388, Wien 1404, Paris 1478 und so weiter bekannt. Und so erscheint im Jahre 1543 zu Basel das epochemachende Werk des Andreas Vesalius (1514–1564), das – abgekürzt – «Fabrica»[15] heißt, eine richtige Bezeichnung für das *neue* Menschenbild. Von da geht es – in groben Zügen geschildert – über Morgagni (1682–1771), der «Sitz und Ursachen der Krankheiten» (1761)[16] in die indessen anatomisch erfaßten Organe verlegt; über Bichat (1771–1802)[17], der den nächsten Reduktionsschritt vollzieht und die Krankheiten in den Geweben der Organe sucht, bis dann Virchow 1858 alles auf die einzelne Zelle zurückführt. Damit war vorläufig Ruhe, auch noch nachdem bereits 1869 das DNS-Molekül (DNS = Desoxyribonukleinsäure) vom Schweizer Biochemiker F. Miescher entdeckt worden war, denn erst 1953 fanden Watson und Crick die Doppelhelix-Struktur der DNS, und damit sind wir auf makromolekularer Ebene angelangt. Punktueller geht es kaum noch. Passend dazu ist «der Mensch als Industriepalast» eine Darstellung, die heute als Lehrmaterial im Menschenkunde-Unterricht verwendet wird.

Obwohl die Humoralphysiologie bis weit in die Neuzeit hinein eine wichtige Grundlage der Medizin blieb, entstanden doch von Anfang an Neben- und Gegenrichtungen in den verschiedenen sich bekämpfenden Schulen der Dogmatiker, Methodiker, Empiriker und Pneumatiker, um nur die wichtigsten zu nennen.

Der Leser wird nun fragen, wie – neben dieser *Theorie* – die Behandlungspraxis etwa ausgesehen hat. Gerade dort gibt es Grundprinzipien, die von Medizinhistorikern unserer Tage[18] als beispielhaft (paradigmatisch, sagen sie) angeschaut werden; sie könnten sogar – so ist ihre Meinung – im zeitgenössischen Gewand einen Lösungsbeitrag für die kritische Lage der modernen Medizin bilden.

Das *Heilen* hatte einen dreifachen Aspekt: *Diätetik – medikamentöse Behandlung – Chirurgie,* in dieser Reihenfolge ihrer Bedeutung und mit absolutem Schwerpunkt in der Diätetik. Man soll nicht gleich an Kalorien (Joules) denken – diese tauchen, als nackte Zahlen, erst ganz am Ende des vorher geschilderten Reduktionsweges auf. Im Griechischen war *diaita* ursprünglich das Schiedsrichteramt, wo für Unstimmigkeiten innerhalb der Sippe oder im Volk Verhaltensmaßregeln festgelegt wurden, um das zerstörte Gleichgewicht, das Ebenmaß wieder herzustellen. Daß dieses Urprinzip – krankmachende Pole oder Peripherie, gesunde Mitte – sich zur Behandlungsgrundlage in der Medizin emanzipieren konnte, ist leicht einzusehen. Die antike Diätetik war allumfassend und richtete sich im Lauf ihrer Entwicklung auf die Faktoren: 1. Umwelt; 2. Wachen und Schlafen; 3. Ruhe und Bewegung; 4. Essen und Trinken; 5. Ein- und Ausscheidung; 6. Gemütsverfassungen. Man nennt sie die *sex res non naturales,* und diese *sechs nicht-natürlichen Dinge* spielen bis weit über die Renaissance-Zeit hinaus in den sogenannten *regimina sanitatis,* in den «Gesundheitsregeln» mit ihren einfachen physiotherapeutischen Maßnahmen (Bäder, Massage, Wickel, körperliche Bewegung und so weiter), eine wichtige Rolle («Galen bis Avicenna»).

In der *medikamentösen Behandlung,* der *pharmakeutikè,* standen die pflanzlichen Heilmittel im Vordergrund; daneben gab es aber auch zahlreiche mineralische und tierische Drogen. Als Heilmittel wirken sie – so sagte Galen – auf unseren Organismus ein; Nahrungsmittel dagegen vermehren die Substanz.

Begünstigt durch die rein botanische Vorarbeit eines Theophrast von Eresos (ca. 372–287), entstanden bereits in vorchristlicher Zeit Heilpflanzenbücher. Man nannte sie *rhizotomikai,* Wurzelbücher; die Autoren waren meist *rhizotomoi,* Wurzelgräber (eigentlich: Wurzelschneider).[19]

Die Arzneimittellehre mit der größten Verbreitung und nachhaltigsten Wirkung ist die des griechischen, im römischen Heeresdienst beschäftigten Arztes Dioskurides[20] von Anazarba auf Kilikien. Das Werk muß während der Herrschaft des Nero (54–68) entstanden sein. Es ist in fünf Teile, Bücher genannt, geordnet und behandelt etwa 600 Drogen, vorwiegend pflanzlicher Herkunft, daneben mineralische und tierische, Weine, Essig, Honig, Öle und so weiter. Dioskurides' Arzneimittellehre ist die wichtigste Quelle für die Geschichte der Heilmittel: sie liefert zahllose Pflanzensynonyme, botanische Beschreibungen, geobotanische Details, Qualitätsaspekte, Informationen über Zubereitung und therapeutische Anwendungen.

Daß die *Chirurgie* an letzter Stelle im Therapieprogramm der antiken Medizin steht, braucht nicht zu verwundern; auch heute greift man – im allgemeinen – erst zuletzt zum Messer. Die Chirurgie der Hippokratiker war hochentwickelt und sicher von ägyptischen Vorbildern beeinflußt. Sie umfaßte vor allem die manuellen Maßnahmen bei Knochenbrüchen und Verrenkungen aller Art; die Einrenkungsmethoden erinnern an die unserer modernen Chiropraktik. Dennoch wurde vor größeren Eingriffen wie Schädeltrepanation, Öffnung des Brustkorbes und des Unterleibes nicht zurückgeschreckt. Bei zunehmender chirurgischer Kenntnis und Verbesserung des Instrumentariums kam es auch bald zu Blasenstein-, Mandel-, Bruch-, Fistel-, Krebs- und Augenoperationen, auch zum Luftröhrenschnitt, zum Kaiserschnitt und so weiter.

Opium- und Alraun-(Mandragora-)Extrakte gehören zu den ältesten Mitteln der Anästhesie. Vom 8. Jahrhundert an etwa spielen dann zur Vorbereitung von chirurgischen Eingriffen die sogenannten *Schlafschwämme* eine Rolle. Stückchen von Schwamm wurden getränkt in einer Mischung von Extrakten der giftigen Nachtschatten: Tollkirsche, Bilsenkraut und Alraune; dazu kamen noch Extrakte aus Opium und Giftschierling. Dann wurden die Schwämme in der Sonne getrocknet. Bei Bedarf wurde ein Stückchen Schlafschwamm (Spongia somnifera) eingeweicht und so in die Nase tamponiert. Auf diese Weise angewendet, ist eine betäubende und schmerzstillende Wirkung durch perkutane Resorption der hochwirksamen Giftstoffe sehr wohl zu verstehen.[21]

Die vortreffliche Beobachtungsfähigkeit der antiken Ärzte führte zu besonderen Prognose- und Diagnosemethoden. Erwähnt wurde bereits die galenische Pulslehre[22], deren hochdifferenzierte Aussagen bewundernswert sind. Daneben entstand eine stark spezialisierte Fieberlehre. Im Vordergrund standen die Beobachtungen der Körpersäfte und -ausscheidungen: Harn, Stuhl, Blut. Zahl-

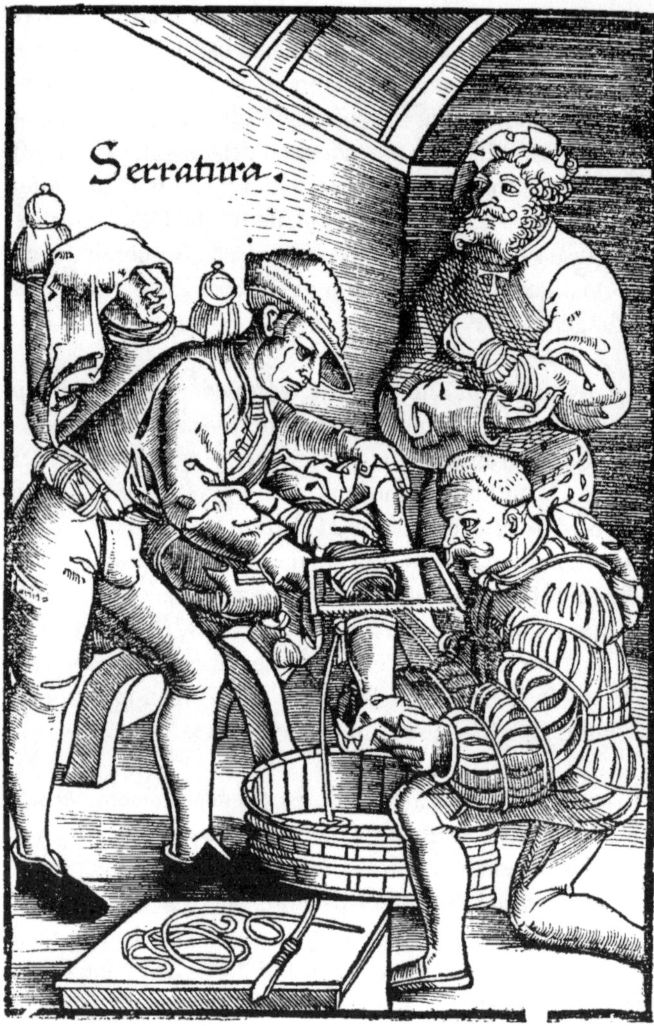

58
Amputation mit der Knochensäge: Holzschnitt von H. Wechtlin aus Hans Gerssdorffs «Feldbuch der Wundartzney». Faksimileausgabe, Darmstadt 1967, nach der Erstausgabe, Straßburg 1517

reich sind die Traktate in mittelalterlichen Handschriften über *Harnschau* (Uroskopie), *Kotschau* (Koproskopie), *Blutschau* (Hämatoskopie); sie sind bis weit in die Renaissance-Medizin überliefert, allerdings dann oft schon in dekadenter Form. Die Harnschau spielte eine solch überragende Rolle, daß der mittelalterliche Arzt fast immer mit einem Harnglas, welches er gegen das Licht betrachtet, abgebildet wird.

Absicht war, zu zeigen, wie die Naturwissenschaft den Menschen zur Maschine degradiert hat. Der damit verbundene Abstieg zur materialistischen Medizin mußte erfolgen. Im 20. Jahrhundert ist durch die Anthroposophie eine völlig neue Gesamtschau von Mensch und Natur entstanden. Dieses neue Menschen- und Naturbild gibt die Grundlage für die von Rudolf Steiner impulsierte Erweiterung der Medizin.

Mit den *vier Wesensgliedern:* physischer Körper–Ätherleib (Lebensleib)–Astralleib (Seelenleib, Empfindungsleib)–Ich; mit den *vier Ätherarten:* Wärmeäther – Lichtäther – chemischer Äther – Lebensäther, und mit einem grundlegend neuen Begriffsinhalt für die Elemente, ist eine für das moderne Bewußtsein vollumfassende Menschenerkenntnis erst richtig möglich geworden. Sie bildet einen Neuansatz zur echten Vermenschlichung und Spiritualisierung der Medizin.

Die anthroposophisch orientierte Medizin steht noch am Anfang ihres Bestrebens, diese neue Ganzheit zu berücksichtigen.

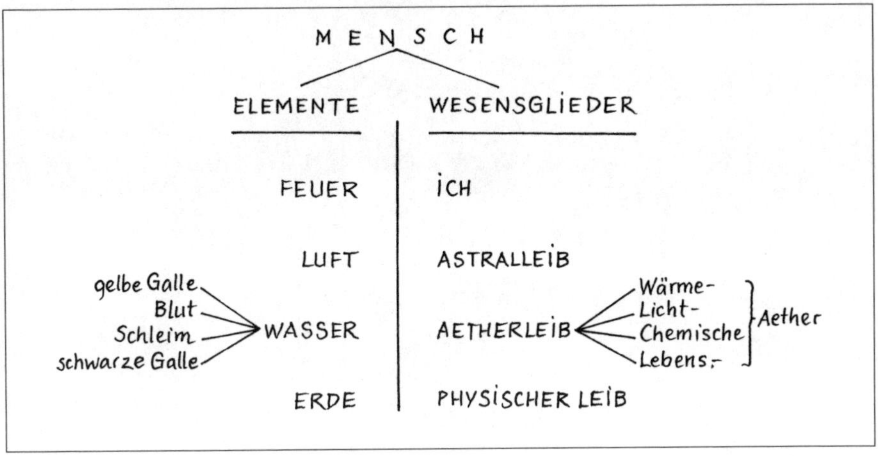

58a MENSCH

Heilpflanzenkunde in Vergangenheit, Gegenwart und Zukunft*

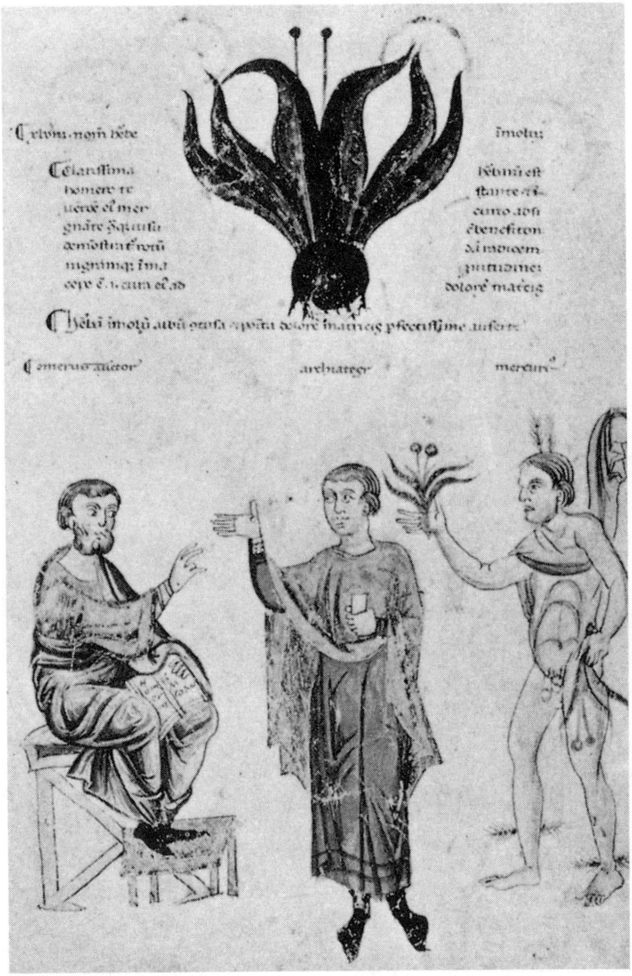

59
Darstellung aus einem Wiener Codex, welche veranschaulicht, wie hochgeschätzt die Heilpflanze bei den alten Griechen war. Kein geringerer als der Gott Hermes überreicht einem Arzt das Heilkraut, welches dieser Homer, dem großen Dichter, weitergibt.

---

* In: «Die Drei» 48, Stuttgart 1978.

Wenn man unter Heilpflanzenkunde die Kenntnis systematisch geordneter Erfahrungs- und Ermittlungsdaten der Heilpflanzen versteht, so ist die Geschichte dieser Wissenschaft von der Geschichte ihrer Objekte – der Heilpflanzen – eigentlich nicht zu trennen.

Die Geschichte zu schreiben erfordert den Großteil eines Menschenlebens, und wenn wir hier dennoch einen Beitrag über Heilpflanzenkunde in Vergangenheit, Gegenwart und Zukunft geben wollen, so kann dies selbstverständlich nur summarisch geschehen. – Zuerst die Objekte, dann die *Wissenschaft* dieser Objekte – so ist es auch mit den Heilpflanzen. Alle historisierenden Einleitungen zu heilpflanzenkundlichen Werken ergehen sich in Mutmaßungen über die Anfänge der Heilmittelanwendungen; dazu wollen wir nicht auch noch Ungesichertes beitragen. Jedenfalls war die Natur selbst der Menschen erste Lehrerin.

Sicher sind die Erwähnungen pflanzlicher Mittel von den allerältesten Textzeugen an (Inschriften auf Tempelwänden, Papyri, Keilschriftüberreste, Reiseberichte und so weiter) – für unseren Kulturkreis also bereits mit den sumerischen medizinischen Keilschrifttexten (ca. 3000 bis 2400 v. Chr.) – gegeben. Thomson faßte die mesopotamische *materia medica* als «Assyrisches Herbar» zusammen; diese sei derjenigen der Ägypter ähnlich.

Die bis jetzt erschlossenen Papyri zeigen bereits eine große Vielfalt von mineralischen, pflanzlichen und tierischen Heilmitteln. In chronologischer Ordnung der schriftlichen Fixierung sind die wichtigsten: 1. der Kahün-Papyrus, 1900 v. Chr.; 2. die Hearst-, Ebers- und Smith-Papyri, 1600 v. Chr.; 3. der Papyrus Brugsch 290, 1350–1200 v. Chr., und 4. der Papyrus Chester Beatty, 13./12. Jh. v. Chr. Wenn auch diese Papyri keine Ansätze eines geordneten Wissens zeigen, so entnehmen wir anderen spärlichen Details, daß so etwas wie eine Drogenkunde in dieser Zeit existiert haben muß. Die ägyptische Königin Hatschepsut (um 1500 v. Chr.) hatte ein Gewächshaus, in dem unter anderem Weihrauchpflanzen gezogen wurden; die Pflanzen waren mitsamt Wurzelballen nach Ägypten gebracht worden.

Unter den Keilschrifttexten der Bibliothek des Königs Assurbanipal befindet sich eine amtliche *Quid pro-quo*-Liste, das heißt ein Verzeichnis der Pflanzen, die man als Heilmittel austauschen kann: *statt Pflanze A nimm Pflanze B*.

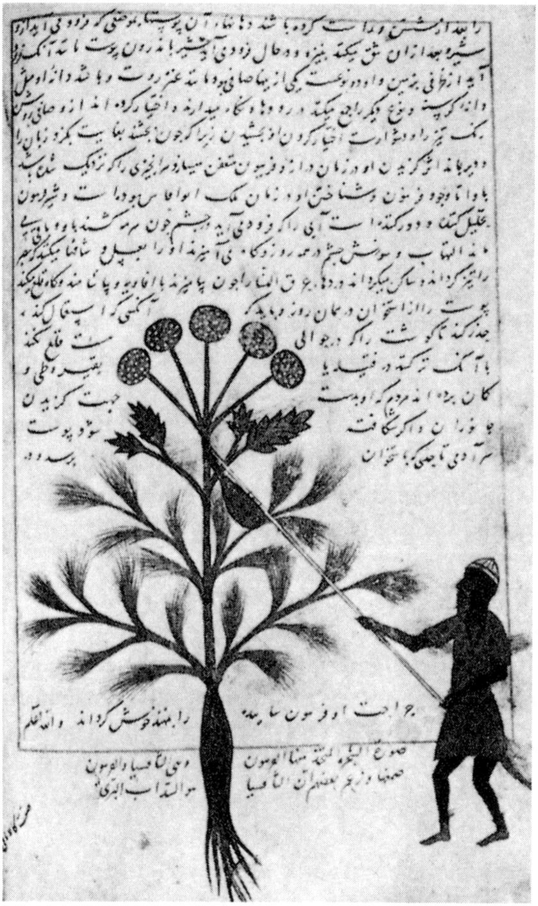

60
Islamische Gelehrte haben über eine lange Zeitspanne hinweg auf dem Gebiet der Heilpflanzenkunde Enormes geleistet. Hier eine Seite aus einem persischen Manuskript des 15. Jh., das im Topkapi-Museum in Instanbul aufbewahrt wird.

Die Rhizotomen und ihre «Wurzelbücher»

Es ist eine auffallende und äußerst interessante Gegebenheit, daß zur Zeit der Hochblüte der griechischen Medizin die wissenschaftliche und praktische Kenntnis über Heilpflanzen in den Händen sogenannter Rhizotomen lag. Ein Rhizotom war dem Wort nach ein Wurzelschneider (*rhiza* = Wurzel, *temnein* = schneiden). Als Wurzelgräber war er der antike Vorläufer der *Kräuterväter* der Neuzeit. Rhizotomoi waren meist Arzt-Botaniker, die neben ihrer literarisch-wissenschaftlichen Tätigkeit sich auch mit angewandter praktischer Botanik beschäftigten. Man kennt viele Rhizotomen beim Namen, meist aus Zitaten durch spätere Autoren, wie Theophrast. Die Werke, die sie schrieben,

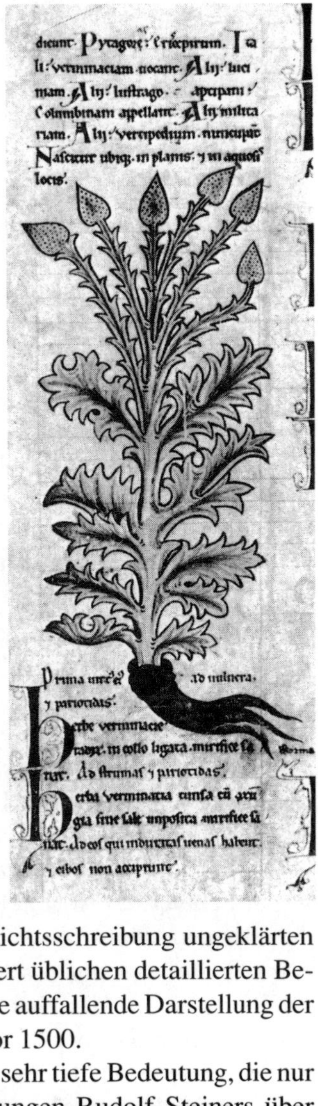

61
Heilkräuterbuch des 13.Jh., zeigt das Eisenkraut (Verbena). Die Heilpflanze wird in typisierender Weise in ihrer Gesamterscheinung wiedergegeben. Jeder Pflanzenteil ist ein nicht wegdenkbarer Teil vom Gesamtpflanzen-Wesen, ist Teil auch vom Bauplan der Pflanze und ihrer Idee.

wurden «Rhizotomika» (= «Wurzelbücher») genannt. Davon ist wenig erhalten geblieben. Sie hätten wahrscheinlich die Lücke zwischen Homer und Hippokrates schließen können. Von Diokles von Karystos (–IV)[1*] sind drei Schriften botanischen Inhalts bekannt, ein Rhizotomikon muß vor 300 v. Chr. entstanden sein. Diese Datierung wird angenommen aufgrund der Tatsache, daß Theophrasts «Historia plantarum» (siehe unten) erst nach 301 fertig wurde, so daß Theophrast von Diokles entlehnen konnte.[2] Auch Dioskurides und Plinius zitieren Diokles – anscheinend den einzigen faßbaren Autor vortheophrastischer Botanik.

Es mußte selbstverständlich die ausdrückliche Betonung der Wurzel, der Vorzug für *Wurzel-Wissen* den Geschichtsschreibern auffallen[3]: die Wurzel war primäres Studienobjekt, in ihr wurden die zahlreichsten und wirksamsten Heilprinzipien gefunden. Ein Aspekt dieses für die Geschichtsschreibung ungeklärten Phänomens waren die bis etwa zum 18. Jahrhundert üblichen detaillierten Beschreibungen der Wurzel in Kräuterbüchern und die auffallende Darstellung der Wurzel in den Pflanzenabbildungen, besonders vor 1500.

Die griechische *Wurzel-Periode* hat jedoch eine sehr tiefe Bedeutung, die nur aufgrund der geisteswissenschaftlichen Betrachtungen Rudolf Steiners über die Entwicklung des menschlichen Denkens verständlich wird. Sie zeigen, daß Wurzelprozesse der Pflanze mit Nerven-Sinnes-Prozessen des Menschen korrelieren. Denkprozesse werden durch Wurzelkräfte angeregt. Für die Menschen des Verstandesseelen-Zeitalters war also die Anwendung der Wurzelkräfte eine

---

* Anmerkungen S. 222

sinnvolle Hilfe zur Weiterentwicklung ihrer Seelenkräfte in das Bewußtseinsseelen-Zeitalter. Die Ablösung dieser zwei Perioden in der Entwicklung des menschlichen Denkens vollzieht sich etwa um die Mitte des 15. Jahrhunderts. Dann nimmt das Interesse für die sinnlich erfaßbare Welt zu, was für die Heilpflanzenbetrachtung bedeutet, daß die unsichtbare Wurzelwelt in den Hintergrund tritt. Das *Wurzelbuch* wird nun zum *Liber herbalis,* dann zum *Herbarius,* zum *Kräuterbuch;* die Rhizotomen werden abgelöst von den *Kräuter*sammlern, Kräuterweiblein, Kräutervätern und Herboristen. Während beim Rhizotom reines und angewandtes Wissen noch in einer Person vereinigt ist, tritt nun für diesen Bereich der Medizin eine Arbeitsteilung in Erscheinung; sie ist derjenigen ähnlich, welche mit den *Constitutiones* des Hohenstaufer Kaisers Friedrich II. um 1250 zur gesetzlichen Trennung von Arzt- und Apothekerberuf führte.

Unsere *modernen* Kräuterbücher enthalten zwar durch neue Techniken begünstigte hervorragende Abbildungen, jedoch hauptsächlich vom sichtbaren blühenden Sproß *ohne* Wurzel – selbst wenn es sich um eine klassische Wurzelpflanze wie Baldrian handelt.

Theophrast von Eresos

Im Jahre 371 v. Chr. wurde Theophrastos in Eresos auf Lesbos geboren. Er sollte als *Vater der Botanik*[4] in die Geschichte der Wissenschaften eingehen, wobei zu bedenken ist, daß Diokles, von dem nur Werkfragmente erhalten blieben, als Schöpfer der ärztlichen Botanik dem Theophrast nicht nachsteht.

Während seiner Studienzeit hörte Theophrast Plato, und nach dessen Tod war er Schüler des Aristoteles (384–322), dessen Nachfolger er als Leiter der Athener peripatetischen Schule wurde. Er muß einen *Hortus* geführt haben; etwa 200 Abhandlungen werden ihm zugeschrieben. Von diesen Werken treten zwei hervor: 1. «Ursachen des Pflanzenwachstums» in 6 Büchern (Teilen) und 2. «Geschichte der Pflanzen» in 9 Büchern. Sie sind am besten unter den Bezeichnungen der lateinischen Übersetzungen bekannt: 1. «Causae» und 2. «Historia plantarum».

Der Lehrer Aristoteles, der keine geschlossene botanische Verhandlung[5] schrieb, hatte sich selbstverständlich mehrfach zu botanischen Problemen geäußert und damit seinen Schülern Anregungen gegeben. Die «Historia plantarum»[6] interessiert hier in erster Linie wegen des neunten Buches, das von Heilpflanzen handelt. Viele dieser Heilpflanzen sind hier erstmals in der abendländischen Literatur erwähnt. Wichtig sind auch die Abschnitte I, Kap. 6, 3–13

62
Drei Pflanzensammler bei der Arbeit. Titelblatt zum Herbarium des Pseudo-Apuleius. Eton College, MS.204, fol. 1.

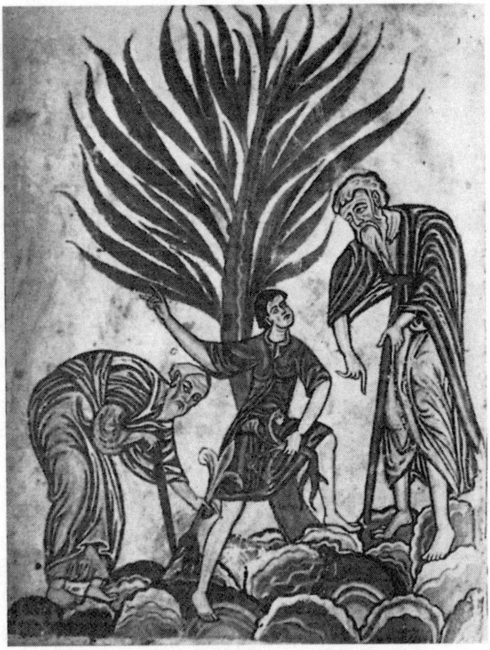

und 7, 1–3, wo ausführlich auf das Wurzelorgan eingegangen wird: *«Auch in den Wurzeln liegen Unterschiede»,* die er alle aufzählt und wofür er Fachtermini schafft wie *mono-* und *polyrrhizos; bathyrrhizos* = tiefwurzelig; *epipolaiorrhizos* = flachwurzelig, und viele andere. *«Aus diesen allen kann man die Verschiedenheiten der Wurzeln betrachten»,* schließt er seine Beobachtungen (I, 7, 3).

Theophrast nennt verschiedene Rhizotomen; Thrasyas den Mantineer hält er für den geschicktesten unter ihnen (IX, 17, 1). Hier sei eine Zwischenbemerkung erlaubt: Der anthroposophisch orientierte Mensch weiß, daß die von Rudolf Steiner aufgedeckten Beziehungen zwischen Mensch und Natur auf ewiger Wahrheit und Weisheit beruhen, und deshalb fallen ihm Aussagen über solche Beziehungen bei Autoren der Vergangenheit besonders auf, auch wenn sie manchmal in dunkler Ahnung mit den Erkenntnismitteln der Zeit formuliert wurden. So trifft uns besonders Theophrasts Kritik zu den Homologisierungsversuchen seines Lehrers. Aristoteles[7] hat die Pflanze und ihre Organe mit denen des Tieres als vollkommen homolog erklärt: *«Die Pflanze sei mit ihrem Kopf (Mund = Wurzel) im Boden verankert, ihre Extremitäten strecken sich in die Luft, und in der Nähe der Extremitätenenden tragen sie die Fortpflanzungs-*

organe (Früchte = Eier respektive Hoden).»[8] Dieser Ansicht stellt Theophrast seine eigene gegenüber (I, 1,4): *«Im Ganzen aber muß man, wie wir bemerkten, nicht die Ähnlichkeit von den Tieren (überall) entlehnen. Darum ist die Zahl (der Teile) unbegrenzt: denn (das Gewächs) ist überall sprossend, weil es überall lebend ist.»*

Im Heilpflanzenkapitel läßt er durchblicken (IX, 8,5), daß er zwar im allgemeinen den Arzneihändlern und Rhizotomen angemessene Regeln für ihre Arbeit zugesteht, übertriebenen, marktschreierischen Hokuspokus (zielt unter anderem auf Alraunwurzelernte; IX, 8,8) aber gar nicht schätzt. Aber *«daß man beim Wurzelgraben beten soll, ist an sich nicht unschicklich»* (IX, 8,7).

Wir werden – aus später ersichtlichen Gründen – am Beispiel des *Gelben Enzians* die Entwicklung der Qualitätsbetrachtung einer Heilpflanze verfolgen. Theophrast und Hippokrates war der Enzian anscheinend unbekannt.

Dioskurides von Anazarba

Mit gutem Gewissen können wir die Periode der Hippokratiker von unserer Betrachtung ausklammern, denn im «Corpus Hippocraticum» lassen sich zwar etwa 250 Pflanzen feststellen, doch gibt es dort keine Pflanzenbeschreibungen im Sinne einer Heilpflanzenkunde. Wahrscheinlich wurde die Kenntnis der Rhizotomika vorausgesetzt.

Mit dem Auftreten des im ersten nachchristlichen Jahrhundert *gefragten,* aus Anazarba gebürtigen Dioskurides, Zeitgenosse des Plinius secundus (23–79 n. Chr.), tritt eine für mehr als anderthalb Jahrtausende wirksame, entscheidende Wendung ein. Nachdem Dioskurides in Alexandria studiert hatte, wurde er römischer Militärarzt unter Claudius und Nero.

Er hinterließ ein um 77 n. Chr. verfaßtes pharmakognostisches (drogenkundliches), griechisch geschriebenes Werk «Peri hýles iatrikès», besser unter dem lateinischen Titel «De materia medica» bekannt. Es beschreibt in fünf Büchern (Abteilungen) alle damals bekannten mineralischen, pflanzlichen und tierischen arzneilichen Objekte inklusive ihrer Produkte (wie Öle, Balsame, Weine und so weiter). 580 Kapitel betreffen pflanzliche Arzneirohstoffe. Dioskurides unterscheidet Wildpflanzen von Kulturpflanzen, gibt Details betreffend Einsammeln, Aufbewahren, Qualität (Reinheit und Fälschungen), Handelssorten, Geographie und schildert besonders ausführlich die medizinischen Anwendungen.[9] Jedes Kapitel beginnt mit einer Aufzählung zahlreicher Synonyme für die beschriebene Pflanze. Hie und da sind auch deutlich Systematisierungsansätze

63
Dioskurides läßt die Mandragora für sein Werk abzeichnen. Miniatur aus dem Manuskript für die Kaiserstochter Julia Anicia um 520 zu Konstantinopel geschrieben. Jetzt in Wien.

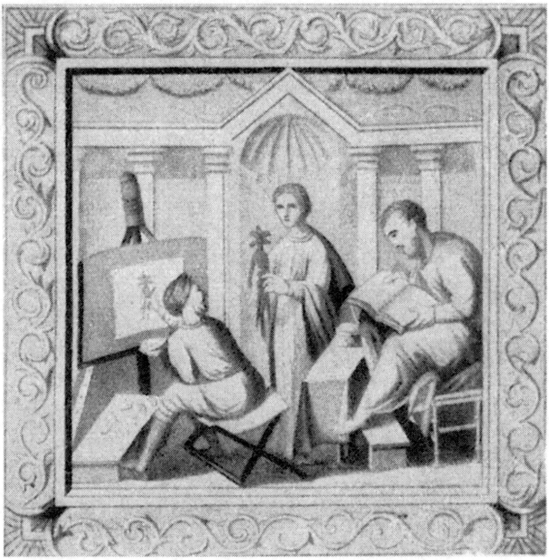

zu erkennen. So werden viele Lippenblütler und Doldenblütler zusammen beschrieben. Solche Faktoren kennzeichnen ja auch unsere modernen Werke über Drogenkunde.

Zu Dioskurides' Quellen gehören selbstverständlich Theophrast und mehrere Rhizotomen. Besonders Krateuas, Leibarzt des Königs Mithradates VI., der im ersten vorchristlichen Jahrhundert wirkte, muß hier erwähnt werden, weil von ihm – soweit man weiß – das erste illustrierte Rhizotomikon stammt mit kurzen Kommentaren über medizinische Anwendungen zu den Bildern und somit ein Gebrauchsbuch für den Arzt. Von diesen ältesten Pflanzendarstellungen gerieten elf in eine Dioskurides-Handschrift des 6. Jahrhunderts.

Diese Handschrift wurde um 512/513 für Juliana Anicia, Tochter des Kaisers Anicius Olybrius, als Heiratsgeschenk angefertigt. Dieser Prachtkodex[10] zählt 491 Blätter (310×380 mm) mit 392 ganzseitigen und 87 in den Text eingefügten Bildern. Der Inhalt stellt hauptsächlich Dioskurides' «De materia medica» dar, daneben also Pflanzenbeschreibungen aus Krateuas. Das Werk ist alphabetisch geordnet im Gegensatz zur Originalvorlage. Auch die lateinische alphabetische Übersetzung des 6. Jahrhunderts spielt als «Dyascorides alphabeticus» in der Tradierung eine große Rolle. Seit dem 9. Jahrhundert gibt es arabische, syrische und hebräische Übersetzungen und Bearbeitungen. Sie alle gehören zu den frühen Produkten der Buchdruckkunst.

Im Kapitel Enzian (III, 4)[11] erinnert Dioskurides daran, daß die Pflanze ihren Namen dem illyrischen König Genthius verdankt, daß sie eine *«große, der großen Osterluzei ähnliche, dicke und bittere Wurzel hat»*, die *«erwärmende und adstringirende Kraft»* besitzt und – unter anderem – ihr Saft *«mit Wasser getrunken für Leber- und Magenkranke heilsam ist»*.

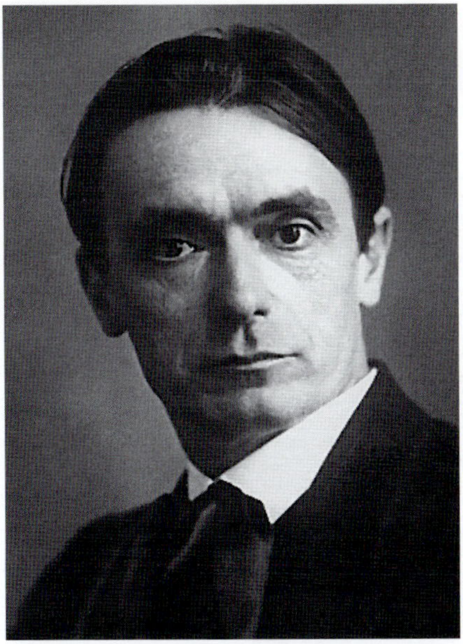

Rudolf Steiner (1861–1925)

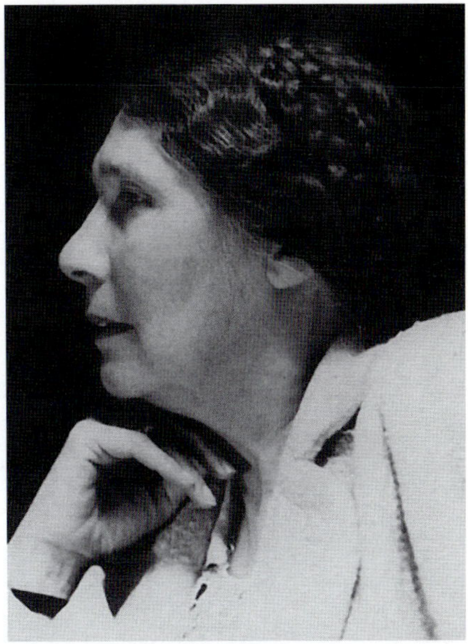

Ita Wegman (1876–1943)

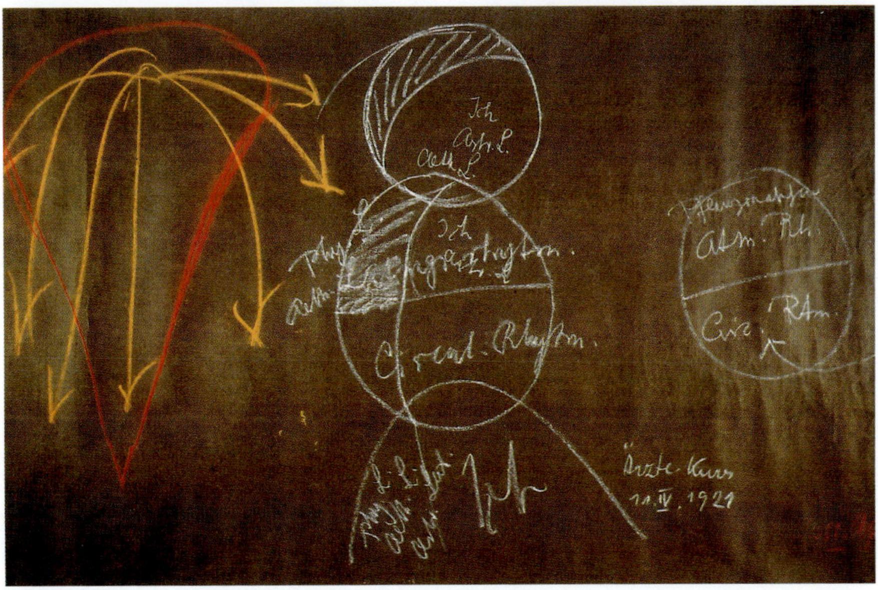

64 Wandtafelzeichnung Rudolf Steiners (Dornach, 11. April 1921)

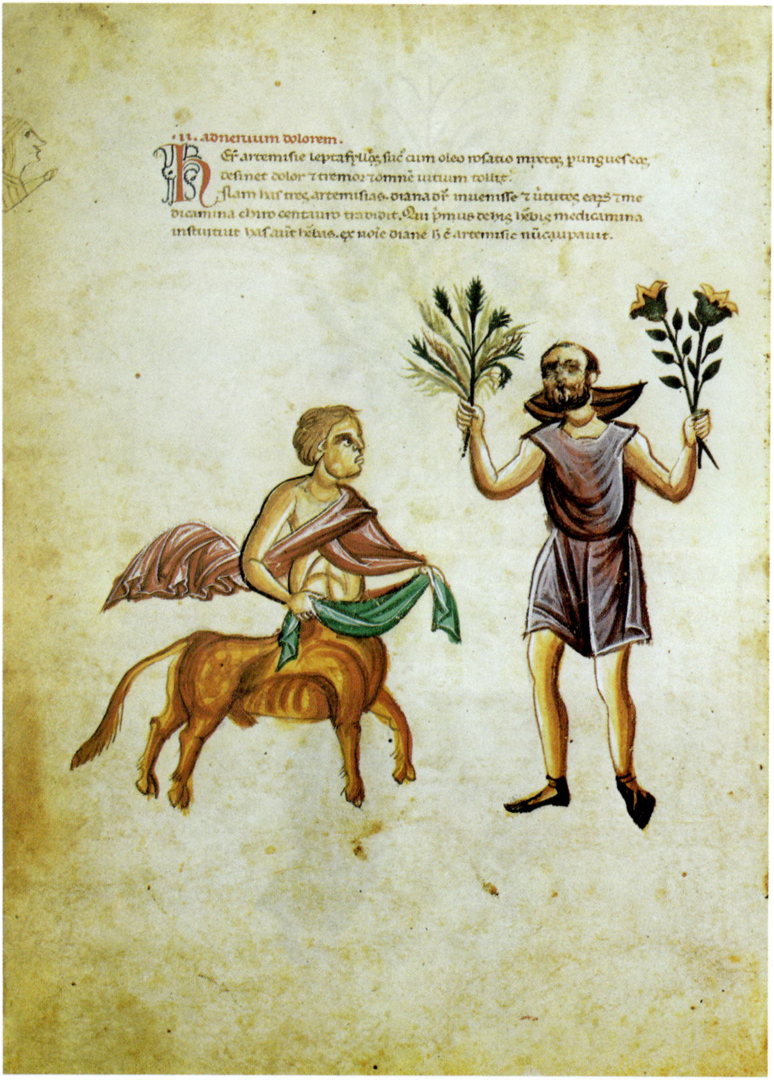
·ii. adneruum dolorem.
desinet dolor 7 tremor 7 omne uitium tollit.

65 Diana (hier als Mann) mit Chiron.
Mache mit dem Saft der Artemisia leptafillos und Rosenöl eine Einreibung; das lindert den Schmerz und das Zittern und nimmt alle Beschwerden. Es gibt nämlich drei Arten der Artemisia, die alle von der Göttin Diana zusammen mit ihren Heilwirkungen entdeckt worden sein sollen; sie übergab diese Arzneien dem Kentaur Chiron, der als erster diese Medizinen anwandte. Daher haben diese Pflanzen den Namen der Diana, nämlich Artemisia. (13. Jh.) Chiron = Handwerk, Chirurgia.

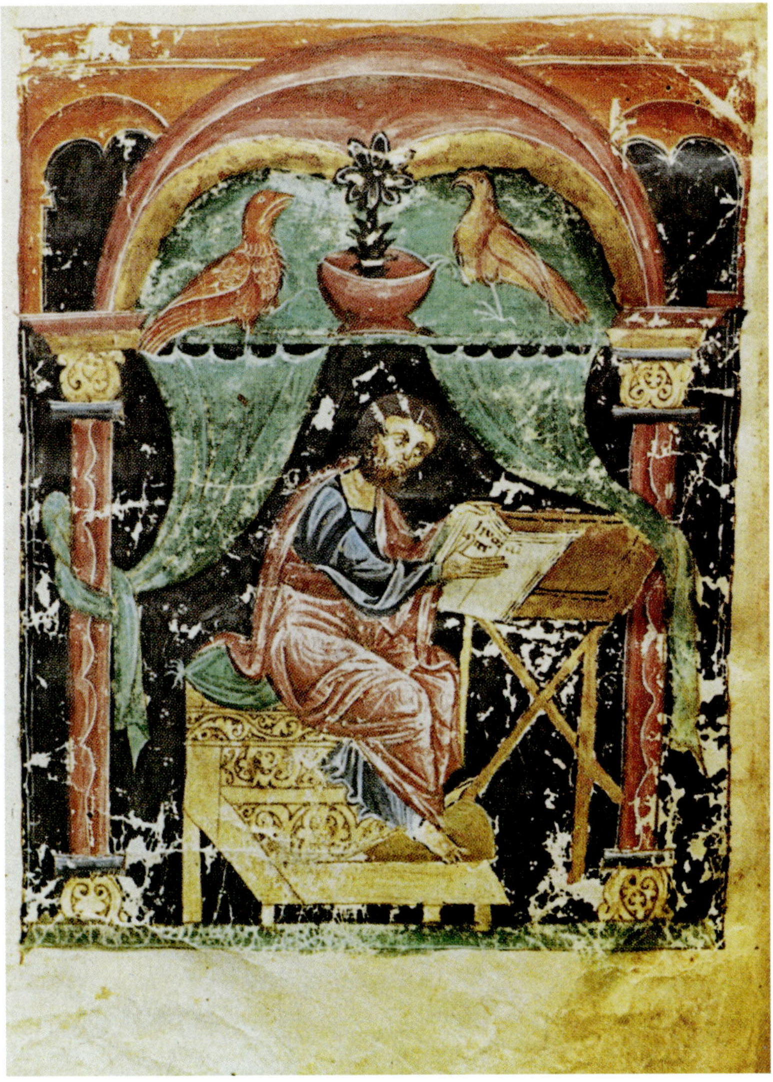

66 Hippokrates als Lehrer.
Wien, Österreichische Nationalbibliothek, Cod. 93, fol. 10r.

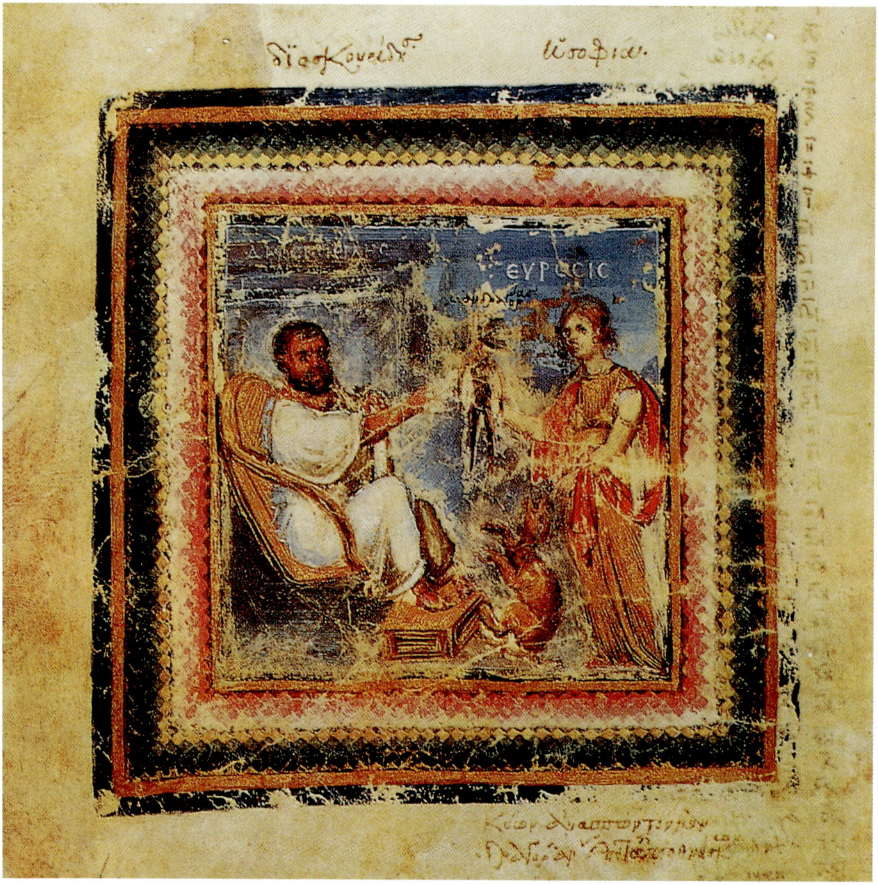

67 Heuresis übergibt dem Arzt Dioskurides die Mandragora.
CVP med. graec. I, fol. 4. Um 520 n. Chr. Österreichische Nationalbibliothek, Wien.

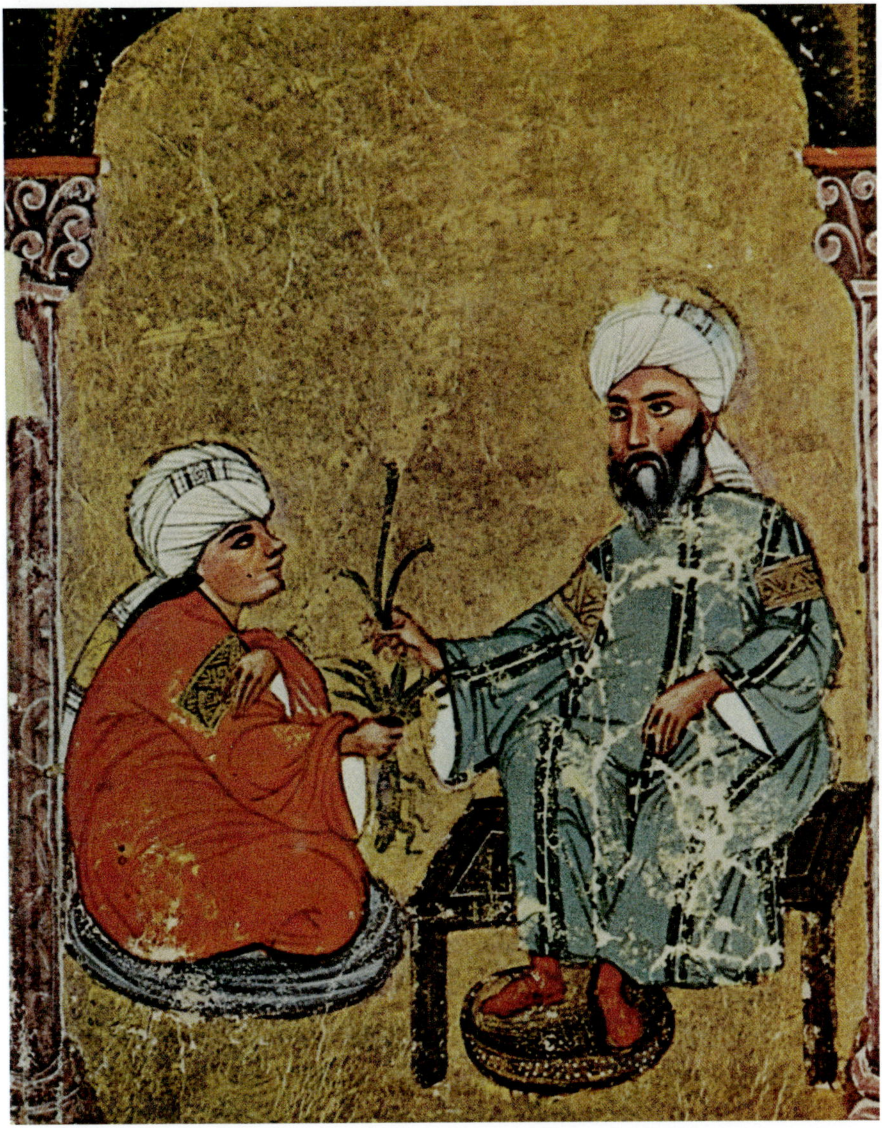

68 Dioskurides mit einem Schüler. Auf diesem Bild, einem Einzelblatt aus dem Jahre 1229, läßt ein arabischer Künstler ihn einen Schüler, der eine Alraune in der Hand hält, unterrichten. Dioskurides wurde dabei in einen Araber verwandelt. Die aus Syrien stammende Darstellung findet sich in einer im Topkapu-Saray-Museum in Istanbul aufbewahrten Handschrift.

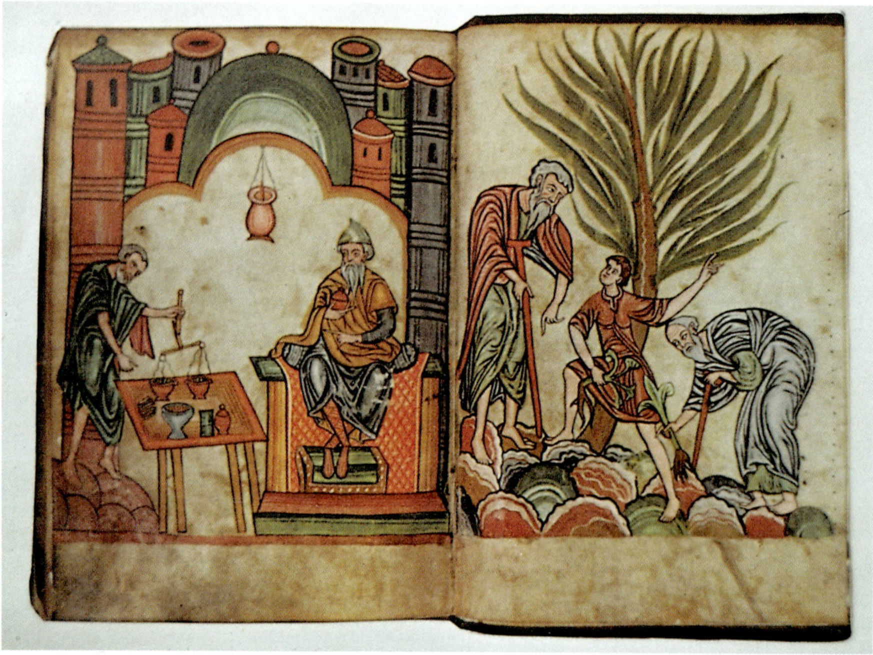

69 Wurzelgräber unter Aufsicht des Arztes. Medicina Antiqua. Codex Vindobonensis 93.

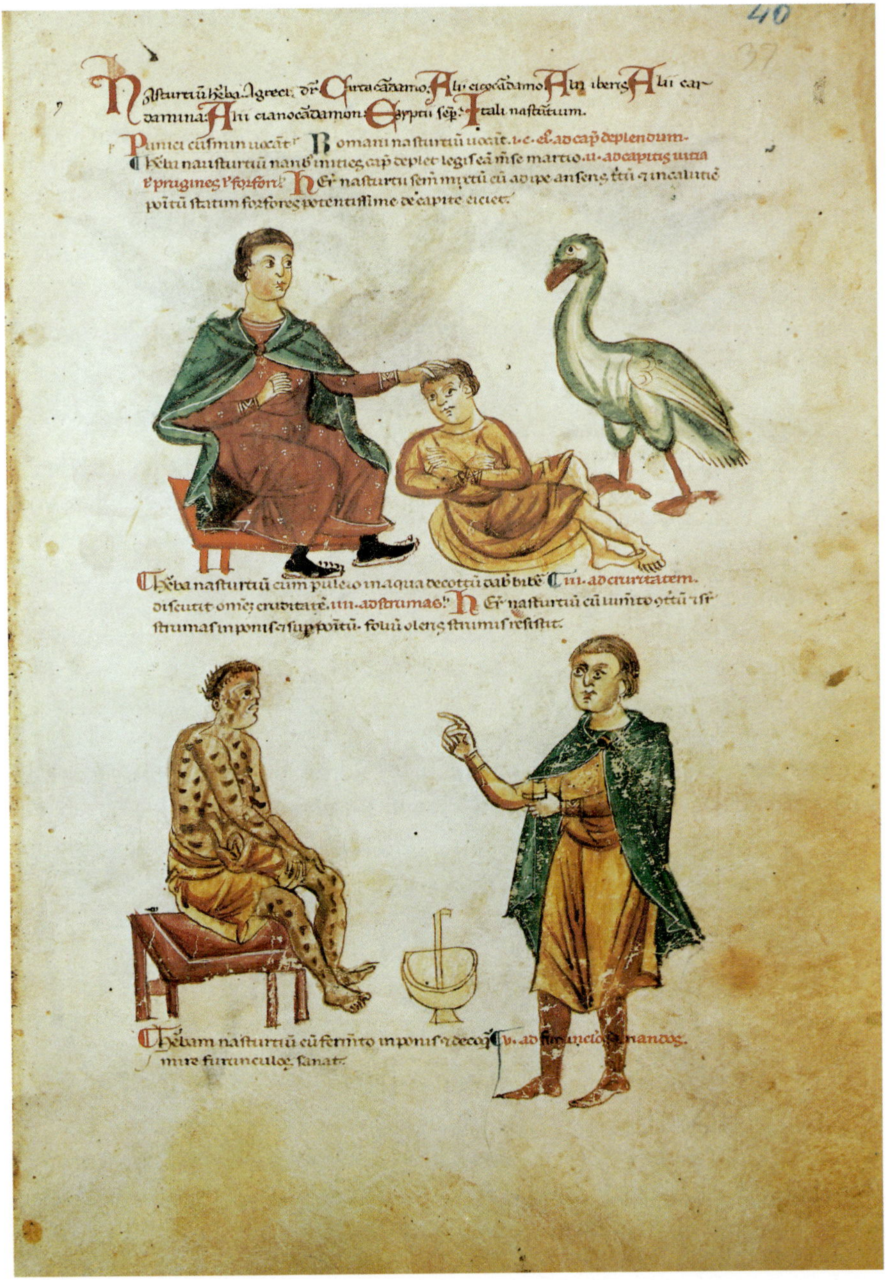

70 Nasturtium

Aus «Medicina antiqua» (zu Abbildung 70):

Die Pflanze Nasturtia*: Von den Griechen Cirta cardamo genannt, von anderen Cicocardamo, von anderen Iberis, von anderen Cardamina, von anderen Cianocaradamon, von den Ägyptern Semper, von den Italern Nasturtium, die Punier sagen Cusmin, die Römer heißen sie Nasturtium.

1. Kur: *Um den Kopf zu leeren*
   Die in die Nase eingeführte Pflanze Nasturtium reinigt den Kopf. Sammle die Pflanze im Monat März.

2. *Bei Kopfbeschwerden oder Juckreiz oder Schuppen*
   Der Samen der Pflanze Nasturtium mit Gänsefett vermischt und zerrieben und auf die kahle Stelle aufgetragen, entfernt aufs allerbeste Schuppen vom Kopfe.

3. *Bei verdorbenem Magen*
   Nasturtium und Pulcium** in Wasser abgekocht gibt zu trinken; das vertreibt alle Magenbeschwerden.

4. *Bei geschwollenen Drüsen am Hals*
   Die Pflanze Nasturtium mit Lomentum*** zerrieben und auf die geschwollenen Drüsen aufgelegt und mit einem Kohlblatt abgedeckt, leistet der Schwellung Widerstand.

5. *Um Furunkeln zu heilen*
   Trage die Pflanze Nasturtium mit Sauerteig auf; das reift und heilt die Furunkel.

---

* Nasturtium (Nasturtium officinalis L., Brunnenkresse, Wasserkresse; bei Berendes Lepidium sativum L. Gartenkresse).

** Pulcium (Mentha Pulgegium L., Polei).

*** Lomentum: Waschmittel bestehend aus Bohnenmehl, Reis und anderen Zutaten (z.B. Lupinen), für kosmetische Zwecke.

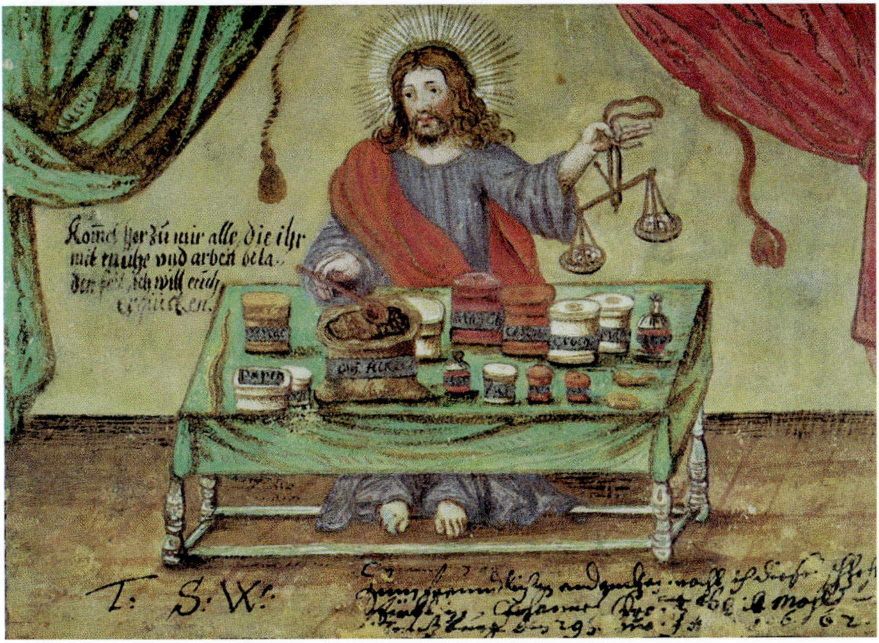

71 Christus als Apotheker. 1662 datiertes Stammbuchblatt.

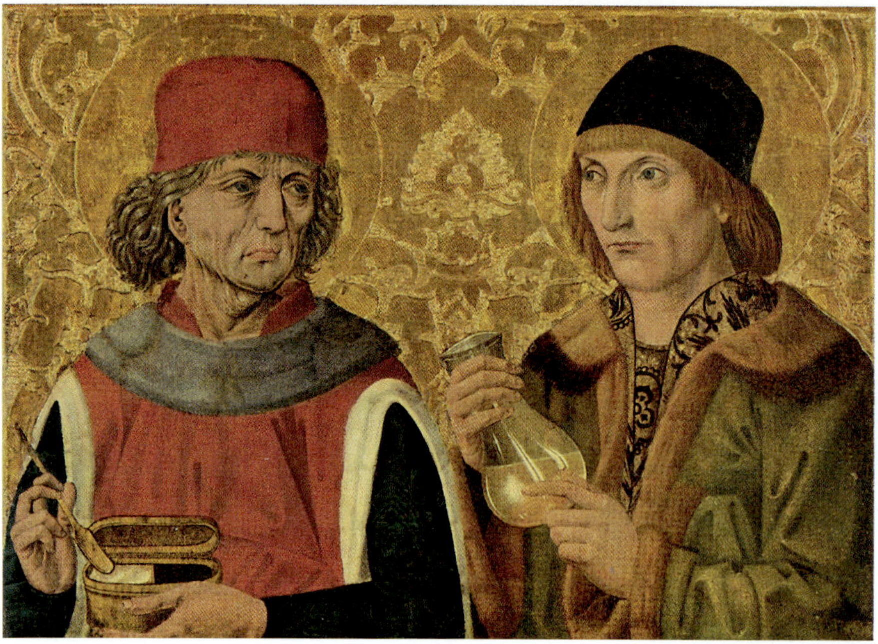

72 Die heiligen Cosmas und Damian.
Predellenflügel vom Hochaltar der ehemaligen Augustinerkirche in Nürnberg.

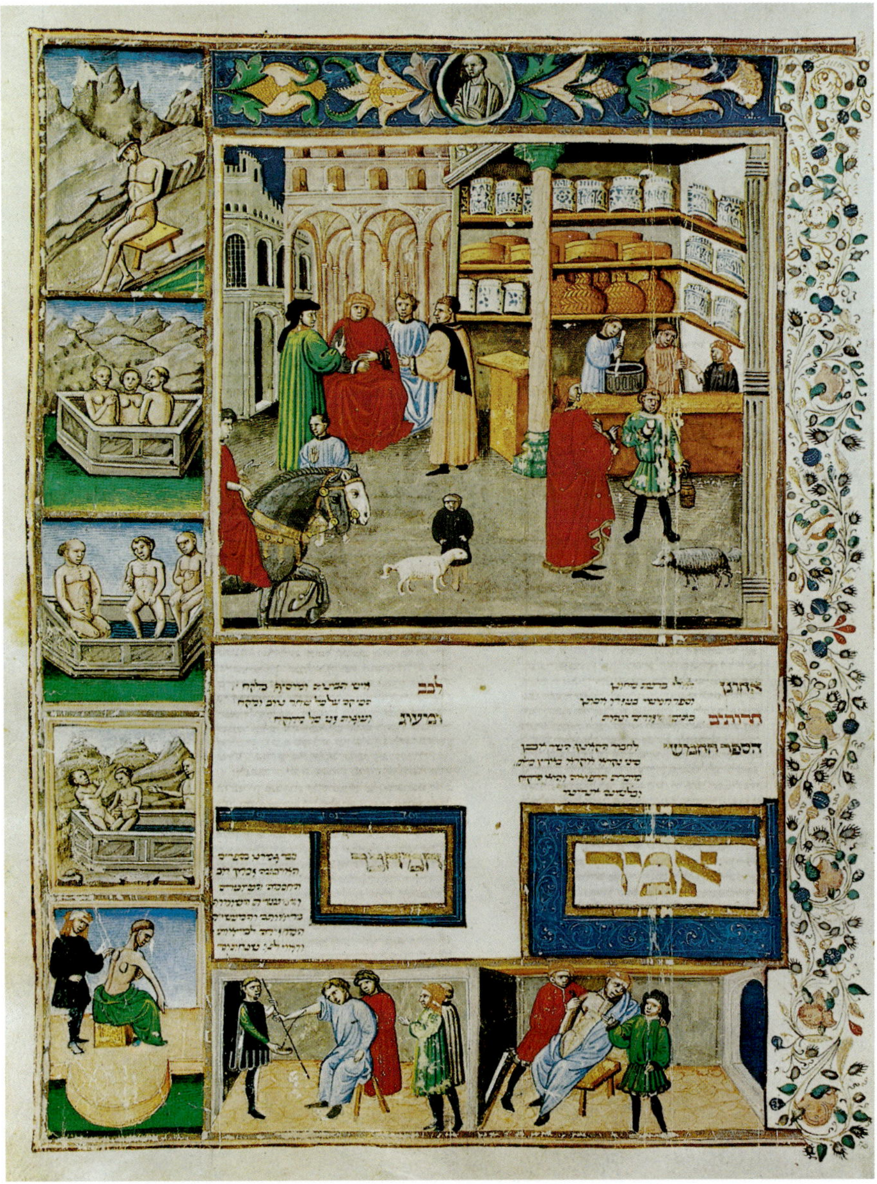

73 *Apothekenabbildung. Miniatur aus dem «Canon Medicinae» des Arabers Avicenna (980–1037) in hebräischer Übersetzung. Avicenna im roten Mantel vor einer nach der Straße hin offenen Apotheke sitzend und Anweisungen für Rezepte gebend. Am Rand Badeszenen, Ansetzen von Schröpfköpfen, Aderlaß und anderes.*

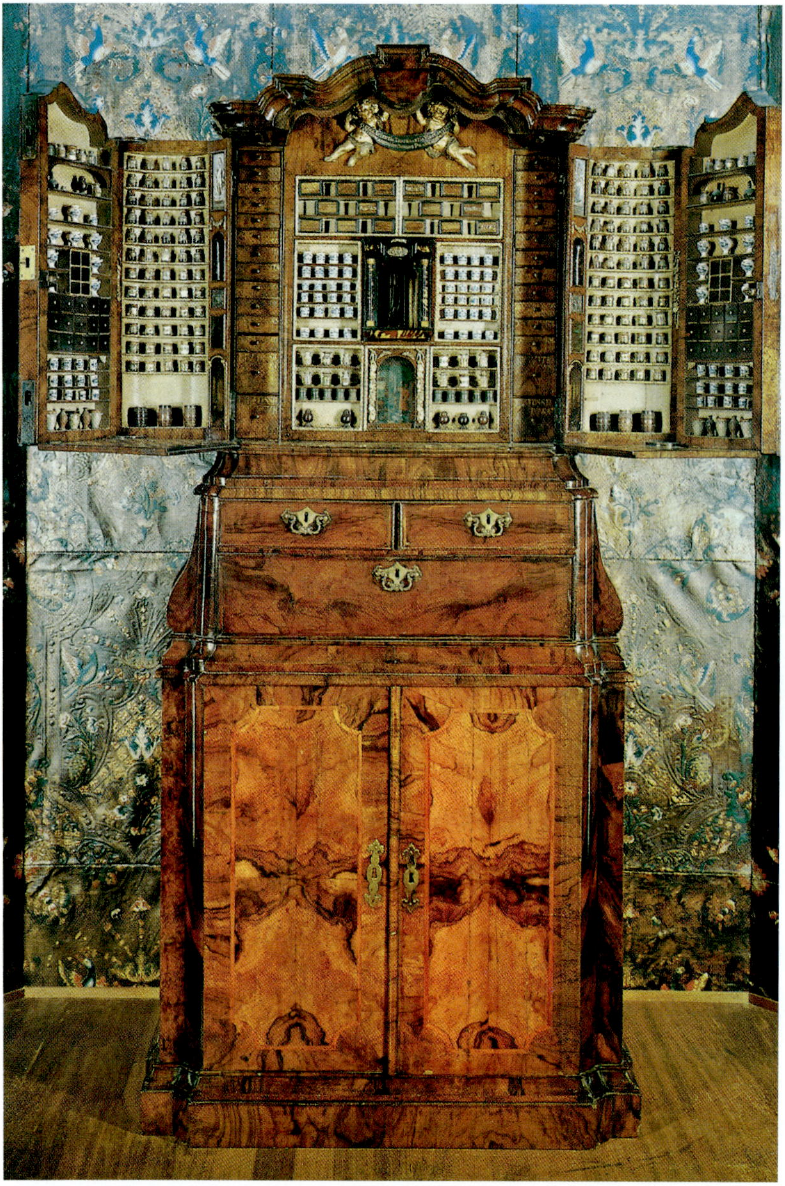

74 *Der einzigartige, zwei Meter hohe Simplizienschrank des einstigen Delfter Collegium Pharmazeuticum von 1730 mit vollständig eingerichteter Miniaturapotheke zur Examinierung der Apothekerlehrlinge. Besonders reizvoll die winzigen blau bemalten Delfter Fayencegefäße. Amsterdam, Rijksmuseum.*

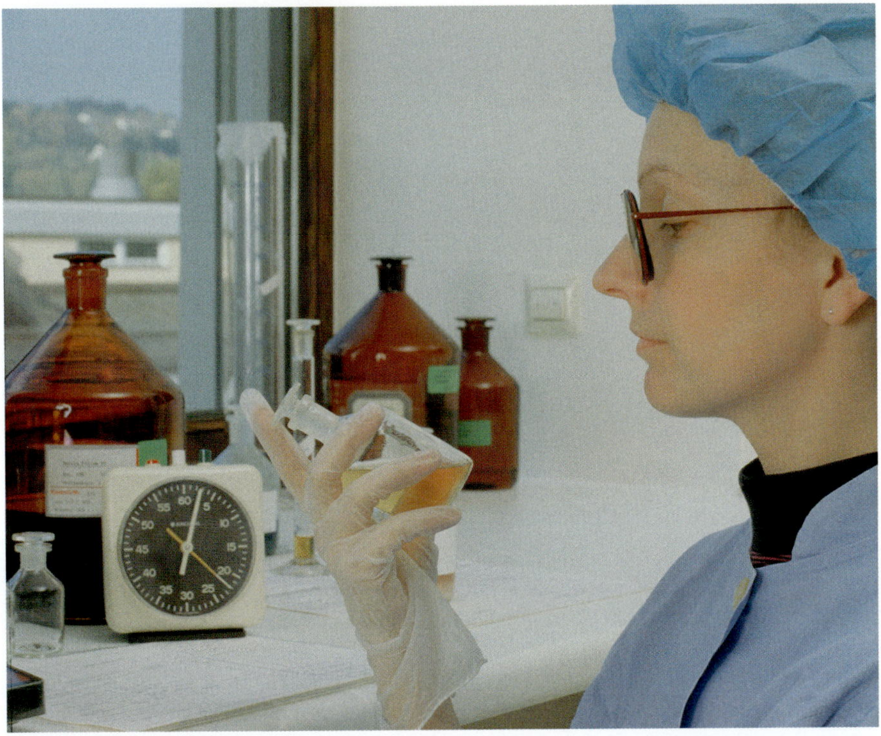

75 Jede flüssige Verdünnung wird sorgfältig von Hand potenziert

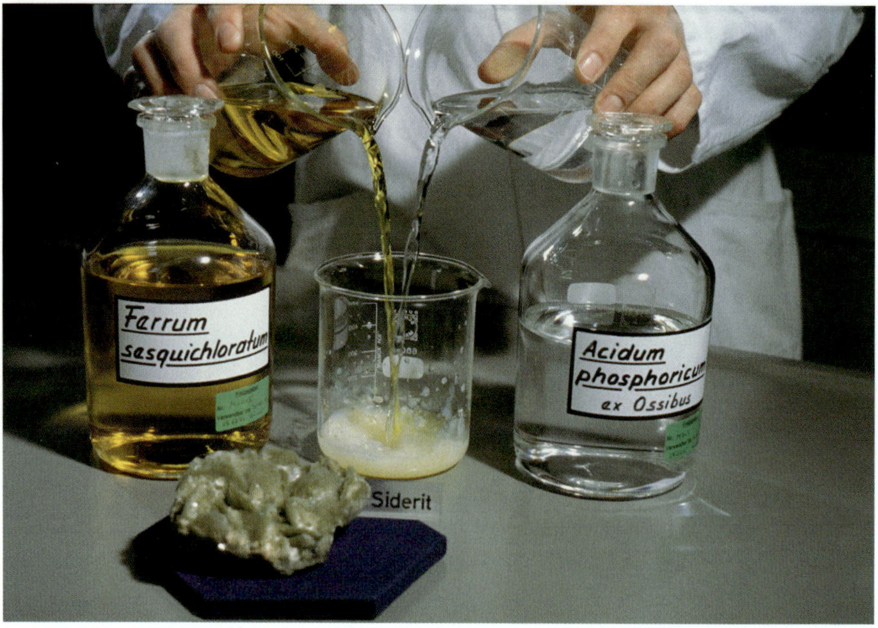

76 Mineralische Ausgangssubstanzen werden teilweise auch im Laboratorium geschaffen

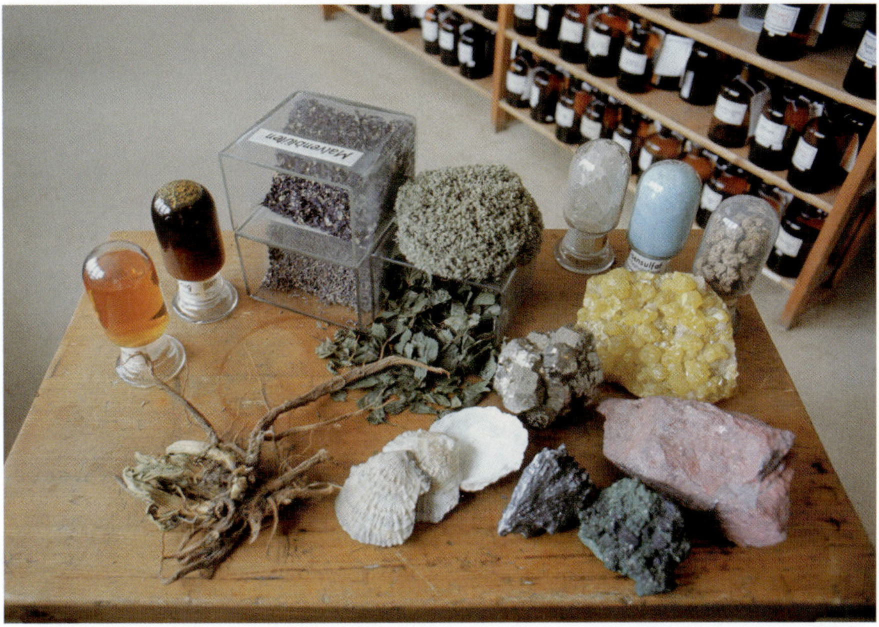

77 Materia medica aus allen drei Naturreichen

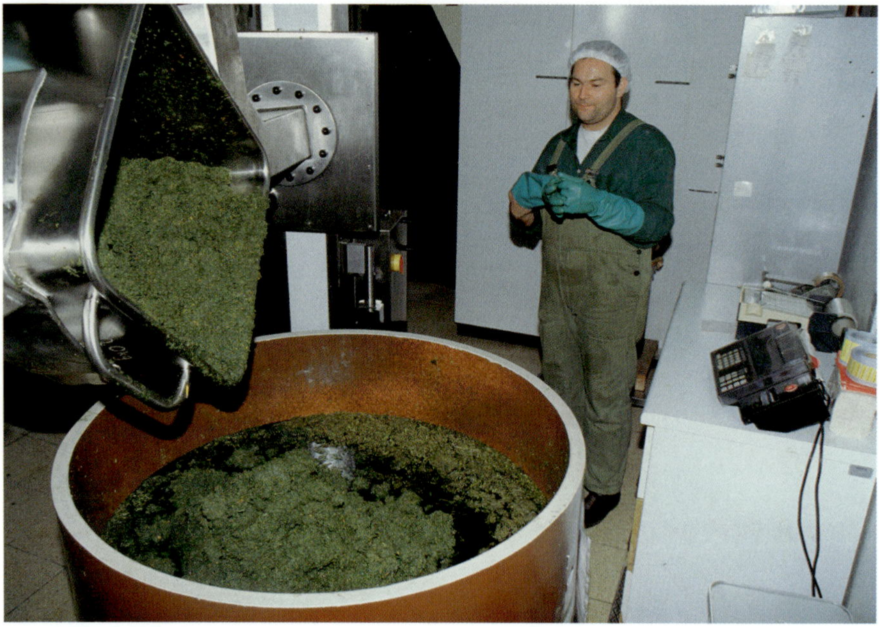

78 Für die Herstellung großer Mengen von Pflanzenauszügen ist der Einsatz technischer Hilfsmittel unerläßlich

Wenn ein Apotheker heute noch – wenn auch selten – auf alte Weise Infuse, Dekokte, Tinkturen, Sirupe und so weiter herstellt, so bedient er sich der Galenik und stellt somit die Verbindung zu dem Mann her, der 129 n.Chr. in Pergamon geboren wurde und längere Perioden seines Lebens (129–199) in Rom als Arzt tätig war: angeblich ist er der Urheber dieses Gebietes der pharmazeutischen Technik. In seinen umfangreichen «Opera» faßte Galen neben eigenen Beobachtungen alles nützliche Wissen seiner Kollegen und Vorgänger zusammen, wodurch ein gutes Bild der antiken Medizin entstand. Hier interessiert vor allem die Arzneiqualitätslehre, die er geschaffen hat.[12] Diese basiert – wie auch seine Konstitutionstypen-(Temperamenten-)Lehre – auf der empodokleischen Vierelementenlehre, die mit ihren elementaren Qualitäten kalt, warm, trocken, feucht und den vier Körpersäften der hippokratischen Medizin zum humoralphysiologischen und -pathologischen Viererschema führte. Sein Einfluß auf die Medizin bleibt bis Mitte des 19. Jahrhunderts bestehen.

Für den griechischen Arzt war die harmonisch-gleichgewichtige Mischung *(krasis)* der Säfte Gesundheit *(eukrasie)* die Störung im Gleichgewicht Krankheit *(dyskrasie)*. Weil jedoch die absolut-harmonische, äquivalente Mischung der Elementarqualitäten eine seltene Ausnahme ist, schafft Galen zur Grundeinteilung Zwischenstufen: jede Elementarqualität bekommt vier Grade. So kann eine Substanz *kalt, feucht, warm, trocken* im ersten, zweiten, dritten oder vierten Grade sein. Daraus entsteht, was man dann die *complexio* eines Arzneistoffes nennt. In Pfeffer und Ingwer offenbaren sich die Qualitäten des Heißen und Trockenen, in der Rose die des Kalten und Trockenen und so weiter.[13]

Mit den Graden will Galen andeuten, daß die Wirkung von einem milden bis zum zerstörerischen Effekt gesteigert werden kann. Der Autor des «Gart der Gesundheit» (1485) gibt in der kurzen Abhandlung, «wie man die gradus verston soll», folgende Erklärung: *«Die heiss im ersten grad hat zweiteil der hitz unnd ein teil keltin / die heiss im andern grad / hat drütel der hitz / unnd ein teil keltin / die heiss im dritten grad / hat vierteil hitz / und ein teil keltin / die heiss im vierden grad / hat fünffteil hitz / und ein teil keltin.*

Nun aber das du ein volkummen verstande habst / wil ich dir bedüten durch merckliche exempel / zu dem ersten / wann du nimpst ein Pfund heiss wasser / und ein Pfund kalt wasser / und vermischt sy durcheinander / so wirt da ein mittelmessig wärmin / so du aber hinzu thust noch ein Pfund heiss wasser / so ist es nit mee mittelmessig / sunder warm im ersten grad / thust du noch ein Pfund warm wasser hinzu / so wirt das wasser wol entpfindtlich warm / das ist der ander grad / thustu noch ein Pfund warm wasser hinzu / so wirt daz wasser so heiss / das du es kum leiden magste / daz ist der drit grad / thust du aber noch ein Pfund hinzu / so wirt es so heiss das du nit leiden magst / und das ist der vierd grad.»

Mit dieser Gradenlehre konnten 64 (= 2×4×8) Qualitäten unterschieden werden. Hier liegt der Ursprung für die heute oft nicht mehr verstandenen Wendungen in den gedruckten Kräuterbüchern wie: *«In primo calor esse gradu, uis sicca secundo dicitur Absinthi ...»* (‹Von Wermut wird gesagt, daß er warm im ersten, trocken im zweiten Grade sei ...›) oder *«Foeniculum medici calidum, siccumque secundo dicunt esse gradu ...»* (‹Fenchel, sagen die Ärzte, ist warm und trocken im zweiten Grade ...›).

Die Heilpflanzenkunde der islamischen Medizin

Jedenfalls für die ersten Jahrhunderte der islamischen Zeitrechnung, in der Periode der Rezeption hellenistischen Wissensgutes, sind die Gelehrten des arabischen Reiches meistens Syrer, Griechen, Perser, Nestorianer, Juden. Sie legten die Basis für hauptsächlich physische Wissenschaften wie Mathematik, Chemie, Astronomie. Gerade aber die gleichzeitige Vorliebe für Alchemie, Magie, Astrologie und Esoterik verführte moderne Forscher dazu, mit ihren Erkenntnismöglichkeiten des 20. Jahrhunderts diese *wissenschaftliche* Aktivität im Islam abwertend als Magie, Aberglauben, Mystizismus und ähnliches einzuschätzen. Langsam aber wächst das Interesse für die wahre, nur aus dem Zeitgeist zu verstehende Bedeutung der islamischen Wissenschaftsstruktur. Nur ein Bruchteil der syrischen, persischen, arabischen Handschriften wurde aufgearbeitet. Auch für die Medizin – dazu für die Heilpflanzenkunde – wird dabei noch sehr viel zu erwarten sein.

Über hundert Autoren, alle Kompilatoren, nennt der arabische Historiograph Ibn abi Usaibi'a (gestorben 1270) für die Schriften über einfache Arzneistoffe (Simplicia).[14] Im Vordergrund stehen die Dioskurides-Übersetzungen. Der fruchtbarste Übersetzer war der nestorianische Christ Hunain ibn Ishaq (808–873/77?), Sohn eines Apothekers. Um 850 herum schuf er, zusammen mit Istafan ibn Basil, die Dioskurides-Übersetzung, der ein enormer Erfolg beschieden war und die von jedem Fachmann zitiert wurde.

Hubais al-A'sam, Neffe des Hunain, übersetzte Galens Werk über die Wirkungsgrade der Heilmittel.

Die erste erhaltene islamische Drogenkunde, «Die Kraft der einfachen Heilmittel», stammt von einem Arzt aus Gondišapur, von Isa Ibn Siharbaht (VIII-2/IX-1). Das berühmte «Paradies der Weisheit», um 850 vom Christen Ali ibn Sahl Rabban at-Tabari verfaßt, geht ausführlich auf einfache Arzneistoffe ein.

Dann kommt der Perser Abu Bakr Muhammad Ibn Zakariya' ar-Razi, 865 in Raiy (deshalb ar-Razi) geboren; das Abendland kennt ihn als Rhazes. Er war der bedeutendste Arzt der islamischen Kulturepoche. Sein Hauptwerk, «Kitab al-Hawi», lateinisch *Liber continens* (weil es alles beinhaltet), bringt unter anderem ein Inventar von 829 einfachen mineralischen, pflanzlichen und tierischen Heilmitteln. Das Werk ist voller eigener, kritischer Beobachtungen, wie zum Beispiel, *«daß alle Heilpflanzen ihre Wirkung spätestens drei Jahre nach dem Einsammeln verlieren»*.[15]

Ein weiterer Perser war Rhazes ebenbürtig: Abu Ali al-Husain Ibn 'Abd Allah Ibn Sina (= Avicenna), 980 in Afšana bei Buhara geboren. Sein berühmter Qanun *(Kanon = Satzung)* enthält einen Abschnitt über die Qualitäten der Drogen, ein alphabetisches Drogenverzeichnis, eine tabellarische Übersicht der Pflanzen- und Drogennamen, der wichtigsten Bestandteile, der Wirkungen im allgemeinen, der Detailwirkungen auf die verschiedenen Organe, der Giftwirkungen und der Gegengifte und schließlich der Ersatzdrogen – etwa in der Art, wie noch heute viele Heilpflanzenlexika eingeteilt sind.

Die galenische Gradenlehre erfährt durch die typisch arabistisch-computistische Grundhaltung eine nahezu groteske Ausbreitung durch Ibn al-Djazzar (gestorben um 1004) in dessen Schrift «Die Zuverlässigkeit betreffs der einfachen Heilmittel»[16]. Er kam auf die Idee, jeden Grad nochmals zu unterteilen in Anfang, Mitte und Ende, wodurch es für jede Elementarqualität nun 12 Stufen gibt: Wir erfahren dann zum Beispiel: *«Cuscuta calida est in primo gradu, sicca in fine secundi ...»* (‹Schierling ist warm im ersten Grade, trocken am Ende des zweiten ...›) oder *«Viola frigida in fine primi gradus, humida in principio secundi ...»* (‹Das Veilchen ist kalt am Ende des ersten, feucht im Beginn des zweiten Grades ...›). Das Werk ist entsprechend der vier Grade eingeteilt. Zu den Drogen des III. Grades gehört zum Beispiel Gentiana. Mit diesem System war es theoretisch möglich, $2 \times 12 \times 24 = 576$ Qualitäten zu unterscheiden! Weil es damals den elektronischen Computer noch nicht gab, war es zum raschen Sterben verurteilt. Die Gradenlehre geriet dann, im ausgehenden Mittelalter, ohnehin in ein dekadentes Durcheinander; was in den ersten gedruckten Kräuterbüchern davon übrig blieb, ist meist nur ein klischeeartiger Torso.

Der Mensch – ein umgekehrter Baum

Die landwirtschaftliche Literatur der antiken und frühmittelalterlichen Autoren enthält zwar naturgemäß Mitteilungen über Heilpflanzen, trägt jedoch nicht zur Heilpflanzenkunde bei. Dennoch verlangt die *nabatäische*[17] Landwirtschaft unsere Aufmerksamkeit, weil darin gelehrt wird, daß der Mensch ein umgekehrter Baum, der Baum ein umgekehrter Mensch sei. Löw[18] weist darauf hin, und bei der Suche nach Quellen stieß er auf die Homologisierung des Aristoteles, von der wir anfangs (siehe oben) berichteten. Das Werk mit dem arabischen Titel «Kitab al-Filaha annabatiya» *(‹eine unerschöpfliche Quelle für den Okkultismus*[19]*›)* ist nach Toufic Fahd[20], der eine Edition vorbereitet [bisher nicht erschienen], in seinem Kern alt, wurde jedoch im Laufe der Zeit vermehrt und umgestaltet und dann von Ibn Wahsiya (X) aus dem Neupersischen ins Arabische übersetzt. Nachdem das Werk definitiv als Fälschung und deshalb wertlos abgetan worden war, wies Plessner[21] darauf hin, daß Pseudepigrapha trotzdem, ihres Inhaltes wegen, Kulturdokumente ihrer Zeit sind.

Hildegard von Bingen und die Klostermedizin

Durch die *Regula Benedicti* oblag es den Mönchen, Handschriften abzuschreiben; Karl der Große verordnete, daß bereits die Schüler der Kloster- und Kapitelschulen auch Heilkunde lernen sollten, und so wurden die Klosterscriptoria zu bedeutenden Überlieferungsstätten antiker und mittelalterlicher Literatur. Daneben pflegten die Mönche – von den Gesetzen (Kapitularen) der Karolinger gefördert – zwar Gemüse- und Heilpflanzengärten, trugen jedoch zur Heilpflanzenkunde selten etwas bei. Am bekanntesten ist vielleicht der Sankt-Galler Klosterplan (um 820), passend zu dem hübschen, in 444 Hexametern von Walahfrid Strabo, Reichenauer Abt, um 840 verfaßten «Liber de cultura hortorum». Er wurde mit seinen Gedichten von 23 Heilpflanzen als «Hortulus» populär.[22] Derartige *Lehrgedichte,* in Verse gekleidete *Wissenschaft,* gab es bereits in der Antike; im Mittelalter erlangten sie wegen ihres mnemotechnischen Wertes große Beliebtheit. Nennen wir noch das wirkungskräftige «Regimen sanitatis salernitanum», das, für Laien bestimmt, mit Hunderten von Ausgaben (bis in unsere Zeit) eine weite Verbreitung erfuhr. Berühmt wurden Verse wie die des Salbei-Kapitels: *«Cur moritur homo, cui salvia crescit in horto»* (‹Warum sollte der Mensch sterben, wenn ihm Salbei im Garten wächst›). *Aber dann: «Contra vim mortis non est medicamen in hortis»* (‹Gegen den Tod ist kein Kraut gewachsen›).

79 *Hildegard von Bingen (1098–1179)*

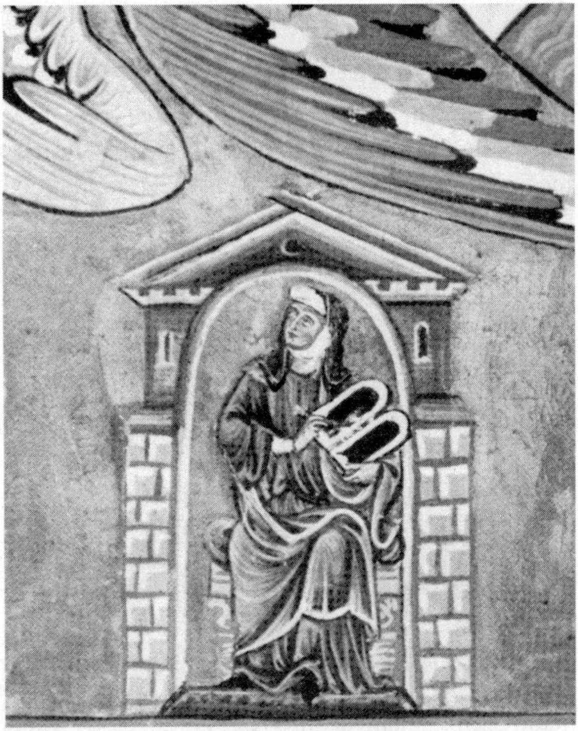

In dieser Zeit leuchtet hell ein Stern am Firmament der Klostermedizin: Hildegard von Bingen (1098–1179)[23], Äbtissin eines Benediktinerinnenklosters, mit visionären Kräften begabt, verfaßte im gereiften Alter verschiedene Werke, von denen eine «Heilkunde»[24] und eine «Naturkunde»[25] hier interessieren. Die «erste deutsche Naturkunde», ein Volksbuch, führt 293 Pflanzenkapitelchen mit Abschnitten über Mineralien und Tiere. Aus den Formulierungen ergibt sich die Kenntnis der humoralphysiologischen Anschauung; aber auch originelle Beobachtungen sind darin enthalten. *«Jede Pflanze ist (aber) entweder kalt oder warm und wächst so, weil die Wärme der Pflanzen die Seele, die Kälte den Körper bedeutet, und dann entwickeln sie sich nach ihrer Art, indem sie mehr Wärme oder mehr Kälte haben.»* So ist *«der Enzian hinreichend warm. Er ist ein vorzügliches Mittel gegen Herz- und Magenleiden …»* Sammeln soll man – so ist ihre Meinung – bei wachsendem Mond, weil die Pflanzen dann vollsaftig sind und besser zu Heilmitteln zu verarbeiten sind als bei abnehmendem Mond. Diese Hildegard-Heilmittel werden sogar heute noch hergestellt und empfohlen.[26]

Paracelsus' verfrühter Impuls

Mensch und Natur sind für Paracelsus (1493–1541) gleichermaßen von den «Drei Prinzipien» Sal–Merkur–Sulphur geprägt. Für diese Anschauung hat man bis heute – außer spätmittelalterlichen trinitarischen Ideen – keine Vorläufer finden können. Vertrautheit mit dem Dreigliederungsprinzip Rudolf Steiners führte jedoch zur Entdeckung, daß mehr als 100 Jahre zuvor ein Franziskanermönch, Frater Ulmannus, ein «Buch der Heiligen Dreifaltigkeit» verfaßte (zwischen 1415 und 1419), in dem die Parallele Blume – Äste – Wurzel zu *Sulphur – Merkur – Boden* zwar in dunkler Formulierung anzutreffen ist.[27] Damit ist aber gleichzeitig der Anschluß an Michael Scotus (um 1300) gegeben, der in einem ebenfalls nur handschriftlich vorliegenden Addendum zu seinem «Liber particularis» die Metalle aus *sulphur, argentum vivum* [=mercurius] und terra[28] zusammengesetzt darstellt.[29] Daß Paracelsus den Ulmannus gekannt hat, halte ich für höchstwahrscheinlich, nachdem er bei seinem *alchemistischen* Freund Schobinger in St. Gallen im Winter 1531/32 längere Zeit wohnte[30] und Schobinger eine um 1530 datierte Handschrift des «Buches der Heiligen Dreifaltigkeit» (jetzt in der Vadian-Bibliothek, St. Gallen) besaß.

Findet man bei Paracelsus die *dreigliedrige* Pflanze? Da Paracelsus sehr unsystematisch war, muß man lange nach Ansätzen dazu suchen. Sicher war er damit vertraut, daß die Idee des Ganzen in den Teilen zu finden ist – von Goethe ausgesprochen, von Rudolf Steiner vollendet dargestellt. So ist für Paracelsus die rote *Haut* des Granatapfels Sulphur, sein Saft ist Merkur, der Kern ist Sal.[31] Hier liegt nun tatsächlich ein Neuansatz, der für die Entwicklung der Heilpflanzenkunde von eminenter Bedeutung hätte werden können. Sein Mahnruf: *«Mir ist die Monarchey, mir nach ...»* wurde nicht gehört, die Zeit war noch nicht reif.[32] Wohl wirkte bei den nachfolgenden Paracelsisten die Idee der *okkulten Qualitäten* weiter, so daß man Lémery[33] verstehen kann, wenn er von der Enzianwurzel schreibt: *«Sie soll mäßig dick sein, frisch sauber, von innen gelb, und man soll die sehr bitteren auslesen. Sie hat viel Oel* [=Sulphur] *und wesentlich Salz* [=Sal] *in sich.»*

Carrichter, Vertreter der «astrologischen Heilpflanzenkunde»

Die Kräuterbuch-Autoren des 16. und 17. Jahrhunderts[34] erfreuten sich noch immer der Gunst vieler Leser, so daß Verleger mit den Nachdrucken keine schlechten Geschäfte machten. Nur ist – bei allem Respekt für besondere Leistungen (bessere botanische, geographische, philologisch-historische, medizinische und zeichnerische Details) – die Bedeutung für die Entwicklung der Heilpflanzenkunde gering. Es waren die eher botanisch orientierten Autoren wie Geßner (1515–1565), Clusius (1526–1609), de l'Obel (1538–1616), Caspar Bauhin (1560–1624) und andere, die der Heilpflanzenkunde ein wissenschaftlicheres Niveau verliehen. Wenden wir uns lieber einem Autor zu, Carrichter, den man, zusammen mit seinen zeitgenössischen Kollegen Thurneisser und Porta, wegen ihrer astrologischen Einstellung abwertend zu den *Außenseitern* rechnet.

Von Bartholomäus Carrichter (gestorben vor 1574) weiß man nicht viel mehr, als daß er Leibarzt der Kaiser Ferdinand I. und Maximilian II. war. Sein Kräuterbuch erschien unter einem Pseudonym mit dem langen Titel: «Horn des heyls menschlicher blödigkeit. Oder / Kreütterbuch Darinn die Kreütter des Teutschen lands / ausz dem Liecht der Natur / nach rechter art der himmelischen einfliessungen beschriben. Durch Philomusum Anonymum (...) Jetzunder erst durch Doctorem Toxiten[35] (...) in truck geben. Straszburg bey Christian Müller 1576.»

Erst 1619 erschien das Werk unter Carrichters Namen. Es ist ein Klein-Folio-Band mit 12 + CLXXXVIII + 6 Blättern, 61 Pflanzenkapiteln und 58 Abbildungen. Das Werk wird eingeleitet mit der «Auszlegung der zwölff Himlischen Zeichen», einer ausführlichen Schilderung der Beschaffenheit und Eigenschaft (unter Einbezug der Elementarqualitäten) von Wurzel, Stengel, Blättern, Blüten und Samen. Danach folgt die «Auszlegung der siben Planeten» in ähnlichem Duktus.

Was sagt Carrichter über die Enzianwurzel? *«Disz gantz gewächsz ist dem Löwen auch der Sonn zuogethon / Aber die wurtz / ist dem Wider vnd dem Löwen auch der Sonn / vu dem Mars vntergeben / die bitterkeit gibt der Mars von wegen seines Widers. Vnter der polus höhe / 47.48.49. aber vnter dem 48. Grad ists am besten», «Die wurtz soll man auszgraben / wann die Sonn in dem zwölften grad der jungfraw kompt / daselb mal ist sie am beste.»*

Bezogen auf die Zeichen des Tierkreises ergibt dies Anfang September (bezogen auf die Sternbilder des Tierkreises gegen Ende September).

Damit waren nicht alle einverstanden, heißt es doch bei Lonitzer (Ausgabe 1679): *«Am Ende dess Mayen sammelt man sie.»* Und Caspar Neumann riet in einer Vorlesung[36], daß – entgegen allgemeiner Empfehlung der Septemberwurzel – *«man die Wurtzel im Frühling sammle von allen Stücken, indem sie im*

Herbst gleichsam wieder einschlaffen». Rudolf Steiner ließ die Enzianwurzel im Mai graben. Modernste Analysen ergaben für die vorsommerlichen Wurzeln die höchsten Bitterstoffwerte. – Carrichter berichtet noch eingehend über die medizinischen Anwendungen aller Pflanzenteile, sowohl innerlich wie äußerlich.

Eine entscheidende Wendung

In der zweiten Hälfte des 18. Jahrhunderts sind die geistigen und technischen Voraussetzungen so weit gediehen, daß eine neue Wende – diesmal im naturwissenschaftlich-materialistischen Sinne – unweigerlich kommen mußte. Als Benjamin Richter 1798 seine Dissertation «Über den Gebrauch der Mathematik in der Chemie»[37] vorlegte, war damit für die Chemie die Periode der Stoechiometrie eingeleitet. Auch in der Medizin traten zunehmend quantitativ-mechanistische Anschauungen ein, bald würden sie sie beherrschen. Etwa zur selben Zeit bereitete Samuel Hahnemann (1755–1843) einen Gegenstoß vor: Mit der Veröffentlichung seines «Organons» (1810) wurde das von ihm errichtete Lehrgebäude der Homöopathie eingeweiht. Ein Pfeiler der homöopathischen Medizin ist das Arzneimittelbild (AMB), die Gesamtheit von Symptomen, die mit einer Arzneistoff-Zubereitung an gesunden Probanden gesammelt werden. Dies ist ein neuer Aspekt, auch für die Heilpflanzenkunde. Am ursprünglichen Gedanken hat sich in den vergangenen 170 Jahren kaum etwas geändert. Die Monographien des Homöopathischen Arzneibuches (HAB) stehen mit ihren chemischen und physikalischen Daten auf gleicher Stufe wie die der *allopathischen* Pharmazie. Echte Homöotherapie erfolgt nicht mit Urtinkturen, sondern mit Potenzen außerhalb stofflicher Konzentration.

Vom Enzian scheint kein AMB gemacht worden zu sein; in seinem «Apothekerlexikon»[38] widmete Hahnemann der Pflanze nur einige konventionelle Zeilen.

Die Geburtsstunde des Wirkstoffgedankens

«Rother Enzian, Bitterwurzel, Bergfieberwurzel: Sie enthält ein eigenthümliches bitteres Princip, Gentianin, in welchem die Wirkung liegt», so steht es geschrieben in einer Universalpharmakopöe[39] des Jahres 1829. Was ist geschehen?

Im Jahre 1805 war es dem Apotheker Sertürner gelungen, aus Opium das *schlafmachende Prinzip* zu isolieren; 1817 gab er der Substanz den Namen Morphium. In den vorangegangenen Dezennien war zwar mehrmals die Rede von wirksamen Prinzipien, wie *principium amarum, pr. adstringens,* aber Sertürner war derjenige, der mit der Reindarstellung einer Substanz aus Pflanzenmaterial die *Ära der Wirkstoffmedizin* einleitete, ein Geschehen von höchster historischer Tragweite. Durch die extreme Überbewertung dieser aus Naturobjekten isolierten Wirkstoffe haben die *biologischen* Heilmethoden in unseren Tagen große Probleme zu lösen. Dem Wissenschaftsbetrieb folgend, wurden nach 1805 immer mehr Wirkstoffe aus Pflanzen gewonnen, so auch das *bittere Prinzip* des Enzians, nach üblichem Vorgehen Gentianin benannt. In einem Vorstadium war bereits der Extrakt der Bitterstoffe – als erste Reduktion vom Gesamtwesen Enzian zum Teilprodukt – hergestellt worden, und so schreibt die erste Niederländische Pharmakopöe (1851) im Enzian-Kapitel: *«Der wirksame Bestandteil ist ein bitterer Extraktivstoff und Gentianin.»* Es hatte sich indessen dieses Gentianin als ein Gemisch verschiedener Bitterstoffe erwiesen, die nun nacheinander isoliert wurden: Gentiopikrin, Amarogentin, Loganin und so weiter. Gleichzeitig entwickelte die analytische Chemie Methoden zur quantitativen Bestimmung solcher Wirkstoffe, um daraus die Qualitätsnorm für eine Droge abzuleiten. Die Bitterstoffe lassen sich bis heute nicht chemisch bestimmen, und so mußte man auf eine biologische Bestimmung des sogenannten Bitterwertes (BW) ausweichen. Der BW ist die Zahl, die angibt, in welcher Verdünnung ein bestimmter Enzianwurzelextrakt gerade noch bitter schmeckt. Mit dieser nackten Zahl ist die *Geschichte des bitteren Elends der armen Gentiana* zu Ende: Aus der dynamisch-qualitativen Gesamtbeurteilung in der Vergangenheit ist, über verschiedene Reduktionsstufen, die wesenlose, zahlenmäßig ausgedrückte Quantitäts-/Qualitätsbeurteilung geworden.

Die Überbewertung dieser Wirkstoffrichtung in der Medizin hat zu manchen Gedankenverirrungen geführt. Der logische nächste Schritt, der auf die Isolierung von Reinsubstanzen aus Naturrohstoffen folgte, war die Aufklärung der chemischen Struktur und dann – wo möglich – die synthetische Herstellung. Damit entstand aber die für die Gesundheit von Generationen fatale Auffassung, diese Retortenprodukte seien *naturidentisch,* weil sie die gleiche chemische Formel und Struktur aufweisen wie die Stoffe der Pflanze selbst. Hier liegt schon der erste Gedankenfehler, denn weil auch der gescheiteste Chemiker nicht hellsichtig ist und somit die Substanz in der Pflanze nicht beurteilen kann, muß er sein Analysenobjekt zuerst völlig zerstören: alles Wesenhafte wird sukzessive ausgeschieden, bis er schließlich einen hundertprozentig reinen Stoff in der Hand hat. Dieser ist aber der Leichnam des Pflanzenstoffes. Die zweite Verirrung formulierte ein hochgelehrter Pflanzenchemiker: *«Die Pflanze ist nur das Verpackungsmaterial für den Wirkstoff.»* Als hätte je jemand gesehen, *«daß eine Verpackung seinen* [lies: «ihren»] *eigenen Inhalt herstellt»* (Pelikan)[40] – so etwa wie die Tube den Senf! Der dritte Fehler wurde vor einigen Monaten formuliert[41]: *«Da die Wirkung ausschließlich vom Wirkstoffmolekül, aber nicht von seiner Herstellungsart abhängt, ist es bei einem derartigen Molekül irrelevant, ob es als Naturstoff oder synthetisch gewonnen wird.»* Obwohl der *Sprecher* von sich selbst überzeugt ist, daß er nur von Molekülen lebt und seinen Geist ernährt!

Man sieht aus solchen Aussagen, zu welch armseliger, einseitiger Reduktion der Wirklichkeit die naturwissenschaftliche Forschung geführt hat. Fortschritt – wieviel unentbehrlich Wichtiges dabei auch gewonnen wird – heißt demzufolge: bei jedem Schritt vorwärts gleichzeitig einen Schritt rückwärts, nämlich weg vom Wesenhaften von Mensch, Tier oder Pflanze.

Die Heilpflanzenkunde der Zukunft

Im Gesamtwerk Rudolf Steiners ist eine große Fülle von menschen-, natur- und substanzkundlichen Betrachtungen enthalten, die für eine Erweiterung der Medizin – und somit auch der Heilpflanzenkunde – das Grundlagenmaterial abgeben.[42] Im neuen, durch geisteswissenschaftliche Forschungsergebnisse erweiterten Menschenbild treten zwei Facetten hervor: die dreigliedrige Funktionalität (Nerven-Sinnes-, Rhythmisches und Stoffwechsel-System) und das Zusammenspiel von übersinnlichen Wesensgliedern (Ich, Astralleib, Ätherleib) und dem physischen Leib. Auf der Basis einer Steuerung der Prozesse im dreigliedrigen Organismus durch die Wesensglieder ist es – erstmals in der Geschichte der Medizin – möglich, Gesundheit und Krankheit geisteswissenschaftlich exakt zu erfassen.

Aus der gemeinschaftlichen Entwicklung von Mensch und Naturreichen werden echte rationelle Beziehungen zwischen Mensch und Arzneirohstoffen ersichtlich. Für die Substanzlehre ist wichtig, daß jedes tot erscheinende Naturobjekt einmal im Lebensleib eines Organismus eingebettet war, daß die Naturobjekte eine Biographie haben wie der Mensch, *biogene* Endstadien – ob mineralisch, pflanzlich oder tierisch – von stoffbildenden Prozessen. Gerade diese erzeugten ihre Qualität. *Technogene* Retortenprodukte haben keine derartige Biographie, ihnen fehlen die aus dem Leben stammenden Qualitäten, was sich unter anderem in den schädlichen Nebenwirkungen solcher Produkte bemerkbar macht. Die Pflanze ist ein dreigegliedertes Wesen wie der Mensch. Die Korrelation von Prozessen in der Pflanze mit denen im Menschen ergeben das Bild der Umkehrung: Wurzelprozesse wirken auf den Kopfpol (Nerven-Sinnes-

System), Blattprozesse im rhythmischen Bereich, Blüte-Frucht-Prozesse im Stoffwechselgebiet. Für Krankheiten, die immer irgendwelche Störungen des harmonischen Gleichgewichts im dreigliedrigen Organismus bedeuten, müssen im Pflanzenbereich Störungen als Gegenbilder (Verzerrungen, Einseitigkeiten, Abnormitäten – sei es morphologisch oder physiologisch oder beides zugleich) der harmonisch-idealen pflanzlichen Dreigliederung zu finden sein. Diese vollkommen neuen Ansichten Rudolf Steiners, dieser absolut neue Begriff der Heilpflanze bilden die Grundlagen für eine Heilpflanzenkunde, die wahrhaftig die der Zukunft genannt werden darf.

80 Beziehung Mensch–Pflanze

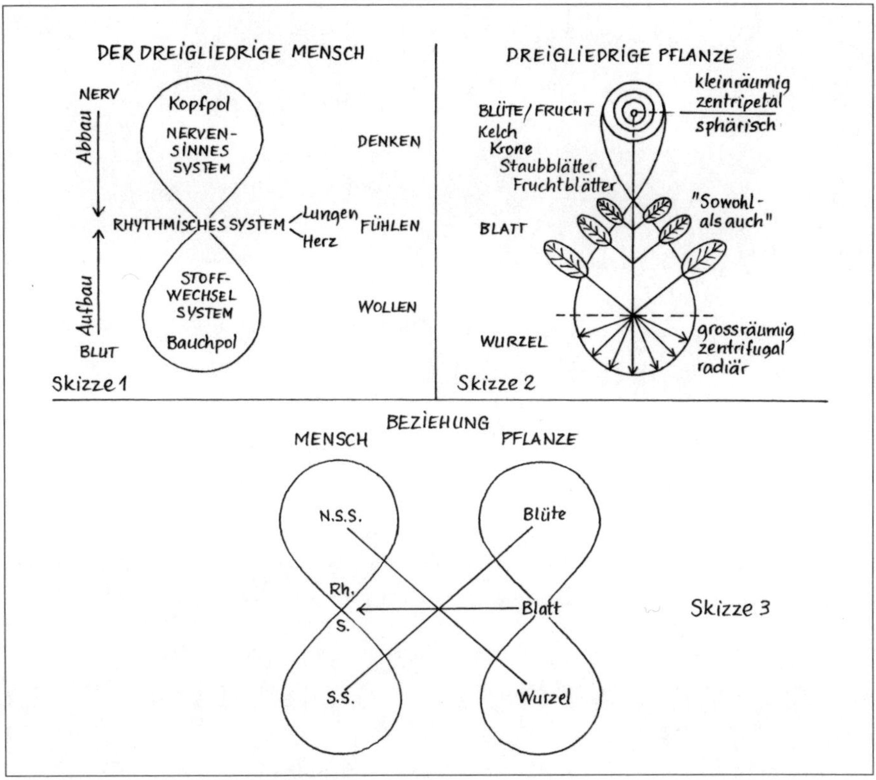

Die anthroposophisch orientierte Medizin

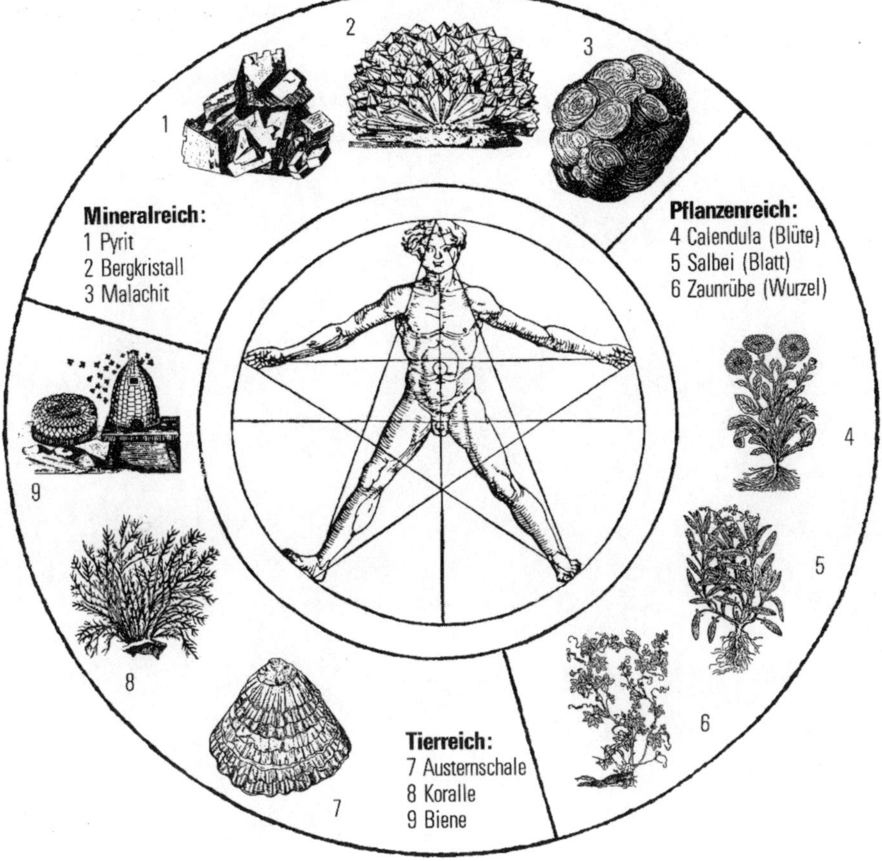

81
Der Mensch ist die Zusammenfassung der Natur, die Natur ist ein breitgefächerter Mensch.

Begriffsbestimmung

*«Ich habe alle Wesen betrachtet:
Steine, Pflanzen, Tiere, und sie sind mir wie
zerstreute Buchstaben erschienen, dazu der
Mensch das vollständige,
lebendige Wort darstellt.»* Paracelsus

Anthroposophie (anthropos = der Mensch, sophia = die Weisheit) ist ein Erkenntnisweg, der das Geistige im Menschenwesen zum Geistigen im Weltenall führen möchte.[1] Die anthroposophische Medizin wird noch immer zu den alternativen Therapierichtungen gerechnet oder kurzerhand als Naturheilverfahren eingestuft.

1. Anthroposophische Medizin ist nicht identisch mit Naturheilkunde. Jedoch spricht man auch, oder dann, von Naturheilkunde, wenn sie von Heilmitteln Gebrauch macht, die aus natürlichen Arzneirohstoffen hergestellt worden sind.
2. Anthroposophische Medizin ist keine Phytotherapie, obwohl etwa 250 Heilpflanzen als Rohstoff und Grundlage zu ihren Heilmitteln gehören. Die Heilmittel aus natürlichen mineralischen Arzneirohstoffen überwiegen jedoch in der anthroposophischen Medizin.
3. Schließlich ist anthroposophische Medizin auch nicht einfach irgendeine Art von Homöopathie. Von ihr übernahm sie lediglich – in stark modifizierter Form – die Technik des Potenzierens und die Potenzbezeichnung. Anthroposophische Medizin – besser *anthroposophisch orientierte Medizin* – ist eine Erweiterung der naturwissenschaftlich orientierten Medizin auf der Basis der anthroposophisch-geisteswissenschaftlichen Forschungsergebnisse.

Die anthroposophisch orientierte Heilkunst wird grundsätzlich von Ärzten ausgeübt. Diese haben – wie alle ihre Kollegen – die übliche akademische Ärzteausbildung absolviert. Sie erarbeiten sich aber in einem zusätzlichen Studium die grundlegenden Werke (die Gesamtausgabe umfaßt etwa 350 Bände) der von Rudolf Steiner (1861–1925) begründeten Anthroposophie, insbesondere der anthroposophischen Menschenkunde.

---

* Anmerkungen S. 224

Unter dem Vorwand, die anthroposophische Medizin sei weltanschaulich gefärbt, meint man, sich von ihr distanzieren zu müssen. Die so denken, haben wohl nicht im Bewußtsein, daß die naturwissenschaftliche Medizin dem Materialismus als Weltanschauung verpflichtet ist.

Erweiterung der Heilkunst: Was ist das?

Wer etwas erweitern will, muß sich über die zu erweiternde Ausgangssituation im klaren sein, und er muß die Erweiterungsnotwendigkeit begründen.

Die naturwissenschaftlich orientierte Medizin wird als Grundlage voll anerkannt. Ohne sie gibt es überhaupt keine ärztliche Existenzberechtigung. Diese Schulmedizin – wie wir sie weiterhin der Einfachheit halber nennen wollen – geht vom materialistisch-mechanistischen Menschenbild aus. Der Mensch sei eine Art von Laboratorium, ein *Industriepalast:* Das Herz wird als eine von einem Motor angetriebene Pumpe betrachtet, die Lunge als Blasebalg, das Nieren-Blasen-System als Kläranlage, die Wirbelsäule als Stoßstange und so weiter. Funktioniert dieser *Maschinen-Mensch* perfekt und störungsfrei, so sei er gesund; tritt ein Defekt (eine Betriebsstörung) auf, so sei er krank und reparaturbedürftig.

Es mag angebracht sein, hier in groben Zügen zu schildern, wie es zu dieser Auffassung vom Menschen, von Gesundheit, Krankheit und Heilung gekommen ist.

Einer der großen Geister, der am Anfang der naturwissenschaftlichen Entwicklung – in Ablösung von der antiken naturphilosophischen Ideenwelt – steht, ist *Francis Bacon* (gestorben 1626), der unter anderem die Forderung aufstellte: *«Wer die Natur erkennen will, muß sie zerschneiden!»* Zerschneiden, das heißt zerlegen, analysieren, anatomisieren, mikroskopieren und so weiter. Damit setzte der Prozeß ein, der vom Ganzen, vom Wesen zu den Teilen führt (Reduktion). Kurz nach Bacon schrieb *Descartes* die «Abhandlung vom Menschen» (1632), deren erstes Kapitel überschrieben ist: *«Wie eine Maschine gestaltet sein müßte, die unserem Körper ähnlich ist.»* Und Descartes war der Meinung, daß ein Arzt mit dem Patienten so umgehen soll wie der Uhrmacher mit einer defekten Uhr! Die äußerste Konsequenz dieser Denkrichtung ist mit dem Werk «L'homme machine», «Der Mensch, eine Maschine» (1748) von *Julien Offray de Lamettrie* gegeben.

Ab Mitte des 18. Jahrhunderts vollzog sich die Wendung vom *qualitativ-dynamischen* Denken zum *mechanistisch-quantitativen* Vorgehen in den Wissenschaften, zuerst in Mathematik und Physik, dann in der Chemie und schließlich in Biologie und Medizin. Jetzt kommt es zu den legitimen Fragen, zum Beispiel: Was ist das schlafmachende Prinzip im Opium, was das bittere, magenwirksame Prinzip in der Enzianwurzel, und so weiter?

Im Jahre 1805 isolierte der Apothekergehilfe *Sertürner* das reine Morphium aus Opium als das *schlafmachende Prinzip,* und damit wurde das Zeitalter der Arzneiwirkstoffe eingeleitet. Chemisch-physikalische, genau definierbare, aus Naturobjekten (zum Beispiel Arzneipflanzen) isolierte Stoffe, deren pharmakologische Wirkungen in Tierversuchen erwiesen sind und deren therapeutischer Einsatz unter exakter Dosierung kontrollierbar ist, seien den Naturheilmitteln überlegen. Noch besser seien die synthetisierten, sogenannten naturidentischen Retortenprodukte, weil man dabei vom uneinheitlichen Pflanzenmaterial unabhängig sei. Dieser Reduktionsprozeß vom ganzheitlichen Organismus (Mensch, Tier, Pflanze) zu seinen Teilen rangiert unter dem Begriff Fortschritt. Daß aber jeder Schritt vorwärts (Fortschritt) gleichzeitig einen Schritt rückwärts, vom Wesen der Dinge weg, bedeutet, dessen ist man sich kaum bewußt. Am Ende stehen jedoch nur noch Teile, Moleküle, Atome, Elementarteilchen, kurz – eine Scherbenwelt bleibt übrig! Das ist die Folge der fragmentarisierenden Weltansicht auf Grundlage einer materialistischen Weltanschauung.

Nun behauptet die moderne Physik, daß die Gegenstände aus Molekülen, Atomen und Elementarteilchen bestehen. Das ist ein verhängnisvoller Irrtum, auch wenn es wahr ist, daß man heutzutage einen Gegenstand in Elementarteilchen zerlegen kann. Daraus aufgebaut ist der Gegenstand jedoch nicht. Besteht der Mensch aus den vielen Knochen, Nerven, Sehnen, Organen und so weiter, in die er zerlegt werden kann? Um zu lernen, wie die Blüte einer Pflanze gebaut ist, kann man sie zerlegen in Kronblätter, Kelchblätter, Staubgefässe, Fruchtblätter, Fruchtansatz und so weiter. Besteht nun die Blüte aus diesen Teilen? Ist die Summe dieser Teile die Blüte? Weil wir nicht der Schöpfer dieser Blüte sind und uns der Bauplan fehlt, ist es uns unmöglich, aus den Teilen die Blüte wieder aufzubauen. Sogar aus den toten Teilen, in die eine Uhr zerlegbar ist, kann ohne Konstruktionsplan nicht wieder eine Uhr zusammengebaut werden. In der Uhr ist der Konstruktionsplan inbegriffen, wie in Mensch, Tier und Pflanze der Plan des Schöpfers inbegriffen ist.

Aber nur auf Basis der toten, den Gesetzen der Physik und Chemie gehorchenden Körper gilt der Satz: *Das Ganze ist die Summe der Teile*. Aus den Teilen des menschlichen Leichnams kann nie wieder ein lebendiger, beseelter und vom Geist getragener Mensch gemacht werden. So mögen in einer Heilpflanze – nehmen wir die Kamille – noch so viele Wirkstoffe gefunden (isoliert) werden, nie im Leben ist die Kamille als die Summe dieser Wirkstoffe zu betrachten. *Das Ganze ist hier weit mehr als die Summe der Teile.* Auch bevor die Phytochemie in der Kamille bestimmte Wirkstoffe zu entdecken begann – vor etwa 200 bis 150 Jahren –, war die Kamille die genau gleich wertvolle Heilpflanze, die sie heute mit der Wissenschaft der Wirkstoffe ist: sie hat ihre Heilkraft seit ihrer Schöpfung, und aus dieser. Es ist von grundlegender Bedeutung, auf diesen Bereich des physisch Nichterfaßbaren, des Übersinnlichen hinzuweisen und zu erfahren, daß dieser Geistbereich zur Wirklichkeit gehört.

Die Naturwissenschaft arbeitet ausschließlich mit meß-, zähl- und wägbaren Werten; alles nicht Meßbare ist für sie nicht Gegenstand der Wissenschaft. Das Leben, die Seele und den Geist kann man nicht auf die Waage und an die Meßlatte legen. Die harten Daten, die Physik und Chemie von der Materie liefern, sind wahr. Die Naturwissenschaft hat immer recht mit dem, was sie aussagt; sie hat jedoch unrecht mit dem, was sie verschweigt (Carl Friedrich von Weizsäcker). Mit dem, was die Naturwissenschaft verschweigt, befaßt sich nun gerade die anthroposophische Geisteswissenschaft, weil dieser verschwiegene Bereich zur Wirklichkeit gehört. Dies alles heißt nun nicht, daß die anthroposophische Medizin und Pharmazie von Wirkstoffen – soweit es die Heilpflanzen oder tierische Drogen betrifft – nichts wissen will. Ihre Kenntnis ist auch für die Herstellung (und Kontrolle) von Heilmitteln der anthroposophischen Medizin wichtig, in erster Linie für die Verantwortung des eigenen Wissenschaftsstandards, dann auch wegen der Anforderungen, die die Behörden an Heilmittel stellen.

Die Wirkstoffe als solche bleiben jedoch für eine geisteswissenschaftlich-anthroposophische Betrachtung nur abstrakte, formelhafte, tote Materie. Ohne Zweifel wirken sie; ihre *Wirkung* muß meßbar sein, zum Beispiel die Herabsetzung des hohen Blutdruckes, die Zahl bestimmter Blutelemente und so weiter. Um aber als *Heilmittel* bezeichnet werden zu können, müßten diese Stoffe auch *wirklich* heilen, das heißt eine dauerhafte Heilung bewirken und nicht nur – wie wichtig auch – Symptome vertreiben. Wir werden bei der Beantwortung der Frage: *Was ist ein Heilmittel?* auf den Unterschied zurückkommen.

Die Einseitigkeit der naturwissenschaftlichen Wahrheit wurde herausgestellt, um die Notwendigkeit einer erweiterten Betrachtung zu unterstreichen. Es wäre jedoch genauso einseitig, sich ausschließlich auf geisteswissenschaftliche (anthroposophische) Aspekte festzulegen. Nur in der Zusammenschau der naturwissenschaftlichen Grundlagen – die voll anerkannt werden – und anthroposophisch-geisteswissenschaftlicher Überlegungen wird eine echte, wirklichkeitsgemäße Ganzheit erkennbar werden.

Das erweiterte Menschenbild der anthroposophisch orientierten Medizin

Der Maschinen-Mensch der Naturwissenschaft steht auf einer Linie mit allen physischen Körpern: eigentlich ist er der Leichnam. Dieser nur physische Körper müßte, wie alle physischen Körper, früher oder später die Gestalt aufgeben, müßte zerfallen, vermodern, verrosten. Nun verrostet oder vermodert der Mensch offensichtlich – unter normalen Umständen – nicht, im Gegenteil, er bewahrt seine Gestalt in voller Frische. Ferner: der physische Körper des Menschen unterliegt der vom Erdmittelpunkt ausgehenden *Schwerkraft*. Dieser Erdenkraft wird offenbar im lebendigen Menschen von einer Kraft, welche den Zerfall verhindert, entgegengewirkt. Diese *Leichtekraft,* welche die Naturwissenschaft nicht kennt, ist der Grund dafür, daß der Mensch sein Eigengewicht nicht spürt, sondern auf der Waage ablesen muß. Diese Lebenskraft bezeichnet die anthroposophische Menschenkunde als vom *Ätherleib* oder *Lebensleib* ausgehend. Der Lebensleib ist eine übersinnliche Organisation, das heißt mit naturwissenschaftlichen Mitteln (messen und so weiter) nicht faßbar, und dennoch eine Wirklichkeit. Den vom Lebensleib durchdrungenen physischen Körper nennen wir, gesamthaft, den *Leib* (das Wort *Leib* hängt mit dem Zeitwort *leben* zusammen).

In der Schulmedizin ist der physische Körper der Bereich für therapeutische Eingriffe, seien sie medikamentös, physisch-therapeutisch oder chirurgisch.

Der Lebensleib, das heißt die nicht sichtbare oder faßbare, übersinnliche, dennoch reale Organisation entzieht sich der naturwissenschaftlichen Betrachtung. Nur die *Äußerungen des Lebens* im physischen Körper können durch sie erfaßt werden, das Leben selbst nicht. Mit dem nur physischen Körper sind wir im Bereich der toten Materie, des Erdhaften, *Mineralischen*. Seine Wirkungen kommen beim Menschen zum Beispiel in der Knochenbildung zum Ausdruck.

Mit dem vom Lebensleib durchdrungenen physischen Körper sind wir auf der *Pflanzenstufe*. Die Pflanze wurzelt im Erdreich und strebt dem Himmel entgegen: sie ist ein belebtes Wesen, das sich im Wachstumsprozeß der Schwere entzieht.

Selbstverständlich hat auch das Tier einen physischen Körper, der mit einem Lebensleib verbunden ist. Es unterscheidet sich jedoch von der Pflanze durch eine weitere übersinnliche Organisation, mit der das Tier ein ihm entsprechendes Bewußtsein entwickelt. Tiere können damit *Empfindungen* wie Begierden, Triebe, Lust und Schmerz zeigen. Dieses dritte Wesensglied wird *Empfindungs-* oder *Seelenleib* genannt. Das Tier ist ein *beseeltes* Wesen. Auch beim

Menschen durchdringt der Lebensleib seinen physischen Körper und ist zugleich in den ihn dirigierenden Seelenleib eingebettet.

Vom Tier unterscheidet sich jedoch der Mensch durch sein Selbstbewußtsein (Bewußtsein seines Bewußtseins), dessen höchstentwickelte Stufe in seinem *Ich-Wesen* gipfelt. Durch diese aller-individuellste persönliche Ich-Kraft kann der Mensch aufrecht gehen, sprechen und denken, kann er schöpferisch und kulturschaffend (aber auch kulturzerstörend) tätig sein, kann er sich für etwas *begeistern.* Dies alles fehlt dem Tier. Es zeigt nicht den geringsten Ansatz einer kulturschaffenden Tätigkeit: Die Wespen bauen ihre Nester wie immer und zeigen dabei keine Entwicklung, der Fuchs fängt mit gleicher Schlauheit Hühner wie seinerzeit seine Urahnen. Die Vier-Wesensglieder-Betrachtung ist einer der anthroposophisch-menschenkundlichen Grundpfeiler, der es dem geschulten Arzt erlaubt, die naturwissenschaftlichen Beurteilungsmöglichkeiten in Diagnostik und Therapie zu erweitern im Sinne einer echten Ganzheitsmedizin. Hier sind – um es vereinfacht auszudrücken – das individuell-harmonische Gleichgewicht im Wesensgliedergefüge als Gesundheit, Störungen im Bereich der Wesensglieder als Krankheiten zu betrachten.

Es wird einleuchten, daß hier das *Maß des Menschen* eine ungeahnte Dimension hat. Sie ist ungemein umfassender als die des Maschinen-Menschen der Naturwissenschaft. Das wirkliche Maß des Menschen ist ein universelles Maß der Schöpfung, *«in der der Mensch»,* wie Paracelsus sagt, *«die Zusammenfassung der Natur, die Natur ein unendlich breit gefächerter Mensch ist».* In der Urvergangenheit eine Einheit bildend, folgen dem gemeinsamen Entwicklungsweg von Erde, Natur und Mensch nach und nach Trennungen: Die Reiche der Mineralien, der Pflanzen und Tiere werden aus der Einheit mit dem Menschenwesen herausgelöst, so daß nunmehr die Naturreiche dem Menschen gegenüberstehen.

So betrachtet, haben alle Naturobjekte ihre Ur-Beziehungen zum Menschenwesen. Für jeden geringsten Aspekt des unerhört komplizierten menschlichen Organismus gibt es in der Natur ein *Gegenbild,* und die Frage *«Warum kann ein Naturrohstoff zu einem Heilmittel werden?»* ist damit prinzipiell beantwortet. Jedes Naturobjekt hat seit seiner Schöpfung eine dem Menschen zugeneigte Seite, trägt die *Heilverwandtschaft* in sich. Dadurch ergeben sich zwei Wege der *Heilmittelfindung:* der eine soll versuchen, im Naturobjekt die Verbindung zu einem Krankheitsprozeß zu erkennen, der andere geht vom Krankheitsbild aus und sucht den dazu passenden Naturprozeß. Die so gefundenen *«Heilmittel nach dem Maß des Menschen»* haben, bei sachgemäßer Anwendung, keine schädigenden Nebenwirkungen.

Die Mensch-Natur-Beziehung ist von immenser Bedeutung: Der Mensch wird hier als *Wesen der Mitte* erkannt. Er ist das Wesen der Mitte par excellence seit der Schöpfung: *«Himmel und Erde schaffen den Menschen»* – so erinnerte Paracelsus an dieses Urereignis. Bei den Möglichkeiten, ein Ebenbild Gottes werden zu wollen oder eine Teufelsbrut, ist die Mitte der einzig rechte Platz für den Menschen. Auch für die Beurteilung von Gesundheit und Krankheit des Menschen spielt die Mitte eine mächtige Rolle: von der Mitte sich wegzubewegen erträgt der Mensch nur in einem sehr beschränkten Maße.

Geringste Abweichungen von der individuellen Körpertemperatur (von etwa 37 ° Celsius) führen zu Krankheit; in bezug auf die Außentemperatur weiß jedermann, wieviel an Kälte oder Hitze er ertragen kann – Grenzüberschreitung kann zum Tode führen. Druck, Sog, Lärm, Lichtreize – alles nur bis zu einem gewissen Grade, direkt um das individuelle Mittelmaß ertragbar, sonst treten wiederum Krankheiten und Schädigungen auf. Der Mensch lebt zwischen den polaren Funktionssystemen von *Aufbau und Abbau:* Aufbau vom Stoffwechsel-System (SS) = Bauchpol, und Abbau vom Nerven-Sinnes-System (NSS) = Kopfpol ausgehend. Es würde zu weit führen, hier die menschenkundlichen Grundlagen dieser Systeme auszubreiten.

Verstehen kann man, daß aufbauende Prozesse auch auflösende, entzündungsfördernde, fiebrige sind, abbauende dagegen verdichtende, verhärtende, sklerotisierende Tendenzen haben. Im Gleichgewicht wirksam, sind sie für den gesunden Menschen notwendig – der Mensch braucht beide, jedoch zu einem bestimmten individuellen Mittelmaß. Im gesunden Körper werden die polaren *Gegner* von einem Mittelsystem, als Barriere, im Gleichgewicht gehalten. Dieses mittlere, eigentlich gesundende System ist das rhythmische System (RhS) von Atmung und Kreislauf. Rhythmus ist überhaupt die Grundlage eines gesunden Lebens! Die Gesundheit hat also in der Mitte ihren Platz, dort herrschen die Gesetze einer Ganzheit, Gesetze des Heils. Heil heißt ja ganz, heilen ist ganzmachen, das gestörte Gleichgewicht wiederherstellen. Heute hat man noch als verblaßte Erinnerung an diese Urgegebenheit, wenn man sagt: Dieser Mensch ist aus seiner Mitte geworfen!

Heilen heißt also die gestörte Mitte wiederherstellen. Der Arzt verfügt dabei über viele Möglichkeiten, von denen eine wichtige die Anwendung von Heilmitteln im Sinne von Medikamenten ist. Das Heilmittel ist gerade – richtig verstanden – *das Instrument, das in der Mitte heilt.*

Der Ur-Typus des Heilmittels der anthroposophisch orientierten Heilkunst

Von anthroposophischen Heilmitteln zu sprechen ist eigentlich falsch, es gibt sie so wenig wie zum Beispiel materialistische oder kommunistische Heilmittel. Gemeint ist immer: Heilmittel der anthroposophisch orientierten Heilkunst. Rudolf Steiner hat in seinen Ärztekursen und vor allem in Zusammenarbeit mit Ärzten der Klinisch-Therapeutischen Institute (heute Ita Wegman-Klinik), Arlesheim, viele neuartige Heilmittel entwickelt.

Die Gruppe der sogenannten Heilmittel für typische Krankheiten ist vorwiegend auf das Prinzip von Polarität und Mitte aufgebaut. Jede Körperfunktion pendelt, wie aus der obigen Ausführung abgeleitet werden kann, zwischen den auf- und abbauenden Kräften, in rhythmischem Wechsel – ein Zuviel, ein Zuwenig, eine gesunde Mitte. Die Schulmedizin würde hier versuchen, das Zuviel wegzunehmen, das Zuwenig aufzufüllen. Eine Heilung ist dieses Vorgehen jedoch nicht. Die anthroposophisch orientierte Heilkunst geht aufs Ganze mit dem Ziel, die gestörte Mitte wiederherzustellen, braucht dafür eine Komposition (nicht: Kombination als Mischung von Stoffen) polarer Naturheilkräfte, die mittels eines dritten Naturheilprinzips oder eines besonderen Verfahrens verbunden werden.

So sind – um nur ein Mittel mit Namen zu nennen – die polaren Heilkräfte im Cardiodoron® durch Himmelsschlüssel (Primula veris) und Eselsdistel (Onopordon acanthium) gegeben; das verbindende dritte Naturobjekt ist das Bilsenkraut. Dazu kommt in diesem Fall der besondere pharmazeutische Prozeß des Digerierens, das heißt des Erwärmens auf 37° C über längere Zeit. Das Mittel dieser Konzeption ist ein Basismittel zur Regulierung der Herz-Kreislauf-Tätigkeit. Für die Materia Medica der anthroposophisch orientierten Medizin hat Rudolf Steiner noch weitere, ganz neuartige Verfahren entwickelt.

Die anthroposophische Medizin und Pharmazie steht, bei allem, was bereits erreicht werden konnte, noch am Anfang ihrer Entwicklung.

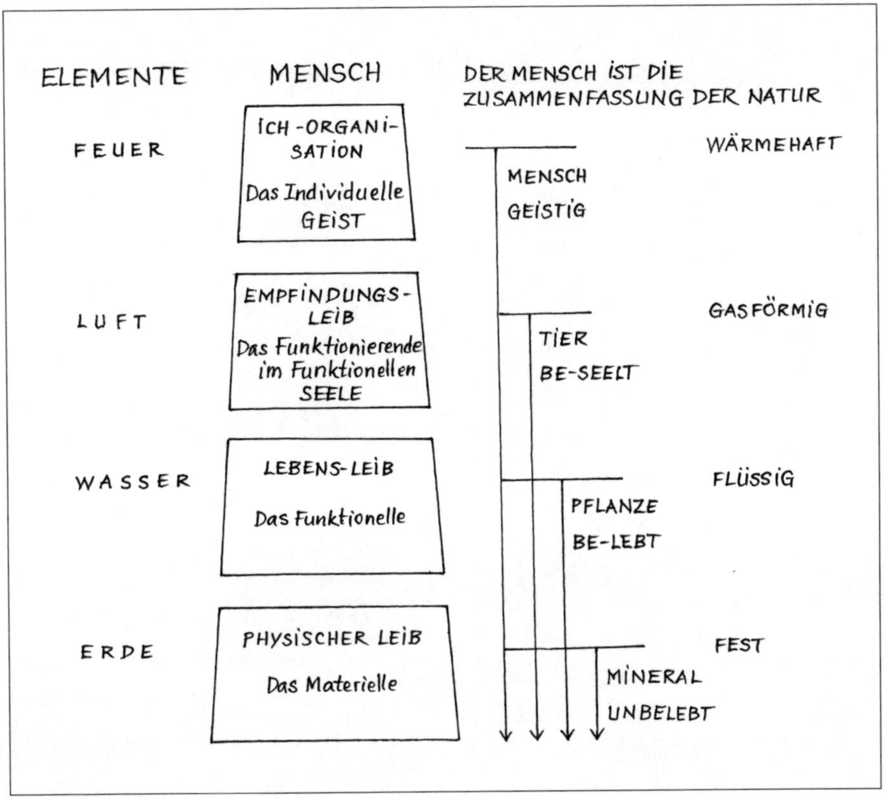

82 Schema

Literatur-Information

Die grundlegenden Werke (Bücher, Vorträge) Rudolf Steiners erscheinen im Rudolf Steiner-Verlag, Dornach. Für die anthroposophisch orientierte Medizin sind insbesondere die Bände Nr. 312–319, für die Naturwissenschaften die Bände 320–326 von Bedeutung.

Sekundär-Literatur
Husemann/Wolff (1986–1991), Bott (1987), Schöffler (1991).

Die Mistel in der Krebsbehandlung*

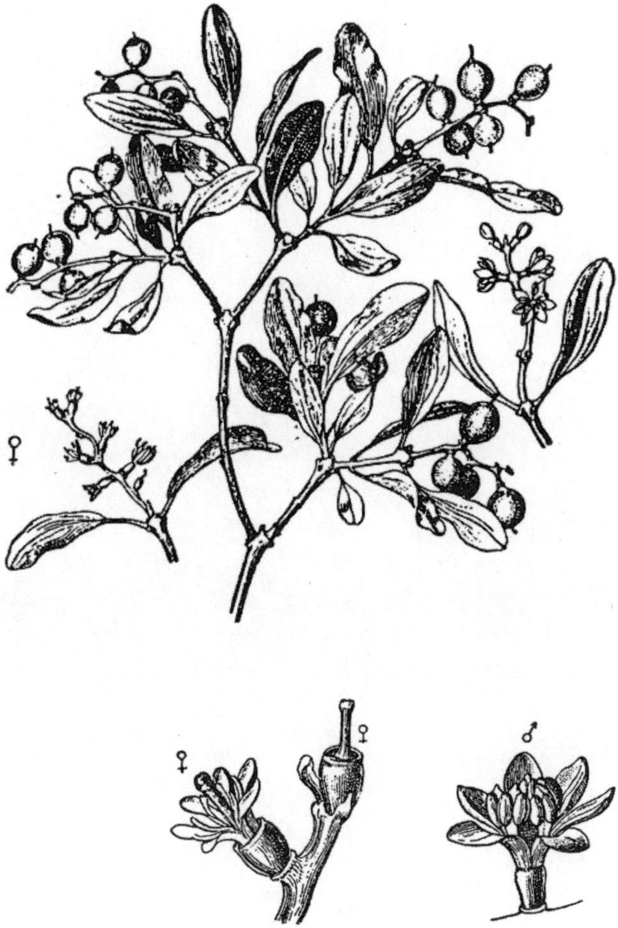

83 Die Eichenmistel, Loranthus europäus (Aus: Hegi, III Flora)

---

* In: «Deutsche Apotheker-Zeitung» 114, Stuttgart 1974.

Durch die Untersuchungen von Vester[1*] und anderen über die tumorwirksamen Stoffe der Mistel geriet diese Heilpflanze erst recht in das Blickfeld der Krebstherapeuten, aber auch in das der Historiker und derjenigen Fachleute, die ihren Beiträgen über die Mistel eine historische Einleitung voranschicken.

Nun haben Bellmann und Daems 1965[2] aufgrund eingehender Literaturuntersuchungen die Frage, ob die Mistel ein altes Krebsheilmittel ist, mit *nein* beantwortet. Der Grund für diese Untersuchung war die immer wieder auftauchende Behauptung, daß schon in der antiken Medizin Mistel(leim) für die Behandlung von Krebs gebraucht wurde. Nach unserer Ansicht werden dabei immer wieder die *Tumoren,* von denen bei Celsus, Dioskurides, Plinius und anderen die Rede ist, mit Krebs identifiziert. Wir werden gleich diese antiken Angaben daraufhin genauer anschauen. Übersehen wird aber auch, daß wir in dieser Quellenuntersuchung das Ausschließungsverfahren angewandt haben: wir prüften die Literaturstellen, in denen von Krebs(heil)pflanzen oder Krebsmitteln die Rede ist. Die Mistel befindet sich darunter nie, was eine hohe Beweiskraft bedeutet, wenn man bedenkt, daß man in der älteren, noch unkritischen Medizin in der Begrenzung gerade keine Grenze kannte. Mit anderen Worten: die Mistel würde sicherlich unter die Krebspflanzen eingereiht worden sein, wenn sie auch nur hie und da wirklich als solche gegolten hätte.

Die letzten Autoren, die sich mit der Mistel als Krebstherapeutikum befaßten, waren Becker und Schwarz[3] (Karlsruhe). Ihr Beitrag ist eine objektive Orientierung über den Stand der Mistelwirkstoff-Forschung. In der kurzen historischen Einleitung wird auf die Arbeit von Bellmann und Daems hingewiesen, wie auch auf das Primat, das diese Autoren Rudolf Steiner geben. Allerdings werden nun wieder einige *Angaben in älteren Schriften* vorangestellt, die den Eindruck wecken können, daß die Mistel seit alters ein Krebsmittel gewesen sei: *«Soviel an Zitaten aus alten Kräuterbüchern und ähnlichen Schriften zur Tumorwirksamkeit der Mistel.»* Sicher steckt dahinter keine Absicht – die Verfasser verfügten auch über keine wesentlich anderen Angaben als die, welche die Geschwulst-erweichende und -eröffnende Wirkung hervorheben. Darin ist jedoch gerade die Quelle gegeben für die immer wieder abgeschriebene, unrichtige Auffassung, daß die Mistel ein altes Krebsmittel sei.

---

* Anmerkungen S. 224

Der Krebsbegriff in der antiken Medizin

In der hippokratischen Schrift[4] «Epidemische Krankheiten»[5] heißt es: *«Derjenige bei welchem ein Krebsgeschwür im Schlunde durch Brennen behandelt wurde, wurde durch mich gesund gemacht.»* Hier handelt es sich um eine Pharynxulzeration, die durch Kauterisation behandelt wurde.

Etwas weiter[6]: *«Eine Frau in Abdera bekam ein Krebsgeschwür an der Brust. Dasselbe hatte folgende Beschaffenheit: es floß eine blutige Jauche aus der Brustwarze hervor. Als dieser Fluß aufhörte, starb sie.»* In «Frauenkrankheiten»[7] wird das Mamma-Karzinom genauer beschrieben: in den «Aphorismen»[8] ist von *okkulten* Carcinomen die Rede. Dann aber heißt es in den «Vorhersagungen»[9]: *«... gefährlich aber sind die Favi, die in der Tiefe verborgenen Carcinome, die aus Epinyctiden entstehenden Herpesarten, und zwar solange, bis die Betreffenden sechzig Jahre um ein Bedeutendes überschritten haben. Bei Greisen stellen sich solche Geschwülste niemals ein, doch befallen sie latente Carcinome und Oberflächencarcinome und begleiten sie bis an ihr Lebensende. Was die Körperstellen anlangt, so sind die Achselgruben, die Weichen und die Schenkel schwerer zu behandeln, denn bei ihnen kommt es zu Abszessen und Rezidiven.»*

Eine gewisse Einteilung also, aber auch eine ganz unscharfe Abgrenzung. Diese Situation wird bei Celsus nicht besser, im Gegenteil. Aulus Cornelius Celsus, der kein Arzt war, schrieb dennoch das beste medizinische Werk des lateinischen Altertums, etwa zwischen den Jahren 25 und 35 n. Chr. Was sagt Celsus darin über Krebs?

In seiner «Medicina»[10] heißt es unter anderem[11]: *«Jede krebsige Entartung zerstört nicht allein das, was sie ergriffen hat, sondern dieselbe schleicht auch weiter und dann äußert sie sich unter sehr verschiedenen Krankheitsformen.»* Von diesen Formen beschreibt Celsus dann das erysipelas und das gangraina. Den Krebsgeschwülsten widmet er ein eigenes Kapitel[12]: *«Bei dem Übel, welches carcinoma heißt, läuft der Kranke keine so große Gefahr als bei dem eben geschilderten, falls es nicht durch Unvorsichtigkeit von seiten des Arztes verschlimmert wird.»* So fängt dieses Kapitel an: *«Gewöhnlich entsteht zuerst die Form, welche die Griechen kakoéthes nennen, aus diesem wird dann das karkinoma ohne Geschwür; zuletzt entsteht ein Geschwür, und daraus erheben sich dann warzenartige Exkreszenzen (thymium). Von diesen angegebenen Formen kann nur die, welche kakoéthes heißt, geheilt werden; die übrigen werden durch die Behandlung noch mehr gereizt, und zwar um so mehr, je stärkere Mittel man anwendet.»* Kakoéthes will besagen: bösartig, aber *«Man kann (indessen) das heilbare kakoéthes von dem nicht heilbaren karkinoma nicht sogleich, sondern erst im Verlaufe der Zeit und durch (Behandlungs-)Versuche unterscheiden.»*

In dem nächsten Abschnitt[13] bespricht Celsus das Therioma, von dem man heute noch nicht weiß, was damit gemeint ist. Als Verschlimmerungsstadium tritt die phagedaina auf – die Volkssprache hat dafür, mehr als tausend Jahre später, den Ausdruck: fressender Brand. Therioma und phagedaina, *«diese beiden Geschwürsarten entstehen, wie alle krebsartigen Geschwülste, besonders bei Greisen oder solchen, deren Körper kachektisch ist»*. Es wurden also zu den Krebsgeschwülsten auch Tumoren gerechnet, die damit ätiologisch nichts zu tun haben.

Celsus' «Medicina» enthält auch eine Arzneimittellehre. In dieser befindet sich nun gerade das Rezept, das dazu geführt hat, die Mistel als altes Krebsheilmittel anzusehen. Unter der Überschrift: Umschlag zur Linderung der Schmerzen bei krebsartigen (= karkinodé) Geschwüren und Zellgewebsabszessen (= phymata) ist folgende Vorschrift[14] verzeichnet (die Mengenangaben lassen wir weg): *«Rp. Galbanumharz, Mistelleim, Ammoniakgummi, Terpentinharz, Rindstalg, gebrannte Weinhefe in größtmöglicher Menge, und zwar setzt man so lange davon zu, bis die Masse nicht trockner ist, als ein Umschlag sein muß.»*

Kaum fünfzig Jahre später stellt Dioskurides in seiner «Materia medica»[15] die erweichende Wirkung von Mistelpräparaten folgendermaßen heraus[16]: *«Er* [der Vogelleim] *hat, mit gleich viel Harz und Wachs gemischt, die Kraft zu vertheilen, zu erweichen, zu reizen, Geschwüre, Drüsen an den Ohren und andere Abscesse zur Reife zu bringen. In der Compresse heilt er Epinyktiden; mit Weihrauch erweicht er alte Geschwüre und bösartige Abscesse.»* Diese Angaben von Celsus und Dioskurides fanden ihren Weg zu allen späteren Kräuterbüchern.

Galen (129–200) war der erste, der eine geschlossene Abhandlung «Ober die krankhaften Geschwülste» (peri tön para physin onkön, *Tumores praeter naturam*) geschrieben hat; zwischen 169 und 180 datiert man die Schrift.[17] Galen unterschied drei Arten von Wachstum: a – das natürliche, = secundum naturam; b – das quantitativ über die Natur hinausschießende, = supra naturam, und c – das qualitativ von der Natur abweichende, = praeter naturam. Aus dem letzten gingen die Geschwülste hervor.

Krebs ist bei Galen eine örtliche, krankhafte Veränderung als allgemeine Störung in der Säftemischung. In Kapitel 13[18] der genannten Schrift beschreibt Galen, wie die Geschwülste die Folge sind des Eindringens der *schwarzen Galle* in das Fleisch: das ist der fressende Brand, die phagedaina. *«Es ist über-*

flüssig» – so fährt er fort – *«chironische und telephische Geschwüre zu erwähnen, es genügt, sie alle gemeinsam als bösartig zu bezeichnen. Auch die Krätze (psora, scabies) und die Schuppenflechte (lepra) sind schwarzgallige Erkrankungen ausschließlich der Haut, wenn sie aber in den Blutadern und im Fleisch entstehen, dann nennt man sie Krebs.»*

Bei der Aufzählung der sogenannten Fistel[19] sagt er: *«Das sind nun alles krankhafte Geschwülste, und zu denen gehören auch Brandbeulen, feuchter Brand (gangraina), Bläschenausschlag (herpes), Rotlauf (erysipelas), Verhärtungen (scirrhi), Wassergeschwülste (oedemata), Krebse (karkinoi).» Richter,* der Übersetzer und Herausgeber der Schrift, beklagt sich darüber, daß es so sehr schwierig ist, für die verschiedenen Termini der Geschwülste die adäquaten deutschen Begriffe zu finden. Onkos und Tumor sind eben Geschwülste, das ist klar. Apostema = Erhebung = abscessus; exole = Erhabenheit = eminentia; phima = germina, surculi und excrescentia = Gewächse, Auswüchse, und so weiter. Der Zürcher Medizinhistoriker *Ackerknecht,* der sich eingehend mit der Entwicklung des Krebsbegriffes im Laufe der Geschichte beschäftigt hat, schreibt[20]: *«Galen ... unterschied 61 Sorten von krankhaften Geschwülsten und zu denen rechnete er nicht nur Krebs und Lipom, sondern auch Ödem und Erysipel. Aber auch Virchows Tumorbuch von 1863 enthält noch z.B. Tuberkulose, Hydrozele, Syphilis, Lepra, Rotz. Die häufige Verwechslung des Krebses mit anderen Geschwulstformen ist übrigens wohl die zwangloseste Erklärung von den zahlreichen älteren Berichten über Krebsheilungen, die durchaus nicht nur von auf Krebsheilung spezialisierten Quacksalbern stammen.»*

Wie man nun aus diesen älteren Quellen die Mistel mit der Etikette *Krebsheilpflanze* hat versehen können, ist ein Rätsel!

Paracelsus – Krebs – Mistel

Man hört auch immer wieder, daß *Paracelsus* die Mistel bei Krebs angewendet haben soll. Auch hier liegt ein Irrtum vor, diesmal mehr vom nomenklatorischen Ursprung.

Dank des unschätzbaren Registerbandes[21], den *Martin Müller* 1960 zu *Sudhoffs* Gesamtausgabe[22] herausgab, können sämtliche Krebs-, Mistel- und Viscusstellen im Werke des Paracelsus mit relativ wenig Zeitaufwand studiert werden. Von den 78 Seiten, die für das Wort Krebs festgelegt sind, entfallen zwei auf Viscus, von dem es insgesamt 49 Hinweise hat, und keine einzige auf

Mistel. Bleibt die Frage, ob denn bei Paracelsus nicht Viscus mit Mistel identisch ist.

In den «Schüleraufzeichnungen» zum 1. bis 5. Buch zu Paracelsus' Basler Vorlesungen «De Gradibus» (1527) heißt es[23]: *«Buxus, die mistel, non viscus, viscus enim proprie est gsotten harz, tunc protrudit de locustis arborum pini. abietis, quercus.»* Dieser Passus gehört zu der Cura in hyposarca ex quartana.

Folgende Formulierung aus den gleichen «Schüleraufzeichnungen» könnte Verwirrung stiften[24]: *«Viscus quercinus est buxus, id est, mistel, et fit eodem modo ut alkali ex absynthio. Viscus ist ein ieglichs harz, das man seut von einem ieglichen baum, ut gluten.»*

In einer Nachschrift der «Vorlesungen über Wunden und Wundheilung» (Winter 1527 auf 1528) findet sich unter den verschiedenen Mitteln zur Behandlung von *«Vergicht»: «liquor misserii, id est mistel an den bäumen (viscus non est mistel) ...»* In der gleichen Nachschrift nochmals zur Cura zur Vergicht: *«liquor misserii, id est von mistel (nam viscus proprie non est mistel, misserium autem etc.).»* Und schließlich folgende Stelle im Buch II der «Wundarznei»[25], Kapitel VII: *«Von der heilung der offen scheden, wie ir anatomei inhelt»* – handelnd von Fisteln, fressenden Löchern, Krebs, Sirei [=scirrhi] –: *«Also seind die recepten in der sirei: recipe schiff bech ein pfunt, visci pini und abietis, iegliche ein halb pfunt, visci aus den locusten der lerchenbaum ander halb pfunt, bulharz ein vierling, lass sie durcheinander zergehen mit halb sovil wachs und öl, sovil gnug ist, das es werde zu einem pflaster.»*

Es ist aus diesen Stellen klar ersichtlich, daß Paracelsus keine Mistel bei Krebs angewendet hat und daß er mit Viscus Harze und Balsame von Koniferen und anderen Bäumen gemeint hat. Eben wegen Verwechslungsmöglichkeit mit Mistel (Viscum) notierten sich die Zuhörer und Kopiisten die eindeutige Erklärung, die Paracelsus höchstwahrscheinlich bei der Vorlesung gegeben hat. Übrigens wissen weder Schmaltz[26] noch Körbler[27], die sich mit dem Problem der paracelsischen Krebsmittel befaßt haben, etwas über Mistelanwendung bei der Krebsbehandlung zu berichten.

Anmerkungen

Von Apollon bis Hippokrates

1 GA 312, Vortrag vom 21.3.1920.
2 Edelstein (1969).
3 Vogel (1956).
4 Schöner (1964).
5 Daems (1966).
6 Keil (1989), S. 189, 196.
7 Sudhoff I, 8, 181 (Paragranum).
8 Ders. I, 11, 188 (Vom Irrgang der Ärzte).
9 Daems (1982), Die antike Diät richtete sich im Laufe ihrer Entwicklung auf die Faktoren: 1. Umwelt; 2. Wachen und Schlafen; 3. Ruhe und Bewegung; 4. Essen und Trinken; 5. Ein- und Ausscheidung; 6. Gemütsverfassungen. Man nennt sie die sex res non naturales, die bis weit über die Renaissance-Zeit hinaus in den sog. regimina sanitatis, den «Gesundheitsregeln», eine wichtige Rolle spielten.
10 Reps (1950 und 1952).
11 GA 149 , Vortrag vom 30.12.1913, S. 57f. In weiteren Vorträgen äußerte sich Rudolf Steiner über Apollon o.a. in: GA 113, Vorträge vom 28.8. und 30.8.1909; GA 116, Vortrag vom 25.10.1909; GA 148, Vortrag vom 10.2.1914.
12 GA 123, Vortrag vom 10.9.1910, S. 189.
13 Reps (1950 und 1952).
14 Zur Mythologie siehe Kerenyi (1996).
15 Hermes Trismegistos (im Ägyptischen «Thot», lat. «Mercurius»), der Dreimalgroße Hermes. Sohn des Zeus und der Maia. Über Hermes sprach Rudolf Steiner viele Male. Zum Beispiel hielt er einen öffentlichen Vortrag unter dem Titel «Hermes» am 16.2.1911 in Berlin, GA 60 und GA 53, Vortrag vom 16.3.1905; GA 106, Vortrag vom 11.9.1908; GA 109, Vortrag vom 21.1.1909; GA 123, Vortrag vom 2.9.1910; GA 144, Vortrag vom 5.2.1913.
16 Dies veranlaßte Kurt Pollak, die Frage zu stellen, ob es sich hierbei um den ersten Kaiserschnitt gehandelt hat. Pollak (1969), S. 22.
17 Lethe, Fluß oder Quelle in der Unterwelt, aus dem die Toten tranken. Der Trunk löschte in ihnen die Erinnerungen an die Ereignisse im irdischen Leben, vor allem an dessen Freuden, aus.
18 Chiron oder Cheiron war neben Nessos der bekannteste Kentaur (Wesen mit dem Unterleib eines Pferdes und mit menschlichem – männlichem oder weiblichem – Oberkörper). Zur Bedeutung der Kentauren äußerte sich Rudolf Steiner in: GA 126, Vortrag vom 28.12.1910, und in GA 178, Vortrag vom 25.11.1917.
19 Edelstein (1969), S. 7.
20 Sudhoff I, 11, 125 (Defensiones septem).
21 Kos ist eine zu den Sporaden gehörige Insel in der Ägäis. Die Bauten des späteren Asklepieions wurden durch Erdbeben zerstört.
22 Epidauros, Kurort im nordöstlichen Peloponnes gelegen. Heute erinnern beträchtliche, übersichtlich freigelegte Ruinen an das antike Asklepieion, dessen Hauptbauten im 4. und 3. Jh. v. Chr. entstanden sind.

23 Die Arbeit wird von Prof. Dr. Dr. Gundolf Keil weitergeführt; siehe Vorlesungsverzeichnis der Universität Würzburg WS 1996/97, Vorlesungsnummer 03621.

24 Soranos von Ephesos, 82–135 n.Chr. Nach Studien in Alexandria praktizierte Soranos Anfang des 2. Jh. in Rom. Im griechischen Original sind erhalten vier Bücher «Gynäkologie» und ein Buch über «Verbände» (illustriert) und aus einer «Geschichte der Medizin» eine «Biographie des Hippokrates». Andere Werke sind in ihrer lateinischen Übersetzung bekannt: durch Caelius Aurelianus ist das Hauptwerk von Soranos, «Über akute und chronische Krankheiten», erhalten.

25 Pauly (1979), Lemma Euryphon. Siehe auch: Pollak (1969), S. 94f.

26 Reps (1950 und 1952).

27 «Gesundheit für alle im Jahr 2000» forderte die WHO in ihrer Declaration of Alma Ata, Genf 1978.

28 Von Platon (427–347 v.Chr.) wurde Hippokrates dem Polykleitos und Pheidias gleichgestellt. Im «Phaidros» stellt Platon die Methode von Hippokrates als Muster dar, und im «Timaios» setzt er sich mit dessen Denken auseinander.

29 Der Einfluß der hippokratischen Schriften auf Aristoteles (384–322 v.Chr., Schüler des Platon) tritt deutlich zu Tage in seiner «Metaphysik», in der er den Unterschied zwischen Empirie und Kunst im Hinblick auf die Medizin erörtert. Zur Zeit von Aristoteles wurde Hippokrates «der Große» genannt.

30 Diokles von Karystos, 4. Jh. v.Chr., wurde von Plinius als *«der größte Arzt nach Hippokrates»* bezeichnet. Er verfaßte u.a. ein Werk über Anatomie und das erste medizinische Kräuterbuch (rhizotomikon).

31 Herophilos, geboren in Kalchedon, wirkte in der 1. Hälfte des 3. Jh. v.Chr. und beschrieb in einem Werk (anatomika), das aus mindestens drei Büchern bestand, als einer der ersten Organe und Körperteile auf Grund der Sektion von menschlichen Leichen. Außerdem entwickelte er eine hochdifferenzierte Pulslehre. Siehe Kudlien (1967), S. 12.

32 Erasistratos aus Kos, ca. 304–240 v.Chr., Anatom und Pathologe, befaßte sich mit der pharmakologischen Wirkung zahlreicher Heilpflanzen. Seine Schriften behandelten z.B. Anatomie, Pathologie, Hygiene, Arznei- und Nahrungsmittel, Giftlehre.

33 Hippokrates, siehe Fuchs (1895).

34 Schöner (1964), S. 15.

35 Choulant (1956), S. 10ff. Choulant (1791–1861) war Mediziner und machte sich um die Geschichte der Medizin verdient.

36 Sudhoff (1922), S. 63f.

37 Grensemann (1968), S. 29–41. Siehe auch Fuchs (1895), Bd. 1, S. 189–208.

38 Zur «Viersäftelehre» äußerte sich Rudolf Steiner z.B. in: GA 204, Vortrag vom 5.6.1921, und in: GA 326, Vorträge vom 2. und 3.1.1923.

39 Empedokles, ca. 483–ca. 423 v.Chr., stammte aus vornehmem Geschlecht in Akragus (Agrigent) auf Sizilien. Über Empedokles und seine Wiederverkörperung spricht Rudolf Steiner in: GA 116, Vortrag vom 2.5.1910, S. 134f., und GA 139, Vortrag vom 15.9.1912, S. 22ff. (Wiederverkörperung des Empedokles als Faust).

40 Sudhoff I, 10, 266 (Die große Wundarznei).

41 Dreigliederungs-Idee: siehe Rudolf Steiner, GA 21. In dieser Schrift stellt Rudolf Steiner zum erstenmal die Dreigliedrigkeit des menschlichen Organismus dar.

42 Schöner (1964), S. 4ff.

43 Waerden (1979), S. 286ff.

44 Schöner (1964), S. 9. Zu den Kosmogonien siehe auch Rudolf Steiner, GA 139, Vortrag vom 21.9.1912, S. 143f., und GA 51, Autoreferat, 1. Die griechischen Weltanschauungen, S. 17ff.

45 Nestis ist eine sizilianische Lokalgöttin des nassen Elementes.
46 Capelle (1968), S. 192f.
47 Ders., S. 195.
48 Schöner (1964), S. 18.
49 GA 312.
50 Galenos von Pergamon, 129–199 (200) n. Chr.
51 Daems (1972).
52 GA 312.
53 GA 54, Vortrag vom 26.4.1906, S. 480f.
54 Schöner (1964), S. 77ff.
55 GA 312.
56 Schöner (1964), S. XI.
57 Ders., S. 13.
58 Ders., S. 66ff.
59 Zu den medizinischen Schulen siehe Schöner (1964), S. 77ff.
60 Theophrastos von Eresos, um 371–286 v. Chr., universaler Naturwissenschaftler, gilt als *Vater der Botanik* und verfaßte auch eine Schrift über Mineralien. Siehe auch Daems (1978), S. 642–657. Rudolf Steiner erwähnt Theophrastus in: GA 233, Vortrag vom 27.12.1923, S. 77. Manen (1994) stellt die Frage, ob es sich bei Marie Steiner um eine Wiederverkörperung des Theophrastos handelt.
61 Alexander der Große, 356–323 v. Chr., Schüler des Aristoteles. Der erste Feldzug gegen die Perser fand im Jahre 334 v. Chr. statt.
62 Scribonius Largus schreibt an seinen Freund Callistus: *«Herophilos, der einst zu den größten Ärzten gerechnet wurde, soll, lieber Gaius Julius Callistus, gesagt haben, die Heilmittel seien die Hände der Götter.»* Zitiert nach Kollesch und Nickel (1979), S. 45. Scribonius Largus, Compositiones. Hrsg. von S. Sconocchia. Leipzig 1983.
63 Marcus Porcius Cato, der Ältere, römischer Staatsmann, lebte 234–149 v. Chr. Von seinen Schriften ist das Buch über die römische Gutswirtschaft «De agricultura» erhalten.
64 Gaius Plinius Secundus (der Ältere, 23/24–79 n Chr.), römischer Schriftsteller. Von seinen Schriften ist eine Naturgeschichte «Naturalis historia» in 37 Büchern erhalten.

Von Galen bis Avicenna

1 Als Erfinder der Gegenmittel gilt König Mithradates VI. (um 132–64 v. Chr.) von Pontos. Nach ihm ist ein opiumhaltiges Antidot *Mithridatium* benannt.
2 Daems (1966).
3 Themison von Laodikeia (um 50 v. Chr.) verfaßte Schriften über akute und chronische Krankheiten, über Diät, den Wegerich und über Lepra, die vor allem durch Soranos bekannt wurden. Im fortgeschrittenen Alter wandte er sich von der reinen Lehre des Asklepiades ab.
4 Pollak (1969), S. 172ff.
5 Zur Dreigliederungs-Idee siehe Rudolf Steiner, GA 21. In dieser Schrift stellt Rudolf Steiner zum ersten Mal die Dreigliedrigkeit des menschlichen Organismus dar.
6 Bellmann (1965).
7 Daems (1974).
8 Daems (1978).
9 Von Galen leitet sich die Galenik ab, die Herstellung von Arzneimitteln.

10 Der Galenos-von-Pergamon-Preis zur Förderung der pharmakologischen Forschung in Deutschland (Prix Galien) wurde gestiftet von der Ärzte-Zeitung Verlagsgesellschaft GmbH.
11 Kühn (1821–1833).
12 Herophilos, geb. in Kalchedon, wirkte in der 1. Hälfte des 3. Jh. v. Chr. und beschrieb als einer der ersten Organe und Körperteile aufgrund der Sektion von menschlichen Leichen.
13 Kudlien (1964).
14 Die unterschiedlichen Pulsarten sind: Pulsus longus, brevis, latus, angustus, altus, humilis, gracilis, turgidus, tenius, crassus, tardus, rarus, frequens, vehemens, languidus, durus, mollis, plenus, vacuus, aequalis, inaequalis, ordinatus, inordinatus, dicrotus, decurtatus, undosus, vermiculans, formicans, vibratus, convulsivus, caprizans usw. Zitiert nach Neuburger (1906), I. Bd., S. 385.
15 Choulant (1841), S. 104.
16 Schöner (1964), S. 88.
17 Ders., S. 95.
18 Wageningen (1918).
19 Polybos. De Natura Hominis (Die Natur des Menschen). Siehe Fuchs (1895), S. 266.
20 Agrippa von Nettesheim (1486–1535), S. 266.
21 Zu den vier Äthern siehe auch Marti (1981).
22 Kollesch (1979), S. 161f.
23 Daems (1972).
24 Schöner (1964), S. 87.
25 Marcellus, siehe Niedermann (1968).
26 Siehe dazu auch Daems (1972), S. 207f.
27 Die Anfänge der medizinischen Schule von Salerno gehen in das 10. Jh. zurück, eine Hochblüte erreichte sie im 12. Jh.
28 Siehe dazu «Aspekte der antiken Medizin».
29 Edessa, syrische Stadt, auch Antiocheia genannt, nahm früh das Christentum an und war ein bedeutender Bischofssitz in Syrien. 639 wurde Edessa islamisch.
30 Nisibis, Stadt in Mesopotamien, wurde zu einem der wichtigsten Bischofssitze im Perserreich. Im 5. Jh. fand hier der Nestorianismus Einlaß, und nach Schließung der *Perserschule* in Edessa durch Zeno bekam die Schule von Nisibis besondere Bedeutung.
31 Schöffler (1979).
32 Daems (1993), S. 15ff.
33 ar Razi (Rhazes), siehe Opitz (1911), S. 11.
34 Eine Übersicht über die lateinischen Renaissance-Drucke findet sich bei Choulant (1956), S. 362–366.
35 Hunke (1965).
36 Hirschberg (1905).
37 Hunke (1965), S. 127.
38 Ders., S. 141.

Paracelsus und Hahnemann – Zur Ideengeschichte des Potenzgedankens

1 Fritsche (1953), S. 31.
2 Hahnemann (1793–1799).

3 Hahnemann (1786). Hahnemann widmete das Buch dem *guten Kaiser Joseph.*

4 GA 96, Vortrag vom 22.10.1906, vormittags, S. 167f.

5 GA 312, Vortrag vom 9.4.1920, S. 380.

6 Johannes Rau, aus «Organon der spezifischen Heilkunst» (1838), S. 254ff. Zitiert nach Tischner [o. J., nach 1939], S. 55ff.

7 Hervorzuheben wären hier Friedrich von Müller, Andreas Röschlaub, John Brown. Zur Vertiefung dieses Themas siehe auch: Tsouyopoulos (1982).

8 GA 21. In dieser Schrift stellt Rudolf Steiner zum ersten Mal die Dreigliedrigkeit des menschlichen Organismus dar.

9 Der Brownianismus geht zurück auf den Schotten John Brown (1735–1788). Dieser kam Anfang der siebziger Jahre des 18. Jh. auf die Idee, für die Ursache des Lebens die Erregung (den Reiz) eines erregbaren Körpers anzusehen. Die Erregungen können endogen (Muskelkontraktion, Sinneswahrnehmung, Denken, Fühlen) oder exogen (Wärme, Nahrungsmittel, Luft u. ä.) sein. Gesundheit ist der Zustand *«mäßiger Erregung»*. Brown stellte eine Skala der Erregbarkeit von 0–80 auf. Die Zone 30–50 sei die Gesundheit, darunter die Krankheiten, welche die Folge zu schwacher Reize sind, darüber diejenigen als Folge zu starker Reize. Schwanitz (1983) und Daems (1984), Buchbesprechung S. 280f.

10 Ritter (1974), S. 30.

11 Hahnemann (1831), S. 8f. Die Sperrung und die Klammern stammen von Hahnemann.

12 Hahnemann (1833) (1955).

13 Oosterhuis (1937), S. 289.

14 Karl Heinrich Schultz (1798–1871): Die Homöobiotische Medizin des Theophrast Paracelsus in ihrem Gegensatz gegen die Medizin der Alten, als Wendepunkt für die Entwicklung der neueren medizinischen Systeme und als Quell der Homöopathie dargestellt. Berlin 1831 (Vorrede). Dieses und das nachfolgende Zitat sind entnommen aus Oosterhuis (1937), S. 87f.

15 Oosterhuis (1937), S. 89.

16 Zum Verhältnis von Emil Schlegel zu Paracelsus siehe Daems (1988), S. 310–312.

17 Schlegel (1925), S. 21.

18 Widenmann (1843), S. 277f.

19 Telephos ist dem Mythos nach der Sohn der Auge und des Herakles. Die Geschichte des Telephos ist in einem Fries des Pergamon-Altares dargestellt.

20 Aristoteles: Lib. de generatione. Zitiert nach la Bruguiere (1926), S. 4.

21 Damascenus in: Methodi Therapeuticae lib. 6, p. 4. Zitiert nach la Bruguiere (1926), S. 4.

22 Sudhoff I, 10, 266 (Die große Wundarznei).

23 Ders., I, 8, 185 (Paragranum).

24 Ders., I, 10, 553f. (Von der Öffnung der Haut).

25 Ders., I, 8, 305 (Von den hinfallenden Siechtagen).

26 Ders., I, 7, 296 (Von Ursprung und herkommen der Franzosen samt der Recepten Heilung, acht Bücher).

27 Ders., I, 9, 235f. (Opus Paramirum).

28 Ders., I, 8, 88f. (Paragranum).

29 Ders., I, 1, 382 (Über das Podagra).

30 Ders., I, 3, 7 (Von den ersten drei Prinzipien).

31 Matthießen (1923), S. 346 (Vom Tauf der Christen).

32 Das Giftproblem behandelt Paracelsus in der dritten seiner «Sieben Defensiones»: Sudhoff I, 11, 136–141. Das Zitat ist auf S. 138 zu finden.

33 Jacobi (1991), S. 146.

34 Sudhoff I, 8, 94 (Paragranum).
35 Ders., I, 9, 325 (Paramirum).
36 Unter balsam verstand Paracelsus die natürliche Heilkraft, auch wohl mumia microcosmi genannt.
37 Sudhoff, I, 6, 258 (De Ulceribus).
38 Ders., I, 3, 155 (Archidoxis).
39 Der Text dieses Referatteiles wurde inzwischen veröffentlicht: Daems (1993).
40 Sudhoff I, 8, 185 (Paragranum).
41 Daems (1994).
42 GA 327, Vortrag vom 10.6.1924, S. 52–55.
43 Sudhoff I, 10, 92 (Die große Wundarznei).
44 Hahnemann (1833), S. 242ff.
45 Sudhoff I, 14, 431 (Manuale de lapide philosophico medicinali).
46 Ders., I, 6, 258 (De Ulceribus).
47 Ders., I, 7, 279 (Von Ursprung und Herkommen der Franzosen samt der Recepten Heilung, acht Bücher).
48 Marti (1971).
49 William Cullens Abhandlung über die Materia medica nach der nunmehr von dem Verfasser selbst ausgearbeiteten Originalausgabe, übersetzt und mit Anmerkungen versehen von Samuel Hahnemann, der Arzneikunde Doktor. Siehe Tischner (1959), S.36.
50 Hahnemann (1796), Bd. 2, St. 3 und 4, S. 391–439 und S. 465–561.
51 Hahnemann (1801), S. 13f. und S. 28.
52 Hahnemann (1811–1822), (1822–1827), (1830–1833).
53 Hahnemann (1811), (1816).
54 Hahnemann (1811), (1818).
55 Hahnemann (1811), (1818).
56 Tischner (1950), S. 84 (ohne Quellenangabe).
57 Hahnemann (1828).
58 Hahnemann (in der Ausgabe von 1839).
59 Hahnemann (1833).
60 Vehsemeyer (1836), S. 547.
61 Das Reich (Stuttgart, Heidelberg) 5 (1920), 1/2, S. 190f. Zu dieser Zeitschrift siehe Deimann (1987), Nr. 70, S. 205–209.
62 Der Vahan (Leipzig) 6 (1905), 11, S. 255f. Der Vahan, der von Richard Bresch herausgegeben wurde, war das Organ der Theosophischen Gesellschaft in Deutschland.
63 The Occult Review (London) 1 (1905), S. 238–240.
64 Aus welcher Quelle Berridge schöpft, hat dieser nicht angegeben. Vergleicht man seine englische Übersetzung – die übrigens organischer, lebendiger ist als die deutsche – mit dem lateinischen Text, so ergeben sich noch einige, nicht unbedeutende Abweichungen: Berridge – *«... one part thereof shall tinge ten parts of an imperfect body, then one hundred, then a thousand ...»*, im Theatrum Chemicum – *«... una pars primum tingat corporis imperfecti partes decem: deinde centum: tertio mille: quarto decies mille ...»*. Die deutsche Übersetzung hat die gleichen Abweichungen.
65 Hermetis Trismegisti Tractatus vere aureus, de Lapidis Philosophici secreto, in capitula septem divisus: nunc vero a quodam Anonymo, scholijs tàm exquisitè & acutè illustratus & studio Dominici Gnosij Belgae utr. M.D. in lucem editus. 1610 Lipsiae, Sumptibus Thomae Scureri. Siehe für den Tractatus und seine Ausgabe mit den Scholien (auch in den Volkssprachen) bei Ferguson (1906), Bd. I, S. 21, 49, 352, 390, 439, und Bd. II, S. 69, 272, 298, 318.

66 Pagel (1968), S. 365, Note 30.

67 Gerhard(t) Dorn, Arzt und Alchemist in Frankfurt, Straßburg und Basel, 2. Hälfte des 16. Jh., war etwa von 1567 an Herausgeber zahlreicher Paracelsus-Schriften und alchemistischer Traktate.

68 Theatrum Chemicum, Vol. IV. Argentorati, Sumptibus Heredum Eberh. etzneri MDLIX. Darin die Seiten 657–658.

69 Zuerst so bei Berridge, dann übernommen in «Der Vahan» und später in «Das Reich». Auch Walter Cloos übernahm in seiner Schrift «Menschengemäße Heilmittel» den Text von Spiess einschließlich der «Neuplatoniker von Alexandria», ohne daß dies seine Ausführungen irgendwie beeinflußt hätte. Cloos (1971), S. 29f.

70 Pagel (1962), S. 105ff. Die Neuplatoniker treten im 1. Jh. v. Chr. auf und vertreten außer dem Gedankengut Platons auch das von Aristoteles, der Stoiker und der spätantiken Mystik. Zu den wichtigsten Vertretern gehören u.a. Damaskios, Hypatia, Iamblichos, Olympiodor, Origenes der Platoniker, Plotin, Plutarch von Athen, Proklos.

71 Jung (1942).

72 Pagel (1962), S. 105ff., und Pagel (1968), S. 365.

73 Jung (1952), vor allem S. 489ff.

74 In «Ars Chemica» 1566, S. 18: *«Scito fili quod unguentum mediocre, quod est ignis, est medium inter fecem & aquam, & perscrutator aquae, quia unguenta & sulphura dicta sunt, quia inter ignem, olem, & sulfur proxima propinguitas est, quia quemadmodum ignis accendit, sic & sulfur.»*

75 Pagel (1962), S. 105ff.

76 Aber auch dafür gibt es mehr als hundert Jahre vorher eine Vorläufer-Stelle! Siehe Daems (1982) und Daems (1993), S. 28–57.

77 GA 21.

78 Sudhoff I, 11, 319 (De Natura Rerum).

79 Ders., I, 11, S. 318.

80 Louis Claude Marquis de Saint-Martin (1743–1803). Die Ideen, um die es sich hier handelt, legt er in seinem Werk «Des erreurs et de la vérité» (1775) nieder, durch die deutsche Übersetzung «Irrtümer und Wahrheit» von Matthias Claudius (1782) sehr verbreitet. Weitere Angaben zum Lebenslauf und Werk von Saint-Martin siehe «Beiträge zur Rudolf Steiner Gesamtausgabe». Dornach/Schweiz, Nr. 32, Weihnachten 1970, Nachdruck 1995.

81 Rudolf Steiner hielt «Irrtümer und Wahrheit» für so wichtig, daß er eine Neuherausgabe im Verlag Der Kommende Tag AG, Stuttgart, im Jahre 1925 veranlaßte, zu der er eine Einleitung schreiben wollte. Rudolf Steiner erwähnte Saint-Martin des öfteren und widmet ihm am 20.3.1917 einen Vortrag, der in «Bausteine zu einer Erkenntnis des Mysteriums von Golgatha», GA 175, S. 139, aufgenommen wurde. Eine vollständige Übersicht über die Vorträge, in denen Rudolf Steiner über Saint-Martin gesprochen hat, ist in «Beiträge zur Rudolf Steiner Gesamtausgabe» Nr. 32 abgedruckt (siehe Fußnote 80).

82 Pagel (1968), S. 365.

83 Schipperges (1970), S. 103.

84 Burckhardt (1960), S. 155.

85 Scholien sind Auslegungen, Kommentare.

86 Ruska (1926), S. 59.

87 Pagel (1968), S. 106, Note 3.

88 Schipperges (1970), S. 103.

89 Das in lateinisch geschriebene Werk des *Geber* wird oft zu Unrecht als Übersetzung der arabischen Schriften des Gabir ibn Hayyan betrachtet. Darmstaedter (1978), S. 3ff.

90 Burckhardt (1960), S. 219.

91 Ruska (1926), S. 119f.

92 Als ein auffallendes Abhängigkeitszeichen gilt der Abschnitt 4 der «Tabula Smaragdina»: *«Es ist der Vater aller Wunderwerke der Welt»*. Nun ist *Wunderwerk* die ungefähre Übersetzung des griechischen Wortes *thelesma* (arabisch: tilism), aus dem Talisman abgeleitet ist. Titus Burckhardt weist auf die Ähnlichkeit zwischen Talisman als Träger eines unsichtbaren Einflusses und dem alchimistischen Elixier als *Ferment* der metallischen Verwandlung hin. Burckhardt (1960), S. 222f.

93 Marsilio Ficinio (1433–1499), ein berühmter Florentiner Neuplatoniker, übersetzte 1463 für Cosimo de Medici das «Corpus Hermeticum» fast vollständig ins Lateinische. Er übte einen starken Einfluß auf Paracelsus aus.

94 Apollonius von Tyana (= Balinus der älteren Literatur), Kappodiker von Geburt, lebte von etwa 65–125. Charpentier (1934) sagte von ihm: *«He tried to imitate Pythagoras – though the initiation to the Eleusian mysteries was for a long time refused him»* (Vita IV, 18) und: *«Apollonius remains to us a mystery»*. *«He was a vagrant philosopher, vegetarian, teetotal, celibate, barefoot, long-haired, linen-clad ...»*
Rudolf Steiner schilderte die große Bedeutung dieses *«wirklich hohen Adepten»* in GA 131, Vorträge vom 7. und 8. Oktober 1911, S. 85 und 113f., und GA 203, Vortrag vom 28.3.1921, S. 291ff.

95 Mutus Liber, in quo tamen tota Philosophia hermetica, figuris hieroglyphicis depingitur, ter optimo maximo Deo misericordi consecratus, solisque filiis artis dedicatus, authore cujus nomen est Altus.
Als Bild-Addendum wurde das Werk zu Mangets Bibliotheca Chemica Curiosa (Genf) 1702 abgedruckt. Siehe dazu: Read (1939), S. 154–160. Eine Neuauflage ist erschienen unter dem Titel: Die Alchemie und ihr Stummes Buch (Mutus Liber). Vollst. Wiedergabe der Originalausgabe von La Rochelle 1677. Eingel. und komment. Siehe Canseliet (1991).

96 GA 233a, Vortrag vom 6.1.1924, S. 53.

97 Zur Sonne-Mond-Conjunctio siehe «Von Apollon bis Hippokrates».

98 Der Hermetische Nord-Stern oder getreuer Unterricht und Anweisung, wie zu der hermetischen Meisterschaft zu gelangen. Hrsg. von J.J. Sac. Caes. Reg. M.C.A. Liebhaber des großen Geheimnuss und der wahren Weisheit. Angehängt sind «sechs Tractätlein Philippi Aureoli Theophrasti Bombast von Hochenheim» [= Paracelsus], Frankfurt, Leipzig 1771.

99 Cloos (1971), S. 31f.

100 Kaiser Rudolf II. (1552–1612) hatte eine besondere Vorliebe für die Alchemie, weshalb er sogar seine Staatsgeschäfte vernachlässigte. Man nannte ihn deshalb auch den *deutschen Hermes*. Er umgab sich mit vielen Adepten, zu denen z.B. auch Tycho de Brahe und Johannes Kepler gehörten. Heute noch erinnert das Alchemistengäßchen auf dem Hradschin daran. Siehe dazu auch Maier (1964), Nachwort S. 7f.

101 Robert Fludd (Robert de Fluctibus, 1574–1637), englischer Arzt und Philosoph, schrieb über die Harmonie der Welt und die Sphärenmusik in einem riesigen, schwer zu lesenden Werk, das unter dem Titel «Utriusque Cosmi Maioris scilicet et Minoris Metaphysica, Physica atque Technica Historia» von J.T. de Bry 1617 in Oppenheim publiziert wurde. Auch er begrüßte wie Michael Maier die Veröffentlichung der Rosenkreuzerschriften. Siehe de Jong (1969) und Read (1939), S. 252f.

102 Maier (1618).

103 de Jong (1969), S. 173.

104 Silentium post Clamores. Frankfurt 1617. Nach der Veröffentlichung der rosenkreuzerischen Manifeste von Johann Valentin Andreae kam es zu einer Flut von zustimmenden Schriften und Kampfschriften. Siehe dazu auch Cimelia Rhodostaurotica. Die Rosenkreuzer im Spiegel der zwischen 1610 und 1660 entstandenen Handschriften und Drucke. Ausstellung der Bibliotheca Philosophica Hermetica Amsterdam und der Herzog August Bibliothek Wolfenbüttel. Amsterdam 1995. Vermutlich bezieht sich der Titel der Schrift, in der sich Michael Maier zustimmend äußert, auf dieses *Geschrei* nach der Publikation.

105 Johann Daniel Mylius (ca. 1585–nach 1630).

106 Ioannis Danielis Mylii, T. & Med. Candidati Wetterani Hassi, Philosophia Reformata Continens Libros binos. Francofurti apud Lucam Iennis, Anno MDCXXII.

107 Read (1939), S. 264.

108 Rudolf Steiner erwähnt *«den mittelalterlichen Theosophen»* in GA 130, Vortrag vom 28.9.1911, S. 75.

109 Daems (1961).

110 GA 205, Vortrag vom 26.6.1921, S. 80.

111 Khunrath (1597), S. 127.

112 Dee (1964).

113 Meyrink (1984).

114 Schmieder (1832), S. 240. Ein Epopt war ein Eingeweihter (in den oberen Grad der eleusinischen Mysterien).

115 Quadrigae Auriferae secunda rota Georgii Riplei, Philosophi Doctissimi Angli, ordinis canonici regularis Brittlintonensis Liber duodecim portarum nequaquam mutilis, sed integer. Das Werk wurde 1599 in London gedruckt und findet sich in: Theatrum Chemicum III, S. 836–881. Schmieder (1832), S. 240ff.

116 Bei Basilius Valentinus [Johann Thölden] werden diese zwölf Stufen «zwölf Schlüssel» genannt. Es ist zu beachten, daß die zwölf Prozesse nicht bei allen Autoren gleich lauten, was entweder durch Fehler bei der Übertragung verursacht sein kann oder zur – in der Alchemie üblichen – Verschleierung diente. Canseliet (1956).

117 Read (1969), S. 260ff.

118 Practica Alkimika per Magistrum Ortholanum Parisiis probata et experta, sub anno Domini millesimo tercentesimo & quinquagesimo octavo [1358]. Aufgenommen in: Theatrum Chemicum IV, 1613, S. 1028–1052. Das Zitat findet sich auf S. 1035f.

119 Des Hn. Bernhardi Grafen von der Marck und Trevis Chymische Schriften von dem gebenedeyten Stein der Weisen. Aus dem Lateinischen ins Deutsche übersetzet ingleichen mit des Herrn D. Joachim Tanckens und anderer Gelehrten Anmerckungen ans Liecht gestellet durch Caspar Horn / Phil. & Med. Doctor, Nürnberg 1747, S. 387ff.

120 Joannis Mevrius, Denarius Pythagoricus. Sive, De Numerorum, usque ad denarium, qualitate, ac nominibus, secundum Pythagoricos. Leiden 1631.

121 Blavatsky (1919), Esoterik. III. Bd., S. 100.

122 Diepgen (1910).

123 Lexikon des Mittelalters, Lemma: Arnald v. Villanova. Bd. I, Sp. 994–996.

124 Speculum Alchymiae, Spiegel der Alchemie. Frankfurt, Straßburg 1603, abgedruckt in: Theatrum Chemicum IV.

125 Quaestiones de arte transmutationis metallorum, tam essentiales, quam accidentales, cum responsionibus, ad Bonifacium Octavum. Basel 1610, abgedruckt in: Theatrum Chemicum IV, 1613, S. 616–622.

126 Epistola ad reverendiss. D.D. Hermannum Archiepiscopum Coloniensem, de Lapido Philosophico … Abgedruckt in: Theatrum Chemicum V, 1622, S. 893–900.

127 Rudolf Steiner erwähnt Raimund Lull verschiedentlich in seinen Schriften und Vorträgen: GA 7, S. 135; GA 57, Vortrag vom 17.12.1908, S. 155f.; GA 96, Vortrag vom 17.12.1906, S. 199; GA 233a, Vortrag vom 5.1.1924, S. 35ff.
128 Schmieder (1832), S. 177. Testamentum, duobus libris universam artem chymicam completens, seu Theoria Lapidis. Köln 1566, 1568 und 1578, abgedruckt in: Theatrum Chemicum IV.
129 Das Bild ist abgedruckt in: Jung (1952), S. 322.
130 Haas, Alois: Homo medietas. Sonderdruck aus: Begriff und Metapher. Sprachform des Denkens bei Eriugena. Vorträge des VII. Internationalen Eriugena-Colloquiums Werner-Reimers-Stiftung Bad Homburg. Heidelberg 1990. Scotus Eriugena (um 810–877) war ein schottischer Philosoph. Über seine Werke äußerte sich Rudolf Steiner z. B. in: GA 204, den Vorträgen vom 2. und 3.6.1921 und in: GA 18.
131 Lukianos (um 120 – nach 180) von Samosata am Euphrat war ein griechischer Schriftsteller, der zahlreiche Dialoge, Erzählungen und Briefe schrieb. In Satiren kritisierte er die Mißstände seiner Zeit.
132 Waerden (1979), S. 106.
133 Die Schule der Pythagoreer galt ab dem 4. Jh. v. Chr. als erloschen. Im 1. Jh. v. Chr. traten in Rom und im griechischen Osten die sog. Neupythagoreer auf. Ihre Lehre war ein Synkretismus von Wissenschaft, Religion und Magie. Zu den wichtigsten Vertretern gehörten z. B. Apollonius von Tyana, Kronios, Moderatus von Gades, Nikomachus von Geresa.
134 Ooge (1926).
135 Ruska (1931).
136 Plessner (1975).
137 Die in Klammern zugesetzten Worte fehlen im arabischen Text, sind aber zur Vervollständigung der Aufzählung unentbehrlich.
138 Diese Reden des Pythagoras sind die Quelle für die Ausführungen des Senior Zadith im Theatrum Chemicum, Bd. V, S. 203.
139 Ruska (1931), S. 303–304.
140 Hypatia (ca. 380–415) war Leiterin der neuplatonischen Philosophenschule in Alexandria. Sie wurde von Anhängern des Erzbischofes von Alexandria ermordet. Rudolf Steiner spricht davon, daß in Hypatia eine Individualität wiederverkörpert war, die in einem Schüler der orphischen Mysterien gelebt hat. GA 126, Vortrag vom 27.12.1910, S. 22f.
141 Waerden (1979), S. 103f.
142 Zum Beispiel Pelikan, Wilhelm, Wirkungsnachweis potenzierter Substanzen durch Pflanzenwachstumsversuche. In: Itschner (1971), S. 63–82.
143 Tischner (1959).
144 Krause (1820), 1. Bd., S. 25, 27.

Paracelsus und Rudolf Steiner

1 GA 235 bis 249.
2 GA 7, S. 100–118.
3 GA 61, Vortrag vom 16.11.1911 in Berlin.
4 GA 54, Vortrag vom 26.4.1906 in Berlin.
5 Hemleben (1973).
6 Braun (1988).

7 Sudhoff I, 8, 201 (Paragranum).
8 Ders., I, 8, 33f., 43, 47, 55f. (Paragranum).
9 Nicht veröffentlichter Vortrag vom 12.10.1906 in Leipzig.
10 GA 32, S. 142.
11 Goethe berichtet darüber in: Dichtung und Wahrheit. Zweiter Teil, 8. Buch.
12 GA 1a–e (1883–1897).
13 GA 1a–e, 1974, Zur Farbenlehre II (1), S. 151.
14 GA 7.
15 GA 7, S. 106.
16 GA 7, S. 116. Zitiert nach Strunz (1903), S. 70.
17 Sudhoff 1,8,181 (Paragranum).
18 GA 7, S 107.
19 GA 51, S. 49.
20 Steiner (1912), S. 50.
21 GA 312, Vortrag vom 23.3.1920, S. 55.
22 Sudhoff I, 9, 41 (Paramirum).
23 Steiner (1912), S. 50.
24 GA 30, S. 587 (Tb 634, S. 154–161).
25 Karl Sudhoff (1853–1938) war Arzt und Medizinhistoriker. Er hatte eine Professur in Leipzig.
26 Schubert (1887/1889).
27 Sudhoff (1899).
28 Huser siehe Paracelsus.
29 Sudhoff (1922–1933).
30 Netzhammer (1901).
31 Strunz (1903) siehe Paracelsus.
32 Strunz (1904) siehe Paracelsus.
33 Freudenberg (1918).
34 Hartmann, Franz (1898).
35 Franz Hartmann (1838–1912), Begründer der «Internationalen theosophischen Verbrüderung».
36 Hartmann, Julius R. (1904).
37 GA 53, Vortrag vom 25. Mai 1905, S. 475f. Am 31.1.1923 hob Rudolf Steiner die Vorgehensweise Emil Schlegels bei der Erstellung eines Vademecums lobend hervor, nachdem einige anthroposophische Ärzte seine Aufforderung, ein eigenes Vademecum zu schreiben, in dem die medizinische Methodik der anthroposophisch erweiterten Heilkunst dargestellt werden sollte, nicht in die Tat umgesetzt hatten.
GA 259, Sitzung mit dem Dreißigerkreis in Stuttgart am 31.1.1923, S. 237.
38 Vgl. hinsichtlich der Publikationen Schlegels das erweiterte Literaturverzeichnis (siehe S. 233f., 238f.).
39 Zum Beispiel Schlegel (1907).
40 Lindenberg (1988) gibt in seiner Chronik den 27. oder 28. November 1905 an. S. 238.
41 Schlegel (1933), S. 4–7.
42 GA 51, Vortrag vom 8.10.1902, S. 311–316.
43 Steiner (1902).
44 GA 39 (Briefe II), Nr. 610, S. 444f.
45 Schlegel (1933).
46 Schlegel (1924), S. 247.

47 Daems (1988), S. 310–312.
48 Goldammer (1955–1986).
49 Lindenberg (1988).
50 Schlegel (1907).
51 Ders.
52 Gerhard Suchantke (1902–1958) gehörte zu den ersten anthroposophischen Ärzten. Er war in der Ita Wegman Klinik, Arlesheim, tätig und hielt viele Vorträge im In- und Ausland.
53 Hans Much (1880–1932) war Schulmediziner, befaßte sich aber in mehreren Werken bejahend mit der Homöopathie.
54 Schlegel (1932), S. 14f.
55 Schlegel (1915), S. 137ff.
56 Wolfram (1912).
57 GA 54, Vortrag vom 26.4.1906.
58 Der Vortrag in Leipzig vom 12.10.1906 ist nicht veröffentlicht.
59 Steiner (1903), Vortrag vom 27.10.1903, S. 8.
60 GA 93a, Vortrag vom 26.9.1905, S.17.
61 GA 93a, Vortrag vom 29.9.1905, S. 43.
62 GA 93a, Vortrag vom 31.10.1905, S. 226.
63 GA 96, Vortrag vom 22.10.1906, S. 168.
64 Helmrich (1986).
65 Leonhart Fuchs (1543).
66 Withering (1785).
67 Ders., S. 127.
68 Eine ausführliche Studie zu Digitalis verfaßte Simonis (1970).
69 Die Rudolf-Steiner-Zitate über Paracelsus werden separat aufgeführt.
70 GA 94, Vortrag vom 26.5.1906, S. 25.
71 GA 53, Vortrag vom 16.3.1905, S. 273.
72 Sudhoff I, 12, 32 (Astronomia Magna).
73 Steiner (1905), Vortrag in Berlin vom 2.2.1905, S. 24.
74 Zu den Rosenkreuzern hat sich Rudolf Steiner in Schriften und in vielen Vorträgen geäußert, vgl. u.a. GA 99 und GA 233a.
75 GA 98, Vortrag vom 5.11.1907, S. 20.
76 Andreae (1614), S. 20.
77 Strebel (1946).
78 Unter weiterführender Literatur werden einige Werke betreffend Paracelsus und die Rosenkreuzer aufgeführt.
79 Gilly (1995), S. 7.
80 GA 106, Vortrag vom 14.9.1908, S. 171.
81 GA 61.
82 Steiner (1912).
83 GA 127, Vortrag vom 5.1.1911, S. 19.
84 GA 61, Vortrag vom 16.11.1911.
85 GA 61, S. 99ff.
86 In einem Brief an Schiller vom 2.12.1794 schrieb Goethe: *«Von ‹Faust› kann ich jetzt nichts mitteilen. Ich wage nicht, das Paket aufzuschnüren, das ihn gefangen hält. Ich könnte nicht abschreiben, ohne auszuarbeiten, und dazu fühle ich mir keinen Mut. Kann mich künftig etwas dazu vermögen, ist es gewiß Ihre Anteilnahme.»*

87 Steiner (1912), S. 42.

88 Ders., S. 50.

89 GA 109/111.

90 Zitate aus Briefen von Goethe an Schiller: Johann Wolfgang Goethe. Gedenkausgabe, Briefwechsel mit Schiller. Hrsg. Ernst Beutler. Zürich 1950.

91 Goethe schrieb am 10.1.1798 an Schiller: «*Indessen habe ich in diesen farb- und freudlosen Stunden die Farbenlehre wieder vorgenommen und, um das, was ich bisher getan, recht zu übersehen, in meinen Papieren Ordnung gemacht.*»

92 Witkowski (1932).

93 Das Geburtsjahr Goethes.

94 Stapf (1958), S. 228ff.

95 Ders., S. 242f.

96 In einem Brief an Schiller vom 14.10.1797 schrieb Goethe aus Stäfa: «*Noch habe ich nicht Zeit noch Stimmung finden können, aus meinem größern Tagebuch einen Auszug zu machen, um Sie von unserer Bergreise näher zu unterrichten, ich sage also hier nur kürzlich: daß wir von Richterswil auf Einsiedeln und von da auf Schwyz und Brunnen gingen, von da fuhren wir auf dem See bis Flüelen, gingen von da nach Altdorf und bestiegen den Gotthard und kamen wieder zurück.*»

97 GA 243, Vortrag vom 18.8.1924, S. 142.

98 GA 109/111, Vortrag vom 21.1.1909, S. 15ff., und GA 123, Vortrag vom 2.9.1910, S. 35ff.

99 GA 109, S. 16.

100 Die Bücher enthielten das menschenkundliche Wissen (über den Bau des Körpers), die allgemeine Pathologie, Ausführungen über Frauenkrankheiten, über chirurgische Instrumente und ihre Anwendungen, über Diät usw.

101 Steiner (1912).

102 Baissette (1932).

103 Ders., S. 30ff.

104 Schon Herodot berichtete in seinen Historien: «*Nur für eine einzige Krankheit ist jeder Arzt da und nicht für mehrere. Und alles ist von Ärzten voll; denn die einen stehen da als Ärzte für die Augen, die anderen für den Kopf, die anderen für die Zähne, die anderen für den Unterleib, die anderen für die inneren Krankheiten.*» (Herodot: Historien II, 84. München 1961, Band I–VI.)

105 Im Nachrichtenblatt vom 13.1.1924 veröffentlichte Rudolf Steiner in einem Brief an die Mitglieder die Statuten der Anthroposophischen Gesellschaft. Die Ziffer 4 beginnt mit den Worten: «*Die Anthroposophische Gesellschaft ist keine Geheimgesellschaft, sondern eine durchaus öffentliche.*» Im Brief vom 27.1.1924 schrieb er an die Mitglieder: «*... Wir dürfen nicht uns mit dem Flitter der Geheimnistuerei umgeben. Die Gegenwart verträgt solchen Flitter nicht. Sie will wirken in voller Öffentlichkeit ...*» Und im Vortrag vom 30.1.1924, in dem er über die Freie Hochschule für Geisteswissenschaft innerhalb der Konstitution der Anthroposophischen Gesellschaft sprach, sagte er: «*Man muß wiederum einsehen, daß eben die Aufgabe der Menschheit gerade darinnen besteht, zur Enthüllung des Geheimnisvollen zu kommen.*» GA 260a, S. 31, 43 und 117.

106 Sudhoff I, 8, 56 (Paragranum).

107 Ders. I, 4, V (Vorwort).

Paracelsus' Lehre der «Drei Essentien» – Von den ersten dreien essentiis

1 Vgl. Über Erhaltung der Form durch Sal: Schubert/Sudhoff (1887).
2 Sudhoff I, 14, 593–661 (De Pestilitate).
3 Ders., I, 14, 605.
4 Einfache Arzneidroge oder Präparat.
5 Sudhoff I, 3, 15–28 (auch «De Spiritu vitae» genannt).
6 Ders., I, 3, 15.

Aspekte der antiken Medizin und das anthroposophische Menschenbild

1 Kramer (1979).
2 Zotter (1978).
3 GA 312, besonders 1. Vortrag.
4 Capelle (1955).
5 Grensemann (1968).
6 Deichgräber (1972).
7 Sarton (1954).
8 Ilberg (1974).
9 Schöner (1964).
10 Meyer-Steineg (1913).
11 Im allgemeinen Teil seines dreibändigen Werkes über Pathologische Anatomie, 1842–1846.
12 Hiltner (1970).
13 Virchow (1858).
14 Diepgen (1958).
15 Andreae Vesali; Bruxellensis Scholae medicorum Patauinae Professoris De humani corporis fabrica libri septem. Basel 1543.
16 Morgagni (1761).
17 Bichat (1802).
18 Schipperges (1970).
19 Daems (1978), S. 643–644.
20 Berendes (1902).
21 Daems (1970).
22 Deichgräber (1956).

Heilpflanzenkunde in Vergangenheit, Gegenwart und Zukunft

1 Zur Vereinfachung gebe ich dort, wo genaue Jahreszahlen fehlen, nur das Jahrhundert (römisch) und eventuell mit 1 oder 2 die erste bzw. zweite Hälfte an. Also ist: -II, 2 die zweite Hälfte des zweiten vorchristlichen Jahrhunderts.
2 Jaeger (1963), S. 181ff.
3 Thomson (1955), S. 13.
4 Zwar tritt der Begriff botane bereits bei Pindaros (ca. 520–445 v. Chr.) auf, bedeutet dann nur *Weide–Futter–Pflanze*, erst im Neuen Testament (Hebr. 6,47) ist botane gleich Pflanze, und erstmals bei Dioskurides wird botanike für Pflanzenkunde gebraucht.

5 Die Aristoteles zugeschriebene Abhandlung «Peri phytōn» [«De plantis»] wurde definitiv von Labowsky (1961) als Pseudepigraph identifiziert.
6 Sprengel (1971), S. 6–14.
7 Ich zitiere nach Senn (1956), «De partibus animalium», IV. 686, 35, S. 51.
8 Solche Homologisierungsversuche findet man in der älteren Literatur öfters. Am extremsten wohl bei Jullien de la Mettrie in seiner anonym erschienenen Schrift «L'homme plante». Potsdam 1748.
9 Beim Aufzählen der Indikationen in den Pflanzenkapiteln überwiegen die Wurzelindikationen eindeutig.
10 Der Kodex blieb in Konstantinopel, bis im Jahre 1569 der österreichische Gesandte ihn für Kaiser Maximilian II. kaufte. Jetzt gehört er als Codex Vindobonensis Medicus graecus I zu den kostbarsten Stücken der Österreichischen Nationalbibliothek. Die Akademische Druck- und Verlagsanstalt, Graz, brachte 1965 eine nicht zu übertreffende Faksimile-Ausgabe heraus.
11 Berendes (1902), S. 262.
12 Ausführlich hierüber Daems (1972).
13 Daems (1972).
14 Die enorme Produktivität auf dem Gebiet der Drogenkunde-Literatur führte dazu, daß man lange Zeit das Wort Droge vom arabischen dowa = Heilmittel ableitete. Die Wirklichkeit ist einfacher: Droge geht auf niederländisch droog = trocken zurück.
15 Kanawati (1975), S. 45.
16 Es wurde 1233 von Stephan von Saragossa übersetzt: «Adminiculum» (= Hilfsmittel) und «Liber fiduciae [fiducia = Führer] de simplicibus medicinis» sind dann Titel für das Werk. Daems (1972).
17 Die Nabatäer bildeten einen arabischen Volksstamm im südöstlich an Palästina angrenzenden Gebiet, Hauptstadt Petra. Sie kontrollierten bereits im 4. Jh. v. Chr. die Handelsrouten von Südarabien nach Syrien und Ägypten. Siehe Lindner (1974).
18 Löw (1864), Teil IV, S. 371ff.
19 Ullmann (1972), S. 384.
20 Ders., S. 441.
21 Plessner (1928).
22 Eine hübsche Ausgabe mit deutscher Übertragung besorgte Näf (1941).
23 Führkötter (1972).
24 Schipperges (1957).
25 Riethe (1959).
26 Hertzka (1973).
27 Das Werk liegt nur in Handschriften vor. Eine Ausgabe wird von Telle und Buntz vorbereitet. Siehe Daems (1982).
28 In den «Septem Tractatus seu Capitula Hermetis Trismegisti, aurei ...» in «Ars Chemica», [Colophon :] Argentorati 1566, im Ursprung viele Jahrhunderte älter, ist terra durch faex = Rückstand, Bodensatz ersetzt.
29 Haskins (1924), S. 295.
30 Rosner (1977), S. 24–25.
31 Sudhoff I, 13, 69f. (philosophiae de elemento terrae).
32 Schmaltz (1941), 42f.
33 Lemery (1743).
34 Die berühmtesten waren: Brunsfels (ca. 1488–1534), Bock (1498–1554), Fuchs (1501–1566), Matthioli (1501–1577), Turner (1515–1568), Dodoens (1517–1585), Tabernaemontanus (ca. 1520–1590), Gerard (1545–1607), Lonitzer (1528–1586).

35 Der Basler Paracelsus-Aktivist Michael Schütz.
36 Neumann (1740), S. 838.
37 Richter (1798).
38 Hahnemann (1793–1799).
39 Jourdan (1829), S. 693.
40 Pelikan (1977).
41 Sprecher (1978), Zitat S. 316.
42 Aus Platzgründen ist es nur möglich, kurze Andeutungen zu machen. Ich glaube, daß diese stichwortartigen Bemerkungen für den Leser genügen.

Die anthroposophisch orientierte Medizin

1 GA 26, S. 14.

Die Mistel in der Krebsbehandlung

1 Vester (1960).
2 Bellmann/Daems (1965).
3 Becker/Schwarz (1972).
4 Fuchs (1895–1900).
5 Fuchs, Bd. 2, S. 340.
6 Ders., Bd. 2, S. 342.
7 Ders., Bd. 3, S. 526f.
8 Ders., Bd. 1, S. 125.
9 Ders., Bd. 1, S. 507.
10 Frieboes (1906).
11 Ders., S. 275.
12 Ders., S. 288f.
13 Ders., S. 289f.
14 Ders., S. 227.
15 Berendes (1902).
16 Ders., S. 325.
17 Richter (1913).
18 Ders., S. 22.
19 Ders., S. 16.
20 Ackerknecht (1961).
21 Müller (1960).
22 Sudhoff (1929–1933).
23 Sudhoff I, 4, 121 (De Gradibus).
24 Ders., I, 4, 127.
25 Ders., I, 6, 140f. (Wundarznei).
26 Schmaltz (1941), S. 42f.
27 Körbler (1967).

Literatur

Zitierte Werke von Rudolf Steiner

GA = Gesamtausgabe. Die Gesamtausgabe der Werke Rudolf Steiners ist erschienen im Rudolf Steiner Verlag, Dornach/Schweiz. Werden Werke der Gesamtausgabe zitiert, erfolgt die Zitierung ohne Angabe des Autors, nur unter z. B. GA 312 (1921) mit eventueller Seitenzahl oder Vortragstitel.

GA 1a–e (1884–1897) [4]1984: Einleitung zu Goethes Naturwissenschaftlichen Schriften. Ergänzung.

GA 51 (1901/1905) [1]1983: Über Philosophie, Geschichte und Literatur.

GA 53 (1904/1905) [2]1981 (Tb 682): Ursprung und Ziel des Menschen. Grundbegriffe der Geisteswissenschaft.

GA 54 (1905/1906) [2]1983 (Tb 683): Die Welträtsel und die Anthroposophie.

GA 57 (1908/1909) [2]1984 (Tb 686): Wo und wie findet man den Geist?

GA 60 (1910/1911) [2]1983 (Tb 689): Antworten der Geisteswissenschaft auf die großen Fragen des Daseins.

GA 61 (1911/1912) [2]1983 (Tb 690): Menschengeschichte im Lichte der Geistesforschung.

GA 93a (1905) [3]1987: Grundelemente der Esoterik.

GA 94 (1906) [1]1979: Kosmogonie. Populärer Okkultismus. Das Johannes-Evangelium. Die Theosophie an Hand des Johannes-Evangeliums.

GA 96 (1906/1907) [2]1989: Ursprungsimpulse der Geisteswissenschaft. Christliche Esoterik im Lichte neuer Geist-Erkenntnis.

GA 98 (1907/1908) [2]1996 (Tb 742): Natur- und Geistwesen – ihr Wirken in unserer sichtbaren Welt.

GA 106 (1908) [5]1992: Ägyptische Mythen und Mysterien im Verhältnis zu den wirkenden Geisteskräften der Gegenwart.

GA 109 (1909) [2]1979: Das Prinzip der spirituellen Ökonomie im Zusammenhang mit Wiederverkörperungsfragen.

GA 113 (1909) [5]1982: Der Orient im Lichte des Okzidents. Die Kinder des Luzifer und die Brüder Christi.

GA 116 (1909/1910) [4]1982: Der Christusimpuls und die Entwicklung des Ich-Bewußtseins.

GA 123 (1910) [7]1988 (Tb 668): Das Matthäus-Evangelium.

GA 126 (1910/1911) [5]1992 (Tb 707): Okkulte Geschichte. Esoterische Betrachtungen karmischer Zusammenhänge von Persönlichkeiten und Ereignissen der Weltgeschichte.

GA 127 (1911) [2]1989: Die Mission der neuen Geistesoffenbarung. Das Christus-Ereignis als Mittelpunktsgeschehen der Erdenevolution.

GA 130 (1911/1912) [4]1995: Das esoterische Christentum und die geistige Führung der Menschheit.

GA 131 (1911) [7]1988 (Tb 645): Von Jesus zu Christus.

GA 139 (1912) [6]1985 (Tb 665): Das Markus-Evangelium.

GA 144 (1913) [4]1985: Die Mysterien des Morgenlandes und des Christentums.

GA 148 (1913/1914) [5]1992 (Tb 678): Aus der Akasha-Forschung. Das Fünfte Evangelium.

GA 149 (1914) [6]1987: Christus und die geistige Welt. Von der Suche nach dem heiligen Gral.

GA 175 (1917) [3]1996: Bausteine zu einer Erkenntnis des Mysteriums von Golgatha. Kosmische und menschliche Metamorphose.

GA 178 (1917) [4]1992: Individuelle Geistwesen und ihr Wirken in der Seele des Menschen.
GA 203 (1921) [2]1989: Die Verantwortung des Menschen für die Weltenentwicklung durch seinen geistigen Zusammenhang mit dem Erdplaneten und der Sternenwelt.
GA 204 (1921) [1]1979: Perspektiven der Menschheitsentwicklung. Der materialistische Erkenntnisimpuls und die Aufgabe der Anthroposophie.
GA 205 (1921) [2]1987: Menschenwerden, Weltenseele und Weltengeist. Der Mensch als leiblich-seelische Wesenheit in seinem Verhältnis zur Welt.
GA 233 (1923/1924) [5]1991: Die Weltgeschichte in anthroposophischer Beleuchtung und als Grundlage der Erkenntnis des Menschengeistes.
GA 233a (1924) [5]1991: Mysterienstätte des Mittelalters – Rosenkreuzertum und modernes Einweihungsprinzip – Das Osterfest als ein Stück Mysteriengeschichte der Menschheit.
GA 235 bis 249 (1924): Esoterische Betrachtungen karmischer Zusammenhänge. Bd. I bis VI.
GA 243 (1924) [4]1983: Das Initiaten-Bewußtsein – Die wahren und die falschen Wege der geistigen Forschung.
GA 260a (1924/1925) [2]1987: Die Konstitution der Allgemeinen Anthroposophischen Gesellschaft und der Freien Hochschule für Geisteswissenschaft. Der Wiederaufbau des Goetheanum 1924–1925.
GA 312 (1920) [7]1999 (Tb 677): Geisteswissenschaft und Medizin.
GA 313 (1921) [4]1984: Geisteswissenschaftliche Gesichtspunkte zur Therapie.
GA 314 (1920–1924) [3]1989: Physiologisch-Therapeutisches auf Grundlage der Geisteswissenschaft. Zur Therapie und Hygiene.
GA 315 (1921–1922) [4]1981: Heileurythmie.
GA 316 (1924) [3]1987: Meditative Betrachtungen und Anleitungen der Heilkunst.
GA 317 (1924) [8]1995: Heilpädagogischer Kurs.
GA 318 (1924) [4]1994: Das Zusammenwirken von Ärzten und Seelsorgern. Pastoral-medizinischer Kurs.
GA 319 (1923–1924) [3]1994 (Tb 630): Anthroposophische Menschenerkenntnis und Medizin.
GA 320 (1920–1921) [3]1987: Geisteswissenschaftliche Impulse zur Entwicklung der Physik, I.
GA 321 (1920) [3]1982: Geisteswissenschaftliche Impulse zur Entwicklung der Physik, II.
GA 322 (1920) [5]1981 (Tb 666): Grenzen der Naturerkenntnis.
GA 323 (1921): Das Verhältnis der verschiedenen naturwissenschaftlichen Gebiete zur Astronomie.
GA 324 (1921) [3]1991: Naturbeobachtung, Experiment, Mathematik und die Erkenntnisstufen der Geistesforschung.
GA 324a (1905, 1908, 1904–1922) [1]1995: Die vierte Dimension. Mathematik und Wirklichkeit.
GA 325 (1921) [2]1989: Die Naturwissenschaft und die weltgeschichtliche Entwicklung der Menschheit seit dem Altertum.
GA 326 (1923) [3]1977 (Tb 632): Der Entstehungsmoment der Naturwissenschaft in der Weltgeschichte und ihre seitherige Entwicklung.
GA 327 (1924) [8]1999 (Tb 640): Geisteswissenschaftliche Grundlagen zum Gedeihen der Landwirtschaft. Landwirtschaftlicher Kursus.

Weitere zitierte Literatur

Ackerknecht (1961) = Erwin H. Ackerknecht, Die Auffassung des Krebses im Wandel der Zeiten. In: Oncologia 14 (3) (1961), 240.

Agrippa von Nettesheim (1486–1535), Die Magischen Werke. Das gesamte magische Wissen des Abendlandes bis zur Renaissance gedeutet von Agrippa von Nettesheim. Wiesbaden (1982).

Andreae (1614) = Johann Valentin Andreae, Fama Fraternitatis (1614). Confessio Fraternitatis (1615). Chymische Hochzeit: Christiani Rosencreutz. Anno 1459 (1616). Stuttgart 1973.

Ar Razi (Rhazes) siehe Opitz.

Ar-Razi (Rhazis) siehe Kanawati.

Baissette = Gaston Baissette, Leben und Lehre des Hippokrates. Stuttgart/Leipzig 1932.

Becker/Schwarz (1972) = Hans Becker und Gunther Schwarz, Die Mistel (Viscum album L.) als Krebstherapeutikum. In: Dtsch. Apoth.-Ztg. 112 (38) (1972), 1462–5.

Beckh (1931) = Hermann Beckh, Alchymie. Vom Geheimnis der Stoffeswelt. Hrsg. und mit einem einführenden Nachwort und bibliographischen Anmerkungen versehen von Willem F. Daems, Dornach 1987.

Bellmann (1965) = Paul G. Bellmann und Willem F. Daems, Ist die Mistel ein altes Krebsheilmittel? In: Sudhoffs Archiv für Geschichte der Medizin und der Naturwissenschaften (Wiesbaden), 49 (1965), 355–363, und in: Beiträge zu einer Erweiterung der Heilkunst nach geisteswissenschaftlichen Erkenntnissen 19 (Stuttgart) (1966), 126.

Berendes (1902) = J. Berendes (Hrsg.), Des Pedanios Dioskurides aus Anazoarbos. Dioskurides, Arzneimittellehre in fünf Büchern. Übersetzt und erklärt. Stuttgart 1902. Nachdruck Darmstadt 1970.

Bichat (1802) = Xavier Bichat, Abhandlungen über die Häute im allgemeinen und über die verschiedenen Häute insbesondere (Übers. vom Traité des membranes), Tübingen 1802.

Blavatsky (1919) = Helena Petrowna Blavatsky, Die Geheimlehre. 4 Bde. Berlin 1958, Den Haag o. J. [1969].

Bloch (1972) = Walter Bloch, Polarität. Ihre Bedeutung für die Philosophie der modernen Physik, Biologie und Psychologie (= Erfahrung und Denken 37). Berlin 1972.

Bott (1987) = Viktor Bott, Anthroposophische Medizin. 2 Bde. Heidelberg: Karl F. Haug Verlag 1987.

Braun (1988) = Lucien Braun, Paracelsus. Alchemist – Chemiker. Erneuerer der Heilkunde. Eine Bildbibliographie. Zürich 1988.

Buntz (1969) = Herwig Buntz, Deutsche alchimistische Traktate des 15. und 16. Jahrhunderts. Diss. München 1969.

Burckhardt (1960) = Titus Burckhardt, Alchemie. Sinn und Weltbild. Olten, Freiburg 1960.

Canseliet (1956) = Eugène Canseliet, Frère Basile Valentin, Les douze Clefs de la Philosophie. Paris 1956.

Canseliet (1991) = Eugène Canseliet, Die Alchemie und ihr Stummes Buch. Amsterdam 1991.

Capelle (1955) = Wilhelm Capelle (Hrsg.), Hippokrates. Fünf auserlesene Schriften. Als Einführung zur Person und zu den Schriften. (Fischer Bücherei 255.) Zürich 1955.

Capelle (1968) = Wilhelm Capelle, Die Vorsokratiker. Die Fragmente und Quellenberichte. (Kroners Taschenausgabe 19) Stuttgart 1968.

Celsus siehe Frieboes.
Charpentier (1934) = Jarl Charpentier, The Indian Travels of Apollonius of Tyana. Uppsala/Leipzig 1934.
Choulant (1841) = Johann Ludwig Choulant, Handbuch der Bücherkunde für die ältere Medizin. Graz 1956 (unveränderter Abdruck der 1841 bei Leopold Voss in Leipzig erschien. 2. und verm. Aufl.).
Cloos (1971) = Walter Cloos, Menschengemäße Heilmittel. Freiburg 1971.
Daems (1961) = Willem F. Daems, Zur Geschichte der Injektionstherapie. In: Weleda Korrespondenzblätter für Ärzte 46 (1961), 1–9.
Daems (1966) = Willem F. Daems, Epistola Aristoteles ad Alexandrum. In: Beiträge zu einer Erweiterung der Heilkunst nach geisteswissenschaftlichen Erkenntnissen, (Stuttgart) 19 (1966), 79f.
Daems (1970) = Willem F. Daems, Spongia somnifera. Philologische und pharmakologische Probleme. In: Beiträge z. Gesch. d. Pharmazie (Stuttgart) 22 (1970), 1–2.
Daems (1972) = Willem F. Daems, Die Rose ist kalt im ersten Grade, trocken im zweiten. In: Beiträge zu einer Erweiterung der Heilkunst nach geisteswissenschaftlichen Erkenntnissen (Stuttgart) 25 (1972), 204–211.
Daems (1974) = Willem F. Daems, Die Mistel in der Krebsbehandlung. In: Dtsch. Apoth.-Ztg. (Stuttgart) 114 (1974), 984f.
Daems (1978) = Willem F. Daems, Mensch und Pflanze. Die Heilpflanzen in Vergangenheit, Gegenwart und Zukunft. In: Heilpflanzen und ihre Kräfte. New York/Luzern (1978), 185–198.
Daems (1978) = Willem F. Daems, Heilpflanzenkunde in Vergangenheit, Gegenwart und Zukunft. In: Die Drei (Stuttgart) 48 (1978), 642–657.
Daems (1982) = Willem F. Daems, Aspekte der antiken Medizin und das anthroposophische Menschenbild. In: Die Drei (Stuttgart) 52 (1982), 627–639.
Daems (1982) = Willem F. Daems, «Sal–Merkur–Sulfur» bei Paracelsus und das «Buch der heiligen Dreifaltigkeit». Nova Acta Paracelsica (Einsiedeln) 10, 1982, S. 189–207. Erschienen auch in der Weleda-Schriftenreihe 14 (Arlesheim), 1982.
Daems (1984) = Willem F. Daems, Über Hans-Joachim Schwanitz, Homöopathie und Brownianismus 1795–1844. In: Die Drei (Stuttgart) 54 (1984), S. 280f.
Daems (1987) = Willem F. Daems (Hrsg.), Nachwort Hermann Beckh, Alchymie. Vom Geheimnis der Stoffeswelt. Dornach 1987.
Daems (1988) = Willem F. Daems, Rudolf Steiner (1861–1925) und Emil Schlegel (1852–1934). Der Merkurstab (Stuttgart) 42, 1988.
Daems (1993) = Willem F. Daems, Paracelsus und Hahnemann. Von der «kunst der gradirung» zum Verfahren des Potenzierens. In: Denn der Himmel ist der Mensch und der Mensch ist der Himmel. Dornach 1993, 82–89.
Daems (1993) = Willem F. Daems, Nomina simplicium medicinarum ex synonymariis medii aevi collecta. Semantische Untersuchungen zum Fachwortschatz hoch- und spätmittelalterlicher Drogenkunde. Leiden/New York/Köln 1993.
Daems (1994) = Willem F. Daems, Der Chaos-Begriff bei Paracelsus. In: Festschrift für Gundolf Keil zum 60. Geburtstag. Göppingen 1994, 82–89.
Darmstaedter (1922) = Ernst Darmstaedter, Die Alchemie des Geber. Berlin/New York/Heidelberg (1922). Nachdruck 1978.
Dee (1564) = John Dee, Monas Hieroglyphica. In: Ambix 12, 1964, 84–215. Übersetzt von E.C.H. Josten. Eine neuere, mit Einführung, Anmerkungen und Registern versehene deutsche Ausgabe erschien im Jahre 1982 in der Reihe Bibliotheca Hermetica im Ansata Verlag Interlaken.

Deichgräber (1956) = Karl Deichgräber, Galen als Erforscher des menschlichen Pulses. Ein Beitrag zur Selbstdarstellung des Wissenschaftlers (De dignotione pulsuum 1, 1). Sitz.ber. d. Dr. Akad. d. Wiss. zu Berlin, Kl. f. Sprachen, Lit. u. Kunst, 3 (1956), 3–41.
Deichgräber (1972) = Karl Deichgräber, Hippokrates De humoribus in der Geschichte der griechischen Medizin. Abhandlung d. geistes- u. sozialwiss. Kl., 14 (Wiesbaden), 1972.
Deimann (1987) = Götz Deimann u.a. (Hrsg.), Die anthroposophischen Zeitschriften von 1903 bis 1985. Bibliographie und Lebensbilder. Stuttgart 1987.
Diepgen (1910) = Paul Diepgen, Studien zu Arnald von Villanova III. Bd. Arnald und die Alchemie. In: Archiv für Geschichte der Medizin 3, 1910, 369–396.
Diepgen (1958) = Paul Diepgen, Über den Einfluß der autoritativen Theologie auf die Medizin des Mittelalters. Abhandlung d. geistes- u. sozialwiss. Kl., 1 (Wiesbaden), 1958, 3–20.
Dioskurides siehe Berendes.
De Jong (1969) = H. M. De Jong, Michael Maier, Atalanta Fugiens. Diss. Leiden 1969.
Edelstein (1969) = Ludwig Edelstein, Der hippokratische Eid. Zürich und Stuttgart 1969.
Ferguson (1906) = John Ferguson, Bibliotheca Chemica, Glasgow 1906.
Freudenberg (1918) = F. Freudenberg, Paracelsus und Fludd, die beiden großen Okkultisten und Ärzte des 15. und 16. Jahrhunderts. Berlin 1918.
Frieboes (1906) = Walther Frieboes (Hrsg.), Aulus Cornelius Celsus über die Arzneiwissenschaft in acht Büchern. Braunschweig [2]1906.
Fritsche (1953) = Herbert Fritsche, Erlösung durch die Schlange. Stuttgart 1953.
Fuchs (1543) = Leonhart Fuchs, New Kreüterbuch, Basel 1543. Reprint von Originalausgabe. München 1964.
Fuchs (1895–1900) = Robert Fuchs (Hrsg.), Hippokrates. Sämtliche Werke. Ins Deutsche übersetzt und ausführlich kommentiert, 3 Bde. München 1895–1900.
Führkötter (1972) = Adelgundis Führkötter, Hildegard von Bingen. Salzburg 1972.
GA = Gesamtausgabe. Die Gesamtausgabe der Werke Rudolf Steiners ist erschienen im Rudolf Steiner Verlag, Dornach/Schweiz. Werden Werke der Gesamtausgabe zitiert, erfolgt die Zitierung ohne Angabe des Autors, nur unter z.B. GA 312 (1921) mit event. Seitenzahl oder Vortragstitel. Die GA's sind separat aufgeführt, siehe Seite 225f.
Galen siehe Kühn.
Gilly (1995) = Carlos Gilly, Paracelsus und das Rosenkreuzer-Porträt. In: Cimelia Rhodostaurotica. Die Rosenkreuzer im Spiegel der zwischen 1610 und 1660 entstandenen Handschriften und Drucke. Ausstellung der Bibliotheca Philosophica Hermetica Amsterdam und der Herzog August Bibliothek Wolfenbüttel. Amsterdam 1995, S. 7.
Goldammer (1955–1986) = Kurt Goldammer (Hrsg.), Theologische und religionsphilosophische Schriften der Gesammelten Werke Theophrastus von Hohenheim. Wiesbaden/ Stuttgart 1955–1986.
Grensemann (1968) = Hermann Grensemann, Der Arzt Polybos als Verfasser hippokratischer Schriften. Abhandlung. d. geistes- u. sozialwiss. Kl., 2 (Wiesbaden), 1968.
Hahnemann (1786) = Samuel Hahnemann, Über die Arsenikvergiftung. Leipzig 1786.
Hahnemann (1793–1799) = Samuel Hahnemann, Apothekerlexikon. 2 Bde. Leipzig 1793–1799.
Hahnemann (1796) = Samuel Hahnemann, Versuch über ein neues Princip zur Auffindung der Heilkräfte der Arzneysubstanzen, nebst einigen Blicken auf die bisherigen. In: Hufelands Journal der praktischen Heilkunde (Jena) 1796.
Hahnemann (1801) = Samuel Hahnemann, Heilung und Verhütung des Scharlach Fiebers von Samuel Hahnemann. Gotha 1801.

Hahnemann (1811) = Samuel Hahnemann, Reine Arzneimittellehre. Teil 1–6. Dresden 1811–1821. 2. verm. Aufl. Teil 1–6, Dresden 1822–1827. 3. verm. Aufl. Teil 1–2, Dresden 1830–1833.

Hahnemann (1828) = Samuel Hahnemann, Die chronischen Krankheiten, ihre eigenthümliche Natur und homöopathische Heilung. Teil 1, Dresden, Leipzig 1828.

Hahnemann (1831) = Samuel Hahnemann, Die Allopathie. Ein Wort der Warnung an Kranke jeder Art. Leipzig 1831.

Hahnemann (1833) = Samuel Hahnemann, Organon der rationellen Heilkunde. Die 1. Aufl. erschien bei Arnold in Dresden. Ab der 2. Aufl. nannte Hahnemann das Werk «Organon der Heilkunst». Die 5. Aufl. erschien 1833. Die Zitierung erfolgt, soweit nicht anders vermerkt, nach der 6. von Richard Haehl besorgten Aufl., Leipzig 1921, Nachdruck Stuttgart 1955.

Hartmann (1898) = Franz Hartmann, Theophrastus Paracelsus von Hohenheim. Enthaltend Theophrastus Paracelsus als Mystiker, Grundriß der Lehren des Theophrastus Paracelsus von Hohenheim und die Medicin des Theophrastus von Hohenheim. Leipzig 1898.

Hartmann (1904) = R. Julius Hartmann, Theophrast von Hohenheim. Berlin 1904.

Haskins (1924) = Homer Haskins, Studies in the History of Mediaeval Science. Cambridge 1924.

Helmrich (1986) = Ernst Hermann Helmrich, Das Herz im Kosmos und die Pharmakologie des Herzens bei Paracelsus. Heidelberg 1986.

Hemleben (1973) = Johannes Hemleben, Paracelsus. Revolutionär, Arzt und Christ. Frauenfeld/Stuttgart [2]1974.

Hertzka (1973) = Gottfried Hertzka, So heilt Gott. Die Medizin der Hl. Hildegard von Bingen als neues Naturheilverfahren. Stein am Rhein [5]1976.

Hildegard von Bingen, siehe Schipperges.

Hildegard von Bingen, siehe Riethe.

Hiltner (1970) = Gerhard Hiltner, Rudolf Virchow. Ein weltgeschichtlicher Brennpunkt im Werdegang von Naturwissenschaft und Medizin (= Menschenwesen und Heilkunst 10). Stuttgart 1970.

Hirschberg (1905) = Julius Hirschberg, J. Lippert u. E. Mittwoch, Ammar B. Ali Al-Mausili, Das Buch der Auswahl von den Augenkrankheiten. Aus arabischen Handschriften übers. und erläutert. Leipzig 1905.

Hippokrates siehe Fuchs (1895).

Hoheisel (1966) = Karl Hoheisel, Christus und der Philosophische Stein. Alchemie als über- und nachchristlicher Heilweg. In: Christoph Meinel (Hrsg.), Die Alchemie in der europäischen Kultur- und Wissenschaftsgeschichte (= Wolfenbütteler Forschungen, 32). Wiesbaden 1986, 61–84.

Husemann/Wolff (1986–1991) = Friedrich Husemann/Otto Wolff, Das Bild des Menschen als Grundlage der Heilkunst. I. Zur Anatomie und Physiologie, II. Zur allgemeinen Pathologie und Therapie, III. Zur speziellen Pathologie und Therapie. 3 Bde. Stuttgart 1986–1991.

Hunke (1965) = Sigrid Hunke, Allahs Sonne über dem Abendland. Frankfurt, Hamburg 1965.

Huser (1589) = Johannes Huser (Hrsg.), Theophrastus Paracelsus, Bücher und Schriften. 6 Bde. Basel 1589. Nachdruck Hildesheim/New York 1971.

Ilberg (1974) = Johannes Ilberg, Über die Schriftstellerei des Klaudios [= Renaissance-Erfindung] Galenos. In: Rheinisches Museum für Philologie, 1889–1897 (Nachdruck: Libelli 314). Darmstadt 1974.

Jaeger (1963) = Werner Jaeger, Diokles von Karystos. Berlin 1963.

Jacobi (1991) = Jolande Jacobi, Paracelsus. Arzt und Gottsucher an der Zeitwende. Olten, Freiburg 1991.

Johann Valentin Andreae siehe Andreae.

Jourdan (1829) = A. J. L. Jourdan, Pharmacopoae universalis 1829.

Jung (1942) = Carl Gustav Jung, Paracelsica. Zwei Vorlesungen über den Arzt und Philosophen Theophrastus. Zürich 1942.

Jung (1952) = Carl Gustav Jung, Psychologie und Alchemie. Zürich 1952.

Kanawati (1975) = Mohammed Muti Kanawati, Al Razi – Drogenkunde und Toxikologie im Kitab al-Hawi. Diss. Marburg/Lahn 1975.

Keil (1989) = Gundolf Keil, Die frag ist, ob der arczet schuldig sey oder nit. In: Überlieferungsgeschichtliche Editionen und Studien zur deutschen Literatur des Mittelalters. Hrsg. von Konrad Kunze, Johannes G. Mayer, Bernhard Schnell. Tübingen 1989.

Kerényi (1948) = Karl Kerényi, Der göttliche Arzt. Studien über Asklepios und seine Kultstätte. Ciba Aktiengesellschaft (Hrsg.), Basel 1948.

Kerényi (1996) = Karl Kerényi, Die Mythologie der Griechen. Band I. Die Götter- und Menschheitsgeschichten. München [17]1996.

Khunrath (1597) = Heinrich Khunrath, Vom hyelalischen Chaos, das ist / primaterialischen catholischen oder allgemeinen natürlichen Chaos, der naturgemäßen Alchymiae und Alchymisten. Die Schrift wurde bis 1786 mehrmals aufgelegt. Photomechanischer Nachdruck der Ausgabe von 1708. Graz 1990.

Körbler (1967) = Juraj Körbler, Die Krebslehre des Paracelsus und die Gegenwart. In: Centaurus (Kopenhagen) 12 (1967), 182–91.

Kollesch (1979) = Jutta Kollesch u. Diethart Nickel (Hrsg.), Antike Heilkunst. Ausgewählte Texte aus dem medizinischen Schrifttum der Griechen und Römer. Leipzig 1979. Eine Neuauflage erfolgte unter dem gleichen Titel, Stuttgart 1994.

Kramer (1979) = Manfred Kramer, Faksimile-Ausgaben als verlegerische und technische Herausforderung im Dienste der Forschung. In: Codices manuscripti 5 (1979), 58–62.

Kranz (1949) = Walther Kranz, Empedokles. Antike Gestalt und romantische Neuschöpfung. Zürich 1949.

Krause (1820) = Christian Friedrich Krause, Die drei ältesten Kunsturkunden der Freimaurerbruderschaft, Dresden [2]1820.

Kudlien (1964) = Fridolf Kudlien, Herophilos und der Beginn der medizinischen Skepsis. In: Hellmut Flashar, Antike Medizin. Darmstadt 1971, 280–295.

Kudlien (1967) = Fridolf Kudlien, Der Beginn des medizinischen Denkens bei den Griechen. Zürich 1967.

Kühn (1821–1833) = Claudii Galeni Opera omnia. 20 Vil. Lipsiae 1821–1833.

Labowsky (1961) = Lotte Labowsky, Mediaev. and Renaiss. Studies V (1961), 132–154.

Lexikon des Mittelalters (1977–1999), 5 Bde. + Register.

Lémery (1743) = Nicolaes Lémery, Woordenboek der enkele Droogeryen ..., Rotterdam 1743.

Lindenberg (1988) = Christoph Lindenberg, Rudolf Steiner. Eine Chronik. Stuttgart 1988.

Lindner (1974) = Manfred Lindner (Hrsg.), Petra und das Königreich der Nabatäer. München [2]1974.

Löw (1934) = Immanuel Löw, Die Flora der Juden. 4 Bd. Wien 1934.

Maier (1618) = Michael Maier, Atalanta Fugiens. Oppenheim 1618. Neudruck Kassel 1964.

Manen (1994) = Hans Peter van Manen, Marie Steiner. Über ihre Stellung im Weltenkarma. Dornach 1994.

Marcellus siehe Niedermann.
Marti (1981) = Ernst Marti, Zu den vier Äthern. Zu Rudolf Steiners Ätherlehre. Elemente – Äther – Bildekräfte. Stuttgart ³1981.
Marti (1971) = Ernst Marti, Vom Wesen des Potenzierens. In: Viktor Itschner (Hrsg.): Potenzierte Heilmittel. Ursprung, Wesen und Wirkungsnachweis von dynamisierten Substanzen. Stuttgart 1971, 35–62.
Matthießen (1922) = Wilhelm Matthießen (Hrsg.), Theophrastus Paracelsus. Sämtliche Werke. II. Abteilung: Theologische und religionsphilosophische Schriften. Bd. 1. München 1923.
Meyer-Steineg (1913) = Theodor Meyer-Steineg, Ein Tag im Leben des Galen. Jena 1913.
Meyrink (1984) = Gustav Meyrink, Der Engel vom westlichen Fenster. München 1984.
Morgagni (1761) = Giovanni Battista Morgagni, De sedibus et causis morborum per anatomen indagatis libri quinque. Venetien 1761.
Müller (1960) = Martin Müller und Robert Blaser, Registerband zu Sudhoffs Paracelsus-Gesamtausgabe [= Nova Acta Paracelsica, Supplementum]. Einsiedeln 1960.
Müller (1975) = Leopold Müller, Die Welt der Gesteine bei Paracelsus. In: Paracelsus, Werk und Wirkung. Festgabe für Kurt Goldammer. Wien 1975, 149–174.
Näf (1941) = Werner Näf und Matthäus Gabathuler, Hortulus populär. St. Gallen 1942.
Netzhammer (1901) = P. Raymund Netzhammer, Theophrastus Paracelsus. Das Wissenswerteste über dessen Leben, Lehre und Schriften. Einsiedeln/Waldshut, Köln 1901.
Neuburger (1906) = Max Neuburger, Geschichte der Medizin. 2 Bd. Stuttgart 1906.
Neumann (1740) = Caspar Neumann, Praelectiones chemicae. Berlin 1740.
Nicomachus of Geresa siehe Ooge.
Niedermann (1968) = Maximilian Niedermann (Hrsg.), Marcellus, Über Heilmittel. Corpus medi-corum latinorum. Berlin 1968.
Ooge (1926) = Martin Luther d'Ooge, Nicomachus of Geresa: Introductions of Arithmetic. Übersetzt von M. L. d'Ooge, mit Kommentar von F. E. Robbins und L. C. Karpinski. New York 1926. Neudruck New York 1972.
Oosterhuis (1937) = R. A. Bentheim Oosterhuis, Paracelsus en Hahnemann, Een renaissance der geneeskunst. (Diss.) Leiden 1937.
Opitz (1911) = Karl Opitz, ar Razi (Razes). Über die Pocken und die Masern. Aus dem Arabischen übersetzt. Leipzig 1911.
Pagel (1898) = J. L. Pagel, Kurzes Handbuch Geschichte der Medizin. Hrsg. von Karl Sudhoff. Berlin ²1915. (Reprint Leipzig, o. J.)
Pagel (1962) = Walter Pagel, Das medizinische Weltbild bei Paracelsus. Seine Zusammenhänge mit Neuplatonismus und Gnosis. Wiesbaden 1962.
Pagel (1966) = Walter Pagel, Paracelsus im Lichte mittelalterlicher Quellen. In: Festschrift z. 16. Paracelsustag. d. Intern. Paracelsus-Gesellschaft am 24. u. 25. September 1966 zu Salzburg z. 425. Todestag von Paracelsus, 67–71.
Pagel (1968) = Walter Pagel und Marianne Winder, Gnostisches bei Paracelsus und Konrad von Megenberg. In: Fachliteratur des Mittelalters. Festschrift für Gerhard Eis. Stuttgart 1968, S. 365, Note 30.
Paracelsus (1565) = Theophrastus Paracelsus, Das Buch Paragranum. Hrsg. von Franz Strunz, Leipzig 1903.
Paracelsus = Theophrastus Paracelsus, Volumen Paramirum und Opus Paramirum. Hrsg. von Franz Strunz. Jena 1904.
Paracelsus siehe Huser.
Paracelsus siehe Matthießen.
Paracelsus siehe Goldammer.

Paracelsus siehe Sudhoff (1929–1933).
Pauly (1979) = Der Kleine Pauly. Lexikon der Antike. München 1979.
Pelikan (1971) = Wilhelm Pelikan, Wirkungsnachweis potenzierter Substanzen durch Pflanzenwachstumsversuche. In: Viktor Itschner (Hrsg.), Potenzierte Heilmittel. Ursprung, Wesen und Wirkungsnachweis von dynamisierten Substanzen. Stuttgart 1971.
Pelikan (1958) = Wilhelm Pelikan, Heilpflanzenkunde I. Dornach [3]1975.
Pelikan (1962) = Wilhelm Pelikan, Heilpflanzenkunde II. Dornach [2]1977.
Pelikan (1977) = Wilhelm Pelikan, Wesen und Wirkstoff. Wilhelm Pelikan, ein Leben im Dienste der Heilmittelforschung. Hrsg. von Willem F. Daems (Weleda Schriftenreihe 12). Arlesheim/Schw. Gmünd 1977 (nicht im Handel).
Pelikan (1978) = Wilhelm Pelikan, Heilpflanzenkunde III. Dornach 1978.
Plessner (1928) = Martin Plessner, Der Inhalt der Nabatäischen Landwirtschaft. Ein Versuch, ibn Wahsija zu rehabilitieren. In: Zt. f. Semistik 6 (1929), 27–56.
Plessner (1975) = Martin Plessner, Vorsokratische Philosophie und griechische Alchemie in arabisch-lateinischer Überlieferung. Studien zu Text und Inhalt der Turba Philosophorum. Nach dem Manuskript hrsg. von Felix Klein-Franke (= Boethius Texte und Abhandlungen zur Geschichte der exakten Wissenschaften, 4). Wiesbaden 1975.
Pollak (1969) = Kurt Pollak, Die Heilkunde der Antike. Düsseldorf/Wien 1969.
Pollak (1968/1969) = Ders., Wissen und Weisheit der alten Ärzte. Bd. I. Die Heilkunst der frühen Hochkulturen. Düsseldorf, Wien [1]1968. Bd. II. Die Heilkunst der Antike. Wissen und Weisheit der alten Ärzte. Bd. II. Düsseldorf/Wien [1]1969.
Read (1939) = John Read, Prelude to Chemistry. An Outline of Alchemy. Oldbourne, London 1939, Reprint 1969.
Reps (1950 und 1952) = Albert Reps, Asklepios. In: Das Goetheanum (Dornach/Schweiz), 29 (1950), 132–134, und Asklepios. In: Beiträge für eine Erweiterung der Heilkunst nach geisteswissenschaftlichen Erkenntnissen 5 (1952), 277–286.
Richter (1798) = Benjamin Richter, De usu matheseos in chymia. Koningsberg 1798.
Richter (1913) = Paul Richter (Hrsg.), Galenos – Über die krankhaften Geschwülste. Leipzig 1913.
Riethe (1959) = Peter Riethe (Hrsg.), Hildegard von Bingen, Naturkunde. Das Buch von dem inneren Wesen der verschiedenen Naturen in der Schöpfung. Salzburg 1959.
Ritter (1974) = Hans Ritter, Samuel Hahnemann. Sein Leben und Werk in neuer Sicht. Heidelberg 1974.
Rokitansky (1842–1846) = Karl Freiherr von Rokitansky, Handbuch der pathologischen Anatomie. 3 Bde. Wien 1842–1846.
Rosner (1977) = Edwin Rosner, Hohenheims Weg von St. Gallen nach Augsburg (1531–1536). Salzburger Beiträge zur Paracelsusforschung 16. Wien 1977.
Ruska (1926) = Julius Ruska, Tabula Smaragdina. Ein Beitrag zur Geschichte der hermetischen Literatur. Heidelberg 1926.
Ruska (1931) Ders., Turba Philosophorum. Ein Beitrag zur Geschichte der Alchemie. Quellen und Studien zur Geschichte der Naturwissenschaften und Medizin. Berlin 1931.
Sarton (1954) = George Sarton, Galen of Pergamon. Laurence, Kansas 1954.
Schlegel (1907) = Emil Schlegel, Paracelsus in seiner Bedeutung für unsere Zeit. München 1907, 2. Aufl. Tübingen 1922.
Schlegel (1915) = Emil Schlegel, Religion der Arznei. 1. Aufl. Leipzig 1915.
Schlegel (1924) = Emil Schlegel, Brief an Unbekannt. In: Beiträge für eine Erweiterung der Heilkunst nach geisteswissenschaftlichen Erkenntnissen (Stuttgart) 16, (1963), 247.
Schlegel (1932) = Emil Schlegel, Hoffnung für Krebsleidende. Regensburg 1932.

Schlegel (1933) = Emil Schlegel, Begegnung mit Rudolf Steiner. In: Anthroposophische Blätter. Beilage zur Zeitschrift Anthroposophie 15, 1933, 1, S. 4–7.

Schipperges (1957) = Heinrich Schipperges (Hrsg.), Hildegard von Bingen, Heilkunde. Das Buch von dem Grund und Wesen und der Heilung der Krankheiten. Salzburg 1957.

Schipperges (1970) = Heinrich Schipperges, Alchimia. Ideologie und Technologie. München 1970.

Schipperges (1970) = Heinrich Schipperges, Moderne Medizin im Spiegel der Geschichte. Stuttgart 1970.

Schmaltz (1941) = Dieter Schmaltz, Pflanzliche Arzneimittel bei Theophrast von Hohenheim, genannt Paracelsus. Stuttgart 1941.

Schmieder (1832) = Karl Christoph Schmieder, Geschichte der Alchemie. o. O. 1832, Nachdruck Ulm 1959.

Schöffler (1979) = Heinz Herbert Schöffler, Die Akademie von Gondischapur. Aristoteles auf dem Wege in den Orient. (LOGOI, Wissenschaftliche Reihe, 5.) Mit einem Geleitwort von Friedrich Hiebel. Stuttgart 1979, ²1980.

Schöffler (1991) = Heinz Herbert Schöffler, Anthroposophische Medizin. Eine Erstinformation. Mit einem Verzeichnis der Kliniken und Sanatorien der anthroposophisch-medizinischen Bewegung. Dornach 1991.

Schöner (1964) = Erich Schöner, Das Viererschema in der antiken Humoralpathologie. Sudhoffs Archiv für Geschichte der Medizin und der Naturwissenschaften, Beiheft 4, Wiesbaden 1964.

Schubert (1887/1889) = Eduard Schubert und Karl Sudhoff, Paracelsus-Forschungen. Frankfurt 1887/1889.

Schwanitz (1983) = Hans-Joachim Schwanitz, Homöopathie und Brownianismus 1795–1844. Stuttgart 1983.

Senn (1956) = Gustav Senn, Die Pflanzenkunde des Theophrast von Eresos. Seine Schrift über die Unterscheidungsmerkmale der Pflanzen und seine Kunstprosa. Basel 1956.

Simonis (1970) = Werner Christian Simonis, Der rote Fingerhut. Digitalis purpurea. Dornach/Schweiz 1970.

Sprengel (1971) = K[urt] Sprengel (Hrsg.), übersetzt und erläutert, Theophrasts Naturgedichte der Gewächse. 2 Bde. Altona 1822 (Nachdruck 1971).

Sprecher (1978) = E. Sprecher, Naturstoffe als Arzneimittel. In: Erfahrungsheilkunde 6 (1978), 314–320.

Steiner siehe GA.

Steiner (1902) = Rudolf Steiner, Monismus und Theosophie. In: Psychische Studien (Hrsg. Friedrich Maier) 29 (1902), 750–757.

Steiner (1903) = Rudolf Steiner, Physische Krankheiten und kosmologische Gesetzmäßigkeiten. Vortrag vom 27.10.1903. Die fragmentarische Vortragsnachschrift ist abgedruckt in: Beiträge zur Rudolf Steiner Gesamtausgabe. Dornach/Schweiz, Nr.118/119, Sommer 1997, 5–8.

Steiner (1905) = Rudolf Steiner, Goethes Evangelium. In: Beiträge zur Rudolf Steiner Gesamtausgabe. Dornach/Schweiz, Nr. 92, Johanni 1986, 22–34.

Steiner (1912) = Rudolf Steiner, Der Weg von Paracelsus zu Goethe im Lichte der Geistesforschung. Vortrag vom 13.1.1912 in Winterthur. In: Beiträge für eine Erweiterung der Heilkunst nach geisteswissenschaftlichen Erkenntnissen (Stuttgart) 10 (1957), 41–54.

Strebel (1946) = Josef Strebel, Paracelsus und die Rosenkreuzer. In: Nova Acta Paracelsica. III. Jahrbuch der Schweizerischen Paracelsus-Gesellschaft, Basel 1946, 110–132.

Strunz (1903) siehe Paracelsus.

Strunz (1904) siehe Paracelsus.

Suchantke (1928) = Gerhard Suchantke, Internationaler Krebskongreß in London 1928. In: Natura. Eine Zeitschrift zur Erweiterung der Heilkunst nach geisteswissenschaftlicher Menschenkunde, 3, 1928.
Sudhoff (1899) = Karl Sudhoff, Versuch einer Kritik der Echtheit der Paracelsischen Schriften. 3 Bde. Berlin 1894–1899.
Sudhoff (1922) = Karl Sudhoff, Kurzes Handbuch der Geschichte der Medizin. Berlin 1922.
Sudhoff (1922–1933) = Karl Sudhoff (Hrsg.), Theophrast von Hohenheim, genannt Paracelsus. Sämtliche Werke. I. Abteilung: Medizinische, naturwissenschaftliche und philosophische Schriften. Bände 1–14. München 1929–1933. Die Zitierung erfolgt nach Abteilung, Band und Seitenzahl.
Telle (1980) = Joachim Telle, Sol und Luna. Literatur- und alchemiegeschichtliche Studien zu einem altdeutschen Bildgedicht. Hürtgenwald 1980.
Theatrum Chemicum siehe Ferguson.
Thomson (1955) = Margaret H. Thomson, Textes grecs inédits relatifs aux plantes [= Nouvelle Collection de Textes et Documents]. Paris 1955.
Thorndike (1965) = Lynn Thorndike, Michael Scot. London 1965.
Tischner [o.J.] = Rudolf Tischner, Quellenschriften der Homöopathie. Erster Band. Die naturwissenschaftliche Richtung, Berlin [o.J., nach 1939].
Tischner (1950) = Rudolf Tischner, Das Werden der Homöopathie. Geschichte der Homöopathie vom Altertum bis zur neuesten Zeit. Stuttgart 1950.
Tsouyopoulos (1982) = Nelly Tsouyopoulos, Andreas Röschlaub und die Romantische Medizin. Stuttgart 1982.
Ullmann (1970–1972) = Manfred Ullmann, Die Natur- und Geheimwissenschaften im Islam. In: Handb. f. Orientalistik. 1. Abt. Erg.bd. VI. 2. Abschnitt. Leiden 1972.
Vehsemeyer (1838) = Bruno Albert Vehsemeyer, Potenzierung nach der Decimalskala. In: Hygea 4, 1836.
Vester (1960) = Frédéric Vester u. a.: Zur Kenntnis der Inhaltsstoffe von Viscum album. In: Hoppe-Seyler's Zschr. f. physiol. Chemie 1960, 1961, 1968.
Virchow (1858) = Rudolf Virchow, Die Cellularpathologie in ihrer Begründung auf physiologische und pathologische Gewebslehre. Berlin 1858.
Vogel (1956) = Klaus Vogel, Zur Entstehung der hippokratischen Viersäftelehre. Diss. Marburg 1956.
Waerden van der (1979) = B. L. van der Waerden, Die Pythagoreer. Religiöse Bruderschaft und Schule der Wissenschaft. Zürich/München 1979.
Wageningen (1918) = J. van Wageningen, Die Namen der vier Temperamente. In: Janus 23, 1918, 48–55.
Widenmann (1843) = Widenmann, Der gegenwärtige Stand der homöopathischen Frage. Von einem Homöopathen (Schluß). Jahrbücher der Gegenwart, 1843, Nr. 70.
Withering (1785) = William Withering, An Account of the Foxglove and some of its Medicinal Uses, with Practical Remarks on Dropsy and other Diseases. Birmingham 1785.
Withering (1785) = William Withering, Bericht über den Fingerhut und seine medizinische Anwendung mit praktischen Bemerkungen über Wassersucht und andere Krankheiten. Nach der englischen Ausgabe von 1785 ins Deutsche übertragen. Boehringer Mannheim 1963.
Witkowski (1899) = Georg Witkowski, Goethe. Leipzig 1899. 4. Aufl. unter dem Titel «Das Leben Goethes». Berlin 1932.
Wolfram (1912) = Elise Wolfram, Die okkulten Ursachen der Krankheiten. Volumen Paramirum. Hrsg. und eingeführt von Willem F. Daems. 4. erw. Aufl. Dornach/Schweiz 1991.

Yates (1991) = Frances A Yates, Die Okkulte Philosophie im Elisabethanischen Zeitalter. Amsterdam 1991.
Zotter (1978) = Hans Zotter, Was ist ein Faksimile? Aus der Einleitung zur Bibliographie faksimilierter Handschriften. Graz 1978.
Zotter (1980) = Hans Zotter, Antike Medizin. Graz 1980.

Weiterführende Literatur

Ackerknecht Erwin H., Geschichte der Medizin. Stuttgart 1977.

Ambelain Robert, La Kabbale Pratique. Introduction à l'étude de la Kabbale, mystique et pratique, et à la Mise en action de ses Traditions et de ses Symboles, en vue de la théurgie. Paris 1951.

Artelt Walter, Einführung in die Medizinhistorik. Stuttgart 1949.

Aschhoff Ludwig und Paul Diepgen, Kurze Übersichtstabelle zur Geschichte der Medizin. Berlin 1945.

Berghoff Emanuel, Entwicklungsgeschichte des Krankheitsbegriffes (= Wiener Beiträge zur Geschichte der Medizin 1). Wien ^{2}1947.

Bergier Jean-François (Hrsg.), Zwischen Wahn, Glaube und Wissenschaft. Magie, Astrologie, Alchemie und Wissenschaftsgeschichte. Zürich 1988.

Böhme Gernot u. Hartmut Böhme, Feuer, Wasser, Erde, Luft. Eine Kulturgeschichte der Elemente. München 1996.

Brandenburg Dietrich, Medizin und Magie. Berlin 1975.

Brödner Erika, Die römischen Thermen und das antike Badewesen. Eine kulturhistorische Betrachtung. Darmstadt 1883 [mit 80 Tafeln].

Capelle Wilhelm, Die griechische Philosophie. Von den Sokratikern bis zur hellenistischen Philosophie. Berlin 1971.

Coudert Allison, Der Stein der Weisen. Die geheime Kunst der Alchemisten. Alles über Alchemie – eine Wissenschaft im Zeichen der Magie. Bern/München 1982.

Daems Willem F., Spongia somnifera. Philologische und pharmakologische Probleme. In: Beiträge zur Geschichte der Pharmazie (Stuttgart) 22, 1970, 4.

Daems Willem F., Stimmi Stibium Antimon. Eine subhistorische Betrachtung. Arlesheim 1976.

Daems Willem F., Terminologische Probleme mittelalterlicher Pharmakobotanik. Berichte der physikalisch-medizinischen Gesellschaft zu Würzburg, 88, 1981/83, S. 97–110.

Daems Willem F., Der Kentauer Chiron und die «Gracenije». Schweiz. Apoth.Ztg. 115 (1977), 20.

Daems Willem F., Die Heilpflanzen in Vergangenheit, Gegenwart und Zukunft. In: Heilpflanzen und ihre Kräfte. Hrsg. von William Thomson, Bern 1978.

Daems Willem F., Der Chaos-Begriff bei Paracelsus. Licht der Natur, Medizin in Fachliteratur und Dichtung, Festschrift für Gundolf Keil zum 60. Geburtstag. Hrsg. von Josef Domes, Werner E. Gerabek, Bernhard D. Haage, Christof Weisser und Volker Zimmermann. Göppingen 1994.

Daems Willem F., Denn der Himmel ist der Mensch und der Mensch ist der Himmel. Dornach 1993.

Diels Hermann, Die Fragmente der Vorsokratiker. (rororo Klassiker der Literatur und der Wissenschaft 10). Reinbek bei Hamburg 1957.

Diepgen Paul, Geschichte der Medizin. Die historische Entwicklung der Heilkunde und des ärztlichen Lebens. 2 Bde. Berlin 1947.

Fabricius Cajus, Galenos Exzerpte aus älteren Pharmakologen. Berlin, New York 1972 (= Ars Medica. Texte und Untersuchungen zur Quellenkunde der Alten Medizin. Schriften des Instituts für Geschichte der Medizin der Freien Universität Berlin. II. Abteilung, Griechische-lateinische Medizin).

Flashar Hellmut (Hrsg.), Antike Medizin. (Wege der Forschung. Band CCXXI.) Darmstadt 1971.

Gadamer Hans Georg, Um die Begriffswelt der Vorsokratiker. Darmstadt 1968.
Galen. Werke des Galenos übersetzt und erläutert von Erich Beintker und Wilhelm Kahlenberg.
Goltz Dietlinde, Joachim Telle und J. Vermeer, Der alchemistische Traktat «Von der Multiplikation» von Pseudo-Thomas von Aquin. Untersuchungen und Texte. Wiesbaden 1977.
Goltz Dietlinde, Studien zur altorientalischen und griechischen Heilkunde, Therapie – Arzneizubereitung – Rezeptstruktur. Sudhoffs Archiv, Zeitschrift für Wissenschaftsgeschichte. Beiheft 16, Wiesbaden 1974.
Grensemann Hermann, Der Arzt Polybos als Verfasser hippokratischer Schriften. Akademie der Wissenschaften und der Literatur. Abhandlungen der geistes- und sozialwissenschaftlichen Klasse. Nr. 2. Wiesbaden 1968.
Grmek Mirko D. (Hrsg.), Die Geschichte des medizinischen Denkens. Antike und Mittelalter. München 1996.
Husemann Friedrich, Goethe und die Heilkunst. Stuttgart1957.
Koelbing Huyldrich M., Arzt und Patient in der antiken Welt. Zürich/München 1977.
Leibbrand Werner, Der göttliche Stab des Äskulap. Salzburg, Leipzig 1939.
Leibbrand Werner, Heilkunde. Eine Problemgeschichte der Medizin. Freiburg/München 1953.
Lippmann Edmund O. von, Enstehung und Ausbreitung der Alchemie. Dritter Band. Weinheim 1954.
Meyer-Steineg Theodor, Das medizinische System der Methodiker. Jenaer medizin.-historische Beiträge (Jena), 1916, Heft 7/8.
Meyer-Steineg Theodor und K. Sudhoff, Illustrierte Geschichte der Medizin. Stuttgart [5]1965.
Mildner Theodor, Chirurgie und Wundbehandlung vor Troja. Traunstein o. J. (etwa 1962).
Pico della Mirandola (1486), De dignitate hominis (lateinisch und deutsch). Eingeleitet von Eugenio Garin. Bad Homburg 1968.
Polenz Max, Hippokrates und die Begründung der wissenschaftlichen Medizin. Berlin 1938.
Rothschuh Karl Ed., Konzepte der Medizin in Vergangenheit und Gegenwart. Stuttgart 1978.
Schelenz Hermann, Geschichte der Pharmazie. Hildesheim 1965.
Schipperges Heinrich, Wege zu neuer Heilkunst. Traditionen–Perspektiven–Programme. Heidelberg 1978.
Schipperges Heinrich (Hrsg.), Krankheit, Heilkunst, Heilung. Freiburg/München 1978.
Schipperges Heinrich, Der Garten der Gesundheit: Medizin im Mittelalter. München/Zürich 1985.
Schipperges Heinrich, Homo patients. Zur Geschichte des kranken Menschen. München 1985.
Schipperges Heinrich (Hrsg.), Geschichte der Medizin in Schlaglichtern. Mannheim 1990.
Schlegel Emil:
Die Augendiagnose des Dr. Ignaz von Péczely. Leipzig [4]1921.
Homöopathie und Weltanschauung. Tübingen 1892.
Reform der Heilkunde durch die Homöopathie Hahnemanns. Brugg 1903.
Die Krebskrankheit, ihre Natur und ihre Heilmittel. München 1908, Stuttgart [2]1927.
Samuel Hahnemanns Ordnung der Heilkunde. Regensburg 1925.
Alchemistische Krebsbehandlung. Hrsg. von Bernhard Aschner. Regensburg 1930.
Religion der Arznei. Leipzig 1915, Ulm [5]1960.
Heilkunst als Weltmitte. Karlsruhe 1931.

Eine Auswahl aus den Paracelsus-Studien Emil Schlegels:

Paracelsusstudien. Dresden 1898.
Paracelsus in seiner Bedeutung für unsere Zeit. München 1907, 2. Aufl. Tübingen 1922.
Erkenntniswege – Alte Energetiker in der Medizin (Weiteres über Paracelsus) – Zusammenhänge wichtiger Grundprobleme – Signaturenkunde. Tübingen 1913.
Paracelsus als Prophet. Tübingen 1915.
Paracelsus und die Gestirne. Tübingen [2]1922, Sonderdruck.
Schonak Wilhelm, Die Rezeptsammlung des Scribonius Largus. Jena 1912.
Schumacher Joseph, Antike Medizin. Berlin [2]1963.
Schumacher Joseph, Die Anfänge abendländischer Medizin in der griechischen Antike. Stuttgart 1965.
Sigerist Henri E., Anfänge der Medizin. Von der primitiven und archaischen Medizin bis zum goldenen Zeitalter in Griechenland. Zürich 1963.
Simon Erika, Die Götter der Griechen. Darmstadt 1985.
Strebel Josef, Theophrastus von Hohenheim, genannt Paracelsus. Zur vierten Jahrhundertfeier seines Todes. Der Stein der Weisen. Luzern 1941.
Thorndike Lynn, A Historie of Magic and Experimental Science. 2 Bd. New York 1958.
Vergil, Vom Landbau. Übertragung von Gertrud Herzog-Hauser. Zürich 1961.
Völker Paul Gerhard, Der Arzt und das Heilwesen im Mittelalter. München 1974.
Vorländer Karl, Philosophie des Altertums. Reinbek bei Hamburg 1963.
Vorländer Karl, Philosophie des Mittelalters. Reinbek bei Hamburg 1964.

Auswahl aus:
Verzeichnis der Schriften von Willem F. Daems

Prof. Gundolf Keil erfaßte die Schriften, die bis zum 80. Geburtstag von Willem F. Daems (1991) erschienen waren. Erstveröffentlichung in: Der Merkurstab 44 (1991) 6, 476–483. Als Grundlage diente die Sonderdrucksammlung des Verstorbenen. Jürg Himmelsbach und Geertruida W. Daems vervollständigten die Liste.

Prof. Keil schreibt: «... *Das Erfassen aller Schriften, redaktionellen Mitteilungen, Berichte und die zahlreichen Buchbesprechungen hätten dazu geführt, die Zweitausend-Titel-Grenze weit zu überschreiten.*»

[zusammen mit Leo Jules Vanderwiele:] Noord- en Zuidnederlandse stedelijke pharmacopeeën, Joppe: Littera scripta manet, und Mortsel bij Antwerpen: Itico 1955. 199 S., 136 Abb., 8°.

Geneeskruiden, I: Van giftplant tot geneesmiddel, 151 S., 46 Taf., Klein-8°; II: Van onkruid tot geneesmiddel, 256 S., 24 Taf., Klein-8°. Naarden: Littera scripta manet 1955, Neudrucke Gorssel 1973 u. ö.

Zur Geschichte der Injektionstherapie, Weleda Korrespondenzblätter für Ärzte 14 (1961), 46, S. 1–9.

Geschichtliches über den Sanddorn, in: [Heinrich] Buser, [Willem Frans] Daems und Wilhelm Pelikan, Der Sanddorn, Hippophae rhamnoides [Linné]. Ein Pionier des Lebens, Arlesheim: Weleda 1964 (= Weleda Schriftenreihe, 6), S. 9–18 und Taf. II–III.

[unter Mitwirkung von Gundolf Keil:] Der Misteltraktat des Wiener Kodex 3811, Sudhoffs Arch. 49 (1965), 1, S. 90–93.

[zusammen mit Paul G. Bellmann und unter Mitwirkung von Gundolf Keil:] Ist die Mistel ein altes Krebsheilmittel? Sudhoffs Arch. 49 (1965), 4, S. 355–363.

[zusammen mit P. G. Bellmann:] Ist die Mistel ein altes Krebsheilmittel? Beiträge zu einer Erweiterung der Heilkunst nach geisteswissenschaftlichen Erkenntnissen (Stuttgart) 19 (1966), 3, S. 126.

Boec van medicinen in Dietsche. Een Middelnederlandse compilatie van medisch-farmaceutische literatuur, [phil. Diss.] Leiden: E. J. Brill 1967 (= Janus, supplement 7), 361 S., 6 Taf., 8°.

Die cancerostatische Wirksamkeit von Mistelpräparaten, Weleda Korrespondenzblätter für Ärzte 21 (1968), 70, S. 19–30.

Was ist Qualität? Weleda Korrespondenzblätter für Ärzte 23 (1970), 76, S. 17–25.

Der Prozeß als Qualitätsfaktor, Weleda Korrespondenzblätter für Ärzte 24 (1971), 79, S. 63–66; (1981), 100, S. 115–118.

Die Entwicklung des Potenzierungsverfahrens von Hahnemann bis heute, in: Potenzierte Heilmittel. Ursprung, Wesen und Wirkungsnachweis von dynamisierten Substanzen, hrsg. von Viktor Itschner, Stuttgart: Freies Geistesleben 1971, S. 9–34.

Die Rose ist kalt im ersten Grade, trocken im zweiten, Beiträge zu einer Erweiterung der Heilkunst nach geisteswissenschaftlichen Erkenntnissen (Stuttgart) 25 (1972), 6, S. 204–211.

Ärztliche Ethik in der Antike, Die Drei (Stuttgart) 43 (1973), 9, S. 29–32.

Die Mistel in der Krebsbehandlung, Weleda Korrespondenzblätter für Ärzte 27 (1974), 86, S. 35–41.

Stimmi – Stibium – Antimon. Eine substanzhistorische Betrachtung, Arlesheim: Weleda 1976 (= Weleda Schriftenreihe, 9), 36 S., 9 Abb., Quer-8°.

[zusammen mit Gundolf Keil:] «gelerter der arzenie, ouch apoteker». Zum Ansehen des Apothekers im spätmittelalterlichen Deutschland, Sudhoffs Arch. 64 (1980), 1, S. 86–89.

Mensch und Heilpflanze, Schweiz. Fachzschr. Hospitalis 50 (1980), S. 532, 535.

Radis Rhataniae. Die Droge mit einer gesicherten Geschichte, Dtsch. Apoth.Ztg. 121 (1981), S. 46–52.

Himmel und Erde schaffen den Menschen. Zur Faksimile-Ausgabe eines astromedizinischen Hausbuches, Die Drei (Stuttgart) 51 (1981), 3, S. 177–194.

Edelsteine in der Medizin, Die Drei (Stuttgart) 51 (1981), 7/8, S. 504–518.

«Sal – Merkur – Sulfur» bei Paracelsus und das «Buch der Heiligen Dreifaltigkeit» (Weleda-Schriftenreihe, 14), Arlesheim 1982, 23 S. [= Neudruck von Nr. 113].

Digestio, Sinn oder Unsinn? Zur Geschichte eines alchemist.-pharmazeut. Prozesses, in: Festschrift für A. Lutz und J. Büchi – Melanges, offerts à A. Lutz et J. Büchi. Hrsg. von Hans-Rudolf Fehlmann u. François Ledermann. Zürich: Juris Dr. + Verl., 1983, S. 151–179.

Mensch und Pflanze. Die Heilpflanzen in Vergangenheit, Gegenwart und Zukunft (= Weleda Schriftenreihe, 15), Arlesheim 1983, 19 S. [= Neudruck von Nr. 94, 95].

Wärmeanwendungen bei der Heilmittelherstellung, Weleda Korrespondenzblätter für Ärzte 38 (1985), 115, S. 21–31.

Johann Anton Grass von Portein 1684–1770, Arzt, Chirurg, Zahnarzt, Harndiagnostiker, Pharmazeut, Viehdoktor und Dorfpolitiker. Ein Beitrag zur Kultur- und Medizingeschichte des Domleschgs und Heinzenbergs im 18. Jh., Chur: Terra Grischuna 1985, 334 S.

Geschichtliches über den Sanddorn, in: Der Sanddorn. Hippophae rhamnoides, ein Pionier des Lebens (= Weleda Schriftenreihe, 6). 2. erw. Aufl. Arlesheim 1986, S. 9–18.

Ita Wegman, Zürcher Zeit 1906–1920. Erste ärztliche Krebsbehandlung mit der Mistel. Mit einem Aufsatz von Ita Wegman (= Weleda Schriftenreihe, 17). Dornach: Verlag am Goetheanum 1986, 71 S.

Pharmazeutische Prozesse erschließen die Heilkraft der Pflanze, Weleda Nachrichten (1986), 162, S. 6–11.

Ita Wegman und das erste Mistelpräparat Iscar zur Krebsbehandlung, in: Misteltherapie. Eine Antwort auf die Herausforderung Krebs. Die Pioniertat Rudolf Steiners und Ita Wegmans. Hrsg. von Rita Leroi. Stuttgart: Freies Geistesleben 1987, S. 35–44.

(Hrsg.) Alchymie. Vom Geheimnis der Stoffeswelt. Von Hermann Beckh. Hrsg. u. mit einf. Nachw. und bibliogr. Anm. versehen von Willem F. Daems. 4. Aufl. Dornach: Geering 1987, 139 S.

(Hrsg.) Die Pflanzenwelt im Jahreslauf. Von Alfred Usteri. Mit Vorw., Pflanzenverz. u. vollst. Bibliogr. 2. erw. Aufl. Dornach: Geering 1987, 120 S.

Die Idee der Heilpflanze bei Paracelsus, Nova Acta Paracelsica (Einsiedeln), N. F. 3 (1988), S. 60–68.

Paracelsus in unserer Zeit, in: Paracelsus und die Schweizerische Paracelsus-Gesellschaft. Eine Informationsschrift, hrsg. von der Schweizerischen Paracelsus-Gesellschaft. [Einsiedeln:] Schweizerische Paracelsus-Gesellschaft o. J. [1988], S. 1f.

Welche Abkürzung gebrauchte Rudolf Steiner in seiner Mistelsaft-Notiz? Der Merkurstab (Stuttgart) 41 (1988), 2, S. 136–138.

Rudolf Steiner (1861–1925) und Emil Schlegel (1852–1934), Der Merkurstab (Stuttgart) 41 (1988), 4, S. 310–312.

Frühjahr 1527: Theophrast von Hohenheim im Haus zum «vorderen Sessel», Totengässlein 3, Basel, Nova Acta Paracelsica (Einsiedeln), N. F. 4 (1989), S. 41–56.

(Hrsg.) Pflanzen-Wesen. Von Alfred Uster. Mit Vorwort und Registern. 2. Aufl. Dornach: Geering 1989, 248 S.

Heilpflanzen-Porträts. Einleitung: Was macht eine Pflanze zur Heilpflanze? Die Urbeziehung zum Menschen. Eine nicht alltägliche Betrachtung über eine Heilpflanzenkunde und Pflanzenheilkunde der Zukunft. 1. Die Sanddornbeere: Quelle der Lebenskraft. 2. Die Birke und ihre heilspendenden Kräfte. 3. Der Schlehdorn – Repräsentant geballter Lebenskraft. 4. Iris – Regenbogen und Schwertlilie. 5. Die Rose – das rätselhafte Wesen. 6. Die Arnika – heilsame Gewalt in zarter Gestalt. 7. Der Ratanhia «auf den Zahn gefühlt». 8. Calendula = Ringelblume – die Braut der Sonne. 9. Lavendel und Rosmarin, das duftende Geschwisterpaar. 10. Die Zitrone, eine Frucht mit ledriger Schale. 11. Die Melisse, Essentia cordis – die Quintessenz des Herzens. 12. Die Roßkastanie, braunglänzender Same stachelig umhüllt. Arlesheim: Weleda AG, 1990ff.

Die Mistel – Heilpflanze des Jahrhunderts, Weleda Korrespondenzblätter für Ärzte 43 (1990), 126, S. 5–12.

Die Mistel in der Krebsbehandlung, Weleda Korrespondenzblätter für Ärzte 43 (1990), 126, S. 13–19.

Mineralische und pflanzliche Leberheilmittel, Weleda Korrespondenzblätter für Ärzte 44 (1991), 130, S. 44–56.

Die Medizin in Paracelsus' Zeit, in: Elise Wolfram, Die okkulten Ursachen der Krankheiten. Volumen Paramirum. 4. Aufl. Dornach: Philosophisch-Anthroposophischer Verlag am Goetheanum 1991, XXXVIII + 263 S.

(Hrsg.) Der esoterische Christ Paracelsus. Von Elise Wolfram. 3. Aufl. Dornach: Philosophisch-Anthroposophischer Verlag am Goetheanum 1991, 53 S.

Die historische Weleda – Namensgeberin für die Weleda Heilmittelbetriebe (= Weleda Schriftenreihe, 20). Dornach: Philosophisch-Anthroposophischer Verlag am Goetheanum 1991, 40 S., 10 Abb.

Chelidonium/Curcuma comp. Eine Heilmittel-Studie, Vorgeschichte, Entwicklung, Verwirklichung. Persephone, Arbeitsberichte der Medizinischen Sektion am Goetheanum, 1. Dornach: Philosophisch-Anthroposophischer Verlag am Goetheanum 1992, 47 S.

Paracelsus und Hahnemann – Von der «kunst der gradirung» zum Verfahren des Potenzierens, Weleda Korrespondenzblätter für Ärzte 46 (1993), 136, S. 87–92.

Paracelsus und die anthroposophisch orientierte Medizin, Weleda Korrespondenzblätter für Ärzte 46 (1993), 136, S. 102–109.

Paracelsus und Hahnemann, Der Merkurstab (Stuttgart) 46, 1993, 3, S. 297–301.

Nomina simplicium medicinarum ex synonymariis medii aevi collecta. Semantische Untersuchungen zum Fachwortschatz hoch- und spätmittelalterlicher Drogenkunde. Leiden, New York und Köln: E.J. Brill, 1993, 564 S. (= Studies in Ancient Medicine, 6).

«alles essen und trinken ist menschenfleisch in mysterio» [Paracelsus, 1531], in: Voeding en geneeskunde. Acten van het colloquium Brussel 12.10.1990, hrsg. von Ria Jansen-Sieben und Frank Daelemans, Brussel 1993 (= Archief- en Bibliotheekwezen in Belgie, extranummer 41), S. 193–204.

Die Entwicklung des Potenzierverfahrens, in: Was sind potenzierte Heilmittel? Zum Verständnis der homöopathischen und anthroposophischen Medizin, hrsg. von Willem F. Daems, Stuttgart: Freies Geistesleben 1993, S. 11–36.

«Denn der Himmel ist der Mensch und der Mensch ist der Himmel.» Paracelsica, Dornach: Philosophisch-Anthroposophischer Verlag am Goetheanum 1993, 199 S.

Der paracelsische Standort der Paracelsus-Klinik in Richterswil, in: Paracelsus-Klinik, Baunachrichten 1993/11, hrsg. vom Bauverein Paracelsus-Klinik, Zürich 1993, S. 5–15.

Paracelsus als Theologe, in: Gerhard J. Deggeller, Das Mahl des Herrn und Auslegung des Vaterunsers, Dornach: Philosophisch-Anthroposophischer Verlag am Goetheanum 1993, S. VII–XIII.

(Hrsg.) Das Geistgebäude der Rosenkreuzer. Von Viktor Stracke. Dornach: Philosophisch-Anthroposophischer Verlag am Goetheanum 1993, XXXV + 248 S.

Der Chaos-Begriff bei Paracelsus, in: Licht der Natur. Medizin in Fachliteratur und Dichtung. Festschrift für Gundolf Keil zum 60. Geburtstag, hrsg. von Josef Domes, Werner E. Gerabek, Bernhard D. Haage, Christoph Weißer und Volker Zimmermann, Göppingen: Kümmerle Verlag 1994 (= Göppinger Arbeiten zur Germanistik, 585), S. 65–76.

Nachweis der Abbildungen

1 Apoll von Belvedere. Marmorkopie nach Leochares. Um 340 v. Chr. Aus: Herbert Gottschalk, Lexikon der Mythen. Berlin 1973.
2 Büste Hippokrates. Aus: Lucien Braun, Paracelsus. Zürich 1988.
3 Stammbaum der Götter (Reps).
4 Die ganze Familie des Asklepios. Weiherelief Thyrea in Argolis (370–360 v. Chr.). Aus: Karl Kerényi, Der göttliche Arzt. Basel 1948.
5 Aesculapius aus Porto d'Anzio, dem antiken Antium, wo der Gott der Legende nach landete. Römische Prachtstatue, Rom, Capitolino. Um 150 n. Chr. Siehe Nr. 4.
6 Heilung durch Asklepios im Tempelschlaf. Weiherelief Asklepieion in Piräus. Um 400 v. Chr. Siehe Nr. 4.
7 Sonne und Mond und in der Mitte Merkur = Hermes = Asklepios mit Doppelstab. Aus: Frère Basile Valentin, Les Douze Clefs de la Philosophie. Paris 1959.
8 Achilles verbindet Patroklos.Um 490 v. Chr. Aus: Eugen Koch, Ärzte, die Geschichte machten. Augsburg1981.
9 Rekonstruktion des Asklepieion auf Kos. Siehe Nr. 4.
10 Schema nach Empedokles.
11 Griechische Kultstätten. Aus: Pipers Weltgeschichte in Karten, Daten, Bildern. Zürich 1970.
12 Pharmazeutische Tätigkeit in einer islamischen Apotheke, Diokurides «Materia medica» Bagdad 1244. Aus: Günther Kallinich, Schöne alte Apotheken. Hamburg 1990.
13 Galen. Siehe Nr. 2.
14 Avicenna. Aus: Emil Ernst Ploss u.a., Alchimia. München 1970.
15 Dioskurides. Aus: Heide Grape-Albers, Spätantike Bilder aus der Welt des Arztes. Wiesbaden 1977.
16 Celsus. Aus: Walther Frieboes (Hrsg.), Aulus Cornelius Celsus – Über die Arzneiwissenschaft in acht Büchern. Braunschweig 1906.
17 Graphische Darstellung der Gradenlehre. Nach Konrad Goehl [1984].
18 Die geistigen Einflußströme um Gondischapur. Aus: Herbert Schöffler, Gondischapur. Stuttgart 1979.
19 Rhazes. Siehe Nr. 8.
20 Der Arzt Avicenna vor seinen Schülern. Paris, Bibliothek National Codex Itinus 1430. Aus: Heinrich Schipperges, Geschichte der Medizin in Schlaglichtern. Mannheim/Wien/Zürich 1990.
21 Titelblatt Canon Medicinae des Avicenna, Venedig 1598. Siehe Nr. 20.
22 Die großen Autoritäten der Heilkunde: Hippokrates für die griechische Medizin; Galenus für die lateinische Überlieferung; Aetius von Amida für die byzantinische Medizin; Avicenna für das arabische Mittelalter. Siehe Nr. 20.
23 Diätetik als Basis der Therapie. Siehe Nr. 20.
24 Zum Topos von «cibus et potus» (Die Kultur von Speise und Trank nach antiken Autoren). Siehe Nr. 20.
25 Ausschnitte zu «motus et quics» und «excreta et secreta». Siehe Nr. 20.
26 «Pharmacia» mit den Schätzen der «Materia Medica». Siehe Nr. 20.
27 Arzneimittel am Krankenbett (nach Hippokrates, Dioskurides, Galen und Rhazes). Siehe Nr. 20.

28 Anlage des «Hortus Medicus» und Zubereitung des Theriak. Siehe Nr. 20.
29 Aufbereitung eines «Antidotarium». Siehe Nr. 20.
30 «Chirurgia» als die dritte Säule der Heilkunst (Podaleirios und Machaon bei einer Schädeloperation). Siehe Nr. 20.
31 Galen, Alexander und Eudemos beim Steinschnitt. Siehe Nr. 20.
32 Aderlaß-Szene und Ansetzen von Schröpfköpfen. Siehe Nr. 20.
33 Das Instrumentarium des Chirurgen und sein Wahlspruch. Siehe Nr. 20.
34 «Basispflege» im Pflegebereich nach den Lebensregeln der antiken Diätetik. Siehe Nr. 20.
35 Paracelsus. Aus: Sonja Umiker-Passera, Paracelsus. Sonderdruck aus «Die Arztgehilfin».
36 Hahnemann. Aus: Hans Ritter, Samuel Hahnemann. Heidelberg 1974.
37 Titelblatt «Organon der rationellen Heilkunde» 1810.
38 Titelblatt «Das Reich».
39 Titelblatt «Ars Chemica».
40 Capitulum III aus «Ars Chemica».
41 Titelblatt «Theatrum Chemicum ...», Vol. IV. Argentorati, Sumptibus Heredum Eberh. Zetzneri MDCLIX.
42 Titelblatt «Mutus Liber Alchemiae» (Die Alchemie und ihr stummes Buch). La Rochelle 1677. Aus: Nachdruck Hrsg. Eugène Canseliet. Amsterdam 1967. (Tafel 1 in Die Alchemie und ihr stummes Buch.)
43 Tafel 10. Siehe Nr. 42.
44 Tafel 13. Siehe Nr. 42.
45 Titelblatt «Der Hermetische Nord-Stern».
46 Seite 87/88 aus «Der Hermetische Nord-Stern».
47 Emblem. Aus: Atalanta Fugiens von Michael Maier M DC XVIII. Hrsg. Lucas Heinrich Wüthrich, 1964.
48 Laboratorium und Oratorium der Alchemisten (1604). Aus: Petra Schramm, Die Alchemisten. Wiesbaden 1984.
49 Anthropos. Aus: C.G. Jung, Psychologie und Alchemie. Zürich 1952.
50 Von der Wunder-Zahl Vier.
51 Paracelsus. Hans Holbein d.J.: «Der Mann mit dem Schlapphut», um 1528. Siehe Nr. 2.
52 Rudolf Steiner 1889. Aus: Beiträge zur Rudolf Steiner Gesamtausgabe 1994.
53 Emil Schlegel. Aus: Emil Schlegel, Religion der Arznei. Ulm 1960.
54 Inserat des Vortrags am 13.1.1912 in Winterthur.
55 Seite aus Witkowski, Notizen R. Steiner.
56 Sal–Merkur–Sulfur. Aus: Willem F. Daems, Sal–Merkur–Sulfur bei Paracelsus. Sonderdruck.
57 Lehrer-Schüler-Szene und therapeutisches Dreigestirn. Siehe Nr. 20.
58 Amputation. Aus: Carstensen u.a., Die Chirurgie in der Kunst. Düsseldorf/Wien 1983.
59 Darstellung aus einem Wiener Codex. Aus: Willem F. Daems, Mensch und Pflanze. Sonderdruck.
60 Islamische Gelehrte. Siehe Nr. 59.
61 Heilkräuterabbildung. Siehe Nr. 59.
62 Pflanzensammler. Siehe Nr. 15.
63 Dioskurides läßt die Mandragora für sein Werk abzeichnen.
64 Fotos Rudolf Steiner und Ita Wegman: © Verlag am Goetheanum. Wandtafelzeichnung: Rudolf Steiner, Wandtafelzeichnungen zum Vortragswerk, Bd. XXII, Dornach 1991.
65 Chiron. Aus: Hans Zotter, Antike Medizin. Graz 1980.

66 Hippokrates als Lehrer. Wien, Österreichische Nationalbibliothek, Cod. 93, fol. 10r. Siehe Nr. 15.

67 Heuresis übergibt dem Arzt Dioskurides die Mandragora. CVP med. graec. I, fol. 4. Um 520 n. Chr. Österreichische Nationalbibliothek, Wien. Aus: Lydia Metz-Mangold, Aus der Geschichte des Medikaments. Basel 1973.

68 Dioskurides mit einem Schüler. Aus: Rudolf Schmitz, Mörser, Kolben und Phiolen. Stuttgart 1966.

69 Wurzelgräber unter Aufsicht des Arztes. Aus: Medicina Antiqua. Codex Vindobonensis 93.

70 Abbildung Nr. 40, Nasturtium. Siehe Nr. 65.

71 Christus als Apotheker. Siehe Nr. 68.

72 Die heiligen Cosmas und Damian. Predellenflügel vom Hochaltar der ehemaligen Augustinerkirche zu Nürnberg. Aus: Heinz Stafski, Aus alten Apotheken. München 1959.

73 Apothekenabbildung. Siehe Nr. 12.

74 Simplizienschrank. Siehe Nr. 12.

75 Bildarchiv Weleda AG, Heilmittelbetriebe Schwäbisch Gmünd.

76 Bildarchiv Weleda AG, Heilmittelbetriebe Schwäbisch Gmünd.

77 Bildarchiv Weleda AG, Heilmittelbetriebe Schwäbisch Gmünd.

78 Bildarchiv Weleda AG, Heilmittelbetriebe Schwäbisch Gmünd.

79 Hildegard von Bingen. Aus: Heinrich Schipperges (Hrsg.), Hildegard von Bingen. Olten/Freiburg 1978.

80 Beziehung Mensch–Pflanze. Siehe Nr. 56.

81 Der Mensch ist die Zusammenfassung der Natur. Aus: Willem F. Daems, Was macht eine Pflanze zur Heilpflanze? Sonderdruck.

82 Schema viergliedriger Mensch. Siehe Nr. 73.

83 Mistelabbildung. Aus: Gerbert Grohmann, Die Pflanze. 2 Bd. Stuttgart 1991.

Personenregister

Anhang

Übersicht sämtlicher Paracelsus-Textstellen im Werk Rudolf Steiners

GA = Rudolf Steiner Gesamtausgabe mit Nummer der Bibliographie
ES = Esoterische Stunde
n. v. = nicht veröffentlicht

GA 1 (1884–1897): Einleitungen zu Goethes Naturwissenschaftlichen Schriften. Hier Bd. IV (1897), Zur Farbenlehre II: Materialien zur Geschichte der Farbenlehre. [4]1987.

S. 18:

Das, was aber festgehalten werden muß, ist, daß jene Idee eines lebenden Wesens nicht gleich auf einen einzelnen Organismus angewendet, sondern daß das ganze Universum als ein solches Lebewesen vorgestellt wird. Hierzu ist freilich in den alchymistischen Arbeiten mit Fräulein von Klettenberg und in der Lektüre des Theophrastus Paracelsus nach seiner Rückkehr von Leipzig (1768/69) die Veranlassung zu suchen.

GA 7 (1901): Die Mystik im Aufgange des neuzeitlichen Geisteslebens und ihr Verhältnis zur modernen Weltanschauung, Agrippa von Nettesheim und Theophrastus Paracelsus. [6]1987.

… Paracelsus kennzeichnet sich selbst, indem er unter sein Bildnis schreibt: *«Eines Andern Knecht soll niemand sein, der für sich selbst kann bleiben allein.»* Seine ganze Stellung zur Erkenntnis ist in diesen Worten gegeben. Er will überall auf die Grundlagen des Naturwissens selbst zurückgehen, um durch eigene Kraft zu den höchsten Regionen der Erkenntnis emporzusteigen … Er will selbst unmittelbar im Buche der Natur lesen. *«Der Arzt muß durch der Natur Examen gehen, welche die Welt ist; und all ihr Anfang. Und dasselbige, was ihm die Natur lehrt, das muß er seiner Weisheit befehlen, aber nichts in seiner Weisheit suchen, sondern allein im Lichte der Natur.»* … Er darf von sich sagen: *«Ich bin der Kunst nachgegangen mit Gefahr meines Lebens und habe mich nicht geschämt, von Landfahrern, Nachrichtern und Scherern zu lernen. Meine Lehre ward probiert schärfer denn das Silber in Armut, Ängsten, Kriegen und Nöten.»* Was von alten Autoritäten überliefert ist, hat für ihn keinen Wert …

Er sieht seinen Einklang mit der Welt als eine Zweiheit an. Er ist dasselbe, was die Welt ist; aber er ist es als Wiederholung, als einzelnes Wesen. Das ist der Gegensatz, dem Paracelsus als Mikrokosmos (Mensch) und Makrokosmos (Weltall) empfindet. Der Mensch ist ihm die Welt im Kleinen. Was den Menschen sein Verhältnis zur Welt so ansehen läßt, das ist sein Geist … So liegt für

Paracelsus ein tiefer Zusammenhang zwischen dem Menschen und dem ganzen Weltall in der Naturgrundlage des Seins verborgen, der sich durch das Dasein des Geistes verbirgt ... So löst sich für Paracelsus die menschliche Natur zunächst in drei Glieder auseinander: in unsere sinnlich-körperliche Natur, unseren Organismus, der uns als ein Naturwesen unter anderen Naturwesen erscheint und genau so ist, wie alle anderen Naturwesen; in unsere verhüllte Natur, die ein Glied in der Kette der ganzen Welt ist, die also nicht innerhalb unseres Organismus beschlossen ist, sondern die Kraftwirkungen aussendet und empfängt von dem ganzen Weltall; und in die höchste Natur; unseren Geist, der nur auf geistige Art sich auslebt. Das erste Glied der menschlichen Natur nennt Paracelsus den Elementarleib; das zweite den ätherisch-himmlischen oder astralischen Leib, das dritte Glied nennt er Seele. – In den astralischen Erscheinungen sieht also Paracelsus eine Zwischenstufe zwischen den rein körperlichen und den eigentlichen Seelenerscheinungen ...

Auf Grund solcher Anschauungen von der menschlichen Natur sonderte Paracelsus diese in sieben Glieder. Es sind dieselben, welche wir auch in der Weisheit der alten Ägypter, bei den Neuplatonikern und in der Kabbala antreffen. Der Mensch ist zunächst ein physikalisch-körperliches Wesen, also denselben Gesetzen unterworfen, denen jeder Körper unterworfen ist. Er ist also in dieser Hinsicht ein rein elementarischer Leib. Die rein körperlich-physikalischen Gesetze gliedern sich zum organischen Lebensprozeß. Paracelsus bezeichnet die organische Gesetzmäßigkeit als *archaeus* oder *spiritus vitae;* das Organische erhebt sich zu geistähnlichen Erscheinungen, die noch nicht Geist sind. Es sind dies die *astralischen* Erscheinungen. Aus den astralischen Vorgängen tauchen die Funktionen des *tierischen Geistes* auf. Der Mensch ist Sinneswesen. Er verbindet sinngemäß die sinnlichen Eindrücke durch seinen Verstand. Es belebt sich also in ihm die *Verstandesseele.* Er vertieft sich in seine eigenen geistigen Erzeugnisse, er lernt den Geist als Geist erkennen. Er hat sich somit bis zur Stufe der *Geistseele* erhoben. Zuletzt erkennt er, daß er in dieser Geistseele den tiefsten Untergrund des Weltdaseins erlebt; die Geistseele hört auf, eine individuelle, einzelne zu sein ...

Es ist der Zustand eingetreten, in dem der Allgeist im Menschen sich selbst anschaut. Paracelsus hat das Gefühl dieses Zustandes in die einfachen Worte geprägt: *«Und das ist ein Großes, das ihr bedenken sollt: nichts ist im Himmel und auf Erden, das nicht sei im Menschen ...»* Auf der Stufe der höchsten Erkenntnis strebt Paracelsus durchaus darnach, das einheitliche Urwesen der Welt lebendig mit seinem Geiste zu verschmelzen. Er weiß aber, daß der Mensch die Natur in ihrer Geistigkeit nur erkennen kann, wenn er mit ihr in unmittelbaren Verkehr tritt ... Paracelsus sucht daher nicht Gott oder den Geist in der Natur;

sondern die Natur, wie sie ihm vor Augen tritt, ist ihm ganz unmittelbar göttlich … Er läßt alle Dinge aus der Urmaterie, dem Urwasser (Yliaster) hervorgehen. Und er betrachtet als einen weiteren Naturprozeß die Scheidung der Urmaterie (die er auch den großen Limbus nennt) in die vier Elemente: Wasser, Erde Feuer und Luft … *«Es ist nichts körperlich, es hätte und führete nicht auch einen Geist in ihm verborgen und lebete. Es hat auch nicht nur das Leben, was sich regt und bewegt, als die Menschen, die Tiere, die Würmer der Erde, die Vögel im Himmel, und die Fische im Wasser, sondern auch alle körperlichen und wesentlichen Dinge.»*

Es kommt darauf an, sich dadurch nicht verführen zu lassen, daß Paracelsus sich im Geist seiner Zeit ausdrückt … Er schreibt z. B. dem Menschen ein zweifaches Fleisch, also zweifache körperliche Beschaffenheit zu. *«Das Fleisch muß also verstanden werden, daß seiner zweierlei Art ist, nämlich das Adam entstammende Fleisch und das Fleisch, das nicht aus Adam ist …»* Was ist das Fleisch, das aus Adam ist? Es ist alles das, was der Mensch durch seine natürliche Entwicklung überkommen hat, was sich also auf ihn vererbt hat. Dazu kommt das, was sich der Mensch im Verkehr mit der Umwelt im Laufe der Zeit erworben hat …

Paracelsus sah in dem Urwesen der Welt nicht etwas, was als Abgeschlossenes irgendwie vorhanden ist, sondern er erfaßte das Göttliche im Werden. Dadurch konnte er dem Menschen wirklich eine selbstschöpferische Tätigkeit zuschreiben … Was der Mensch bildet, war vorher noch in keiner Weise da. *«Denn die Natur bringt nichts an den Tag, was auf seine Statt vollendet sei, sondern der Mensch muß es vollenden.»* Diese selbstschöpferische Tätigkeit des Menschen am Bau der Natur nennt Paracelsus Alchymie. *«Die dritte Säule der Medizin ist Alchymie, denn die Bereitung der Arzneien kann ohne sie nicht geschehen, weil die Natur ohne Kunst nicht gebraucht werden kann.»* Im strengsten Sinne also sind die Augen des Paracelsus auf die Natur gerichtet, um ihr selbst abzulauschen, was sie über ihre Hervorbringungen zu sagen hat … Er denkt sich alle Körper aus drei Grundstoffen zusammengesetzt, aus Salz, Schwefel und Quecksilber. Was er so bezeichnet, deckt sich natürlich nicht mit dem, was die spätere Chemie mit diesem Namen bezeichnet … Für Paracelsus sind Auflösung in eine Flüssigkeit und Verbrennung die beiden wichtigen chemischen Prozesse, die er anwendet. Wird ein Körper gelöst oder verbrannt, so zerfällt er in seine Teile. Etwas bleibt als Rückstand; etwas löst sich oder verbrennt. Der Rückstand ist ihm salzartig, das Lösliche (Flüssige) quecksilberartig; das Verbrennliche nennt er schwefelig … Wer, wie Paracelsus, die Prozesse im Zusammenhang mit dem All zu betrachten weiß, das im Innern des Menschen sein Geheimnis offenbar werden läßt, der nimmt sie hin, wie sie sich den Sinnen darbieten … Denn so, wie die Naturvorgänge in ihrer sinnlichen Wirklichkeit vor uns stehen, offenbaren sie auf ihre eigene Art das Rätsel des Daseins … Es gibt keinen *Geist der Natur,* der erhabenere Wahrheiten auszusprechen vermöchte, als die großen Werke der Natur selbst …, wenn unsere Seele … den Offenbarungen ihrer Geheimnisse lauscht.

GA 18 (1914): Die Rätsel der Philosophie in ihrer Geschichte als Umriß dargestellt. ([1]1914) [9]1985.

Aufsatz: Geschichte des Mittelalters, S. 98/99:

Paracelsus (1493–1541) hat bereits die Empfindung gegenüber der Natur, welche sich in der neueren Weltanschauung immer mehr herausbildete, und die eine Wirkung der sich im Ich-Bewußtsein vereinsamt fühlenden Seele ist. Er richtet den Blick auf die Naturerscheinungen.

So wie sich diese darstellen, können sie von der Seele nicht hingenommen werden; aber auch der Gedanke, der bei Aristoteles in ruhigem Verkehr mit den Naturerscheinungen sich entfaltete, kann nicht so hingenommen werden, wie er in der Seele auftritt. Er wird nicht wahrgenommen; er wird in der Seele gebildet. Man muß den Gedanken nicht selbst sprechen lassen, so empfand Paracelsus; man muß voraussetzen, daß hinter den Naturerscheinungen etwas ist, was sich enthüllt, wenn man sich in das rechte Verhältnis zu ihnen bringt. Man muß von der Natur etwas empfangen können, was man in ihrem Anblick nicht selbst bildet wie den Gedanken. Man muß mit seinem Ich durch einen anderen Wirklichkeitsfaktor zusammenhängen als durch den Gedanken. Eine *höhere Natur* hinter der Natur sucht Paracelsus. Seine Seelenstimmung ist so, daß er nicht etwas in sich allein erleben will, um zu den Gründen des Daseins zu kommen, sondern daß er sich gleichsam mit seinem Ich in die Naturvorgänge hineinbohren will, um sich unter der Oberfläche der Sinneswelt den Geist dieser Vorgänge offenbaren zu lassen. Hinunterdringen in die Tiefen der Seele wollten die Mystiker des Altertums; dasjenige unternehmen, *was in der Außenwelt zur Begegnung* mit den Wurzeln der Natur führt, wollte Paracelsus.

GA 30 (1884–1901): Methodische Grundlagen der Anthroposophie. Gesammelte Aufsätze zur Philosophie, Naturwissenschaft, Ästhetik und Seelenkunde. ([1]1939) [3]1989.

Vortrag: Goethe und die Medizin (1901), S. 587:

Wenn man die innigen Beziehungen Goethes zur Medizin überschaut, so kommt man nicht mit Unrecht zu der Behauptung: es kann nicht nebensächlich sein, daß auch in seiner Lebensdichtung, im Faust, dieses Geistesgebiet eine wichtige Rolle spielt. Fausts Persönlichkeit erinnert an Paracelsus und andere medizinische Gelehrte des fünfzehnten und sechzehnten Jahrhunderts.

GA 32 (1884–1902): Gesammelte Aufsätze zur Literatur. [2]1971.

Faust nach Goethes eigener Methode erläutert (= Besprechung von Faust von Goethe, von Karl Julius Schröer, Heilbronn [2]1888), S. 142:

Wir wollen nur einzelnes herausheben. Wenn Goethe im sechsten Auftritt des dritten Aufzuges der Mitschuldigen Söller die Worte sagen läßt: *«O, wie mir Armem graust, es wird mir siedend heiß. So war's dem Doktor Faust nicht halb zu Mut. Nicht halb war's so Richard dem Dritten!»*, so können wir daraus schließen, daß er schon beim Niederschreiben dieser Zeilen, das ist 1769, die Gestalt Fausts in vollem tragischen Ernst ins Auge gefaßt hat. Dazu nimmt Schröer die andere Tatsache, daß Goethe, nachdem er 1768 kränklich von Leipzig nach Frankfurt zurückgekehrt war, sich mit den Ansichten des Theophrastus Paracelsus befaßte und sich freut, daß ihm hier die Natur, wenn auch vielleicht in phantastischer Weise in der «Goldene Kette des Homer» (der aurea catena Homeri der Alchemisten), in einer schönen Verknüpfung dargestellt wird, die uns doch ganz deutlich hinweist auf die Verse 447ff. des Faust:

Wie alles sich zum Ganzen webt,
Eins in dem Andern wirkt und lebt!
Wie Himmelskräfte auf und nieder steigen.
Und sich die goldnen Eimer reichen!

GA 34 (1903–1908): Lucifer – Gnosis. ([1]1960) [2]1987.

Autoreferat Vortrag: Theosophie in Deutschland vor hundert Jahren (1906), S. 578:

Solche okkulte Verbrüderungen habe es in deutschen Gebieten seit dem vierzehnten Jahrhundert gegeben. Persönlichkeiten wie Paracelsus und Jakob Böhme stehen zwar nicht innerhalb solcher Gesellschaften; allein, was sie lehrten, strömte aus diesen auf eine gewisse Art ihnen zu.

GA 35 (1904–1923): Philosophie und Anthroposophie. ([1]1965) [2]1984.

Aufsatz: Theosophie in Deutschland vor hundert Jahren (1906), S. 48:

Vergleicht man diese Ausführungen des jungen *Schiller* mit den Lehren der deutschen Mystiker, so wird man finden, daß bei diesen in scharf gezeichneten Gedankenkonturen vorhanden ist, was bei ihm wie der überschwengliche Ausfluß einer allgemeineren Gefühlswelt erscheint. Paracelsus, Jakob Böhme, Angelus Silesius haben als bestimmte Anschauung ihres intuitiven Geistes vor sich, was Schiller in unbestimmter Ahnung der Empfindung vorschwebt.

S. 63:

Da könnte von Lorenz Oken gesprochen werden, welcher eine Naturphilosophie begründete, die auf der einen Seite durch ihren mystischen Geist zurück auf Paracelsus und Jakob Böhme weist, auf der andern Seite durch genialische Konzeptionen über die Evolution und den Zusammenhang der Lebewesen eine Vorläuferin der berechtigten Teile des Darwinismus ist.

GA 51 (1901–1905): Über Philosophie, Geschichte und Literatur. Darstellungen an der Arbeiterbildungsschule und der Freien Hochschule in Berlin; Welt und Lebensanschauungen von den ältesten Zeiten bis zur Gegenwart; Vorträge an der Berliner Freien Hochschule. [1]1983.

Berlin, Januar bis März 1901: Die griechischen Weltanschauungen, S. 49:

Einen anderen Weg als die Scholastik schlug die deutsche Mystik zur Erreichung der Wahrheit ein. Die wichtigsten Mystiker sind: Meister Eckhart, Johannes Tauler, Heinrich Suso, Paracelsus, Jakob Böhme und Angelus Silesius. Sie bilden insofern die Vorläufer der neueren Weltanschauungen, als sie nicht von einer äußeren Autorität ausgingen, sondern die Wahrheit in der Seele des Menschen und in den Erscheinungen der Natur suchen wollten. Nicht ein äußerer Christus kann, nach ihrer Meinung, dem Menschen den Weg zu seinem Ziele zeigen, sondern allein die Geisteskräfte im menschlichen Innern weisen diesen Weg. *«Der Arzt muß durch der Natur Examen gehen»,* sagt Paracelsus, um darauf hinzuweisen, daß in der Natur selbst die Quelle der Wahrheit ist.

Berlin, 12. November 1904: 3. Vortrag, S. 211/212:

Als Prediger wußte er [Nikolaus von Kues] die Zuhörer in der Tiefe des Gemütes durch seine Predigt zu fassen. Das, was seine Predigt so bedeutend machte, war der Strom, der aus der mittelalterlichen Mystik hervorging, der Strom, den wir bei Eckhart finden, bei Tauler und Suso, und in einer anderen Gestalt bei Giordano Bruno und Paracelsus.

GA 53 (1904–1905): Ursprung und Ziel des Menschen, Grundbegriffe der Geisteswissenschaft. ([1]1957) [2]1981.

Berlin, 27. Oktober 1904: Theosophie und Darwin, S. 101:

Was aber auch Giordano Bruno noch nicht möglich war, das ist, das einzelne Lebewesen, das Sonderwesen zu begreifen. Die Möglichkeit, diese einzelnen lebenden Sonderwesen zu begreifen, entwickelt sich aber gerade in dieser Zeit. Da fängt man erst an, die Vorgänge im menschlichen Körper für den Verstand klarzulegen, da fängt man an, zu begreifen, wie das Blut im Körper fließt, wie die Tätigkeiten des Körpers vor sich gehen. Was wir heute Physiologie nennen, das fing damals erst an, greifbare Gestalt zu bekommen. Wenn Sie die Naturforscher der damaligen Zeit, wie Paracelsus, betrachten, dann werden Sie sehen, daß diesen ein Begriff fehlt; die menschliche Kulturentwicklung hatte damals den Begriff noch nicht hervorgetrieben, der heute unsere Weltanschauung beherrscht: den Begriff des Mechanismus. Der Begriff des Mechanismus ist der, welcher am spätesten erfaßt ist. Was Maschine ist, das hat der Mensch am spätesten erfaßt. Erst nach Giordano Bruno und Paracelsus fängt das wissenschaftliche Denken an, den Begriff der Maschine auszubilden, den Begriff des Mechanischen.

Berlin, 9. Februar 1905: Ursprung und Ziel des Menschen, S. 223:

Der Mensch ist im Akasha-Äther inkarniert vorhanden, und alles, was außer ihm besteht, ist nach und nach von ihm ausgeschieden worden. Mensch und Tiere haben sich den Verhältnissen und Umständen angepaßt und sind das geworden, als was wir sie heute kennenlernen können. Paracelsus hat das gewußt und gesagt, daß der Mensch die Buchstaben selbst niedergeschrieben hat, aus denen seine ganze Wesenheit besteht.

Berlin, 16. März 1905: Die großen Eingeweihten, S. 272/273:

Versetzen wir uns zurück in die Alltäglichkeit jener Zeit, wo unter der Führung des Hermes die Schüler der Einweihungsschulen angeleitet worden sind. Diese Anleitung war zunächst ein gewöhnlicher, sogenannter esoterischer, wissenschaftlicher Unterricht. Nur mit ein paar Strichen kann ich Ihnen hinzeichnen, was ein solcher Unterricht enthielt. Es wurde da gezeigt, wie der Weltengeist heruntersteigt in die Körperwelt, sich verkörpert, und wie er in der Materie auflebt, wie er im Menschen dann seine höchste Stufe erreicht und seine Auferstehung feiert. Das hat besonders Paracelsus noch so schön ausgedrückt, indem er sagte: Was wir draußen treffen, diese einzelnen Wesen, sind die Buchstaben, und das Wort, das aus ihnen zusammengefügt ist, das ist der

Mensch. – Wir haben alle menschlichen Tugenden oder Schwächen auf die Geschöpfe draußen abgeladen. Der Mensch aber ist der Zusammenfluß von alledem. Wie in dem Menschen ein Zusammenfluß des übrigen Makrokosmos als Mikrokosmos auflebt, das wurde in den Einzelheiten und mit ungeheurem Geistesreichtum als esoterischer Unterricht in den ägyptischen Einweihungsschulen gelehrt.

Berlin, 4. Mai 1905: Schiller und die Gegenwart, S. 401:

Diese philosophischen Briefe, «Theosophie des Julius», stellen den Briefwechsel dar zwischen Julius und Raphael; Schiller als Julius, Körner als Raphael. Die Welt des 18. Jahrhunderts tritt uns da entgegen. Schöne Sätze sind in dieser Philosophie, Sätze ähnlich denen, welche Paracelsus als seine Weltanschauung ausgesprochen hat. Im Sinne des Paracelsus ist uns in der ganzen Außenwelt dasjenige vor Augen geführt, was die göttliche Schöpferkraft in den verschiedensten Naturreichen geschaffen hat: Mineralien, Pflanzen, Tiere mit Eigenschaften der mannigfaltigsten Art sind ausgebreitet über die Natur; und der Mensch ist wie eine große Zusammenfassung, wie eine Welt, die noch einmal wie eine Enzyklopädie alles, was sonst zerstreut ist, in sich wiederholt. Ein Mikrokosmos, eine kleine Welt in einem Makrokosmos, einer großen Welt.

GA 54 (1905/06): Die Welträtsel und die Anthroposophie. ([1]1966) [2]1983.

Berlin, 15. März 1906: Die Theosophen des 19. Jahrhunderts, S. 404:

Zunächst haben wir Schelling. Wenn wir seine Jugendschriften, da wo er selbständig geworden ist, auf uns wirken lassen, so wirkt er so stark auf den, der sich mit ihm einläßt, weil er einen Gedanken des Paracelsus in der damals üblichen Weise zum Ausdruck brachte. Dieser Gedanke kam nicht nur bei Schelling, sondern auch bei dem großen Steffens, und namentlich bei dem Naturforscher Oken, dem großen Vorgänger der modernen Entwicklungslehre und Begründer der deutschen Naturforscherversammlung, zum Ausdruck. Dieser Gedanke ist ein eminent theosophischer.

Berlin, 12. April 1906: Das Osterfest, S. 454:

Der Mensch erscheint uns als eine doppelte Wesenheit, verbindend seelisch-geistige Wesenheit einerseits mit physischer Wesenheit andererseits. Die physische Wesenheit ist ein Zusammenfluß aller übrigen Naturerscheinungen, die in der Umgebung des Menschen sind: sie alle erscheinen wie ein schöner Extrakt in der Menschennatur, in der sie wie zusammengeflossen sind. Bedeutsam stellt uns Paracelsus den Menschen dar als einen Zusammenfluß dessen, was draußen in der Welt ausgebreitet ist: Wie die Buchstaben erscheint uns die Natur, und der Mensch bildet das Wort, das aus diesen Buchstaben zusammengesetzt ist. – In seinem Aufbau liegt die größte Weisheit; er ist physisch ein Tempel der Seele. Alle Gesetze, die wir an dem toten Stein, an der lebendigen Pflanze, an dem von Lust und Leid erfüllten Tiere beobachten können, sie sind zusammengefügt im Menschen, sie sind dort weisheitsvoll zu einer Einheit verschmolzen.

Berlin, 26. April 1906: Paracelsus. S. 477–497 (Zusammenfassung von Johannes Zwiauer):

Mit der heute üblichen Betrachtungsweise kann man einem Geist wie Paracelsus nicht gerecht werden. Er lebte von 1493 bis 1541 in einer interessanten Zeit, im Heraufkommen des Bürgertums in der Auseinandersetzung mit Adel und Kirche. Persönliche Fähigkeiten erhalten größere Bedeutung: die Tüchtigkeit des Einzelnen. Er lebte in der Zeit der großen Entdeckungen und der Buchdruckerkunst. Eine Persönlichkeit mit revolutionärem Charakter, Arzt und Philosoph, durch Theosophie vereinigt. Er blickte auf zu den Geheimnissen der Sternenwelt und hinab zur Erde und namentlich auf den Menschen. Was er von Gott, den Sternen, den Menschen, Tieren, Pflanzen, Mineralien wußte, das wollte er zum Heil der Menschen anwenden. Alles Wissen war auf die Praxis abgesehen. Eine ganz einheitliche, ursprüngliche und elementare Persönlichkeit.

Als Arzt knüpfte er an Hippokrates und Galen an. *Hippokrates,* der Vater der Medizin, stand vor ihm wie ein großes Ideal. Seine Viersäftelehre: schwarze und weiße Galle, Blut und Schleim in ihrer Beziehung zu den vier Elementen Erde, Wasser, Luft und Feuer wird heute nicht verstanden, da Hippokrates damit nicht Stoffe im materiellen Sinne meinte, sondern den Ausdruck etwas Geistigen, des eigentlichen Erbauers dieses äußeren Leibes, den Äther- oder Lebensleib, der die Kräfte des Leibaufbaus enthält. Dieser Bildekräfte-Leib ist nur geistiger Forschung zugänglich. Die alten Ärzte erfaßten durch ihren intuitiven Blick noch etwas von diesem übersinnlichen Menschen. Bei Galen richtete sich der Blick bereits mehr auf das Materielle, der geistige Blick ging verloren und man begann zu spekulieren und erfand Theorien. Gegen dieses Bücherwissen wandte sich Paracelsus vehement. Er wollte das große Buch der Natur selbst aufschlagen: *«das Licht der Natur selbst soll wieder leuchten».*

Durch den Verlust der intuitiven Fähigkeiten herrschte eine große Unsicherheit und Verwirrung, die sich auch in der Medizin unserer Zeit findet, indem der Zusammenhang des Menschen mit der Natur völlig abhanden gekommen ist. Man bekämpft den alten Aberglauben, aber man ahnt nicht, daß sich der Aberglaube nur gewandelt hat.

Paracelsus verdankte seine Kraft und Sicherheit einer ursprünglichen Verwandtschaft mit den Geheimnissen der Natur. Für Paracelsus sprach sich das so aus, daß er nicht nur erblickte, was sein Auge sah, sondern mit seinem ganzen Wesen sah, das sich mit der Natur verband. Er machte große Reisen, wollte immerfort von der Natur und den Menschen lernen. Er hatte noch eine Art instinktiven Zusammenhangs mit der Natur, wie wir sie bei Tieren finden, die genau wissen, was ihnen für ihre Nahrung heilsam ist. Durch den Verstand reißt sich der Mensch von der Natur los. Mit diesem ursprünglichen Naturgefühl fühlt sich Paracelsus verwandt.

Er horcht hin, was ihm der einfache Mann sagen konnte. Was ihn auszeichnet, ist sein einheitlicher Blick in das Geistige. Er sagt: Schaut euch einmal den Apfel an und dann den Apfelkern. Ihr könnt nicht begreifen, wie der Apfelkern wächst, wenn ihr nicht den ganzen Apfel betrachtet. Der Kern zieht aus der Umgebung, dem Apfel, die Kraft und so ist es mit den Menschen und der ganzen Welt. Daher gibt es für ihn keine Medizin und keine Naturwissenschaft, die nicht zugleich Astronomie und Gotteserkenntnis ist.

Der Mensch zerfällt für Paracelsus in drei Glieder der menschlichen Wesenheit. Zunächst in den physischen Menschen, der aus denselben Stoffen und Kräften besteht wie die ihn umgebende Natur. Dieser elementarische Leib ist wie ein Extrakt aus allen Naturreichen. Er ist vergleichbar mit dem Apfelkern, der nicht ohne den ganzen Apfel zu verstehen ist.

Von diesem elementarischen Menschen unterscheidet Paracelsus einen feineren Leib, den Aufbauer des physischen Leibes, den *Archaeus,* für Paracelsus das erste Glied der menschlichen Wesenheit.

Für das zweite Glied ist der Apfel gewissermaßen die ganze Gestirnswelt. Wie der elementarische Leib seine Kräfte und Säfte aus der Erde zieht, so der zweite Mensch seine Kräfte aus der Sternenwelt. Instinkte und Triebe, Begierden und Leidenschaften, ja die Vorstellungen, Lust und Leid, Sympathie und Antipathie sind Ausdruck der ganzen Sternenwelt. Deshalb nennt er den zweiten Leib den astralischen Leib. Daher ist das Seelenleben nur durch astrologische Astronomie zu begreifen. Die Astronomie ist andere Bahnen gegangen.

Der dritte Teil ist das, was er Geist nennt. Es ist der Gottesfunke im Menschen im Zusammenhang mit der ganzen Summe göttlicher Kräfte in der Welt.

Und da Paracelsus sich sagt, eine Krankheit versteht man nur, wenn man an deren Ursprung zurückgeht, so sucht er den Grund der Erkrankung in den Trieben und Leidenschaften, als Folge seelischen Irrtums und ganz zuletzt, also im höchsten Sinn, führt er sie auf moralische Eigenschaften zurück. So tritt er an einen kranken Menschen heran: mit intuitivem Blick wendet er sich vom äußerlich erkrankten Gliede ab zu dem, was innerlich in der Seele des Kranken lebt. Und von da geht er zu den astralischen Einflüssen der Gestirne und zu den elementarischen Einflüssen der Erde. Das hat er in jedem einzelnen Falle vor sich. Das ist eine richtige geistige Medizin. Er sagt: Sehet hinaus in die Natur. Was ist da? Ein Mineral, ein Tier, eine Pflanze, das sieht er an wie einzelne Buchstaben, und der Mensch ist das Wort, das aus diesen einzelnen Buchstaben zusammengesetzt ist. Das ist ein Zusammenschauen bei Paracelsus.

Mit Empörung wendet er sich gegen die damalige Art, zu kurieren. Er sagt: Ich bin nicht da, um die Apotheker zu bereichern, ich bin da, um die Menschen zu heilen.

Um die Schritte des Paracelsus auch nur einigermaßen verstehen zu können, muß man berücksichtigen, daß die Wortbezeichnungen damals noch ganz anders gebraucht worden sind als später, zum Beispiel wenn er die Ausdrücke Salz, Quecksilber und Schwefel verwendet.

Paracelsus blickt weit zurück in das Werden der Erde, der Naturwesen und der Menschen. Er blickt zurück auf eine Menschengestalt, die noch ganz und gar tierisch war, wo der Mensch noch in Luft und Wasser lebte, als ein geistiges Wesen. Damals flossen die Metalle noch, sie konnten kaum als Dampf in der Luft enthalten sein. Damals konnten auch die Lebewesen nicht in einer festen Form sein. Der Mensch stand der Gottheit noch viel näher. Der astralische Mensch ist herausgeboren aus der astralischen Welt, wie der physische Mensch aus der ganzen physischen Welt.

Als sich das menschliche Herz ausgebildet hat, das ist für Paracelsus dieselbe Zeit, in der sich auch das Gold in der Erde gebildet hat, so daß zwischen der Entstehung des Goldes und dem Herzen im Menschen ein Zusammenhang besteht. Ebenso sieht er intuitiv einen Zusammenhang zwischen einer Abnormität, wie die Cholera es ist, und dem Arsen. *«Daraus entspringt, daß ihr nicht sollen sagen, das ist Cholera, das ist Melancholia, sondern das ist Arsenicus, das ist Aluminosum; also auch der ist Saturni, der ist Martis, nicht: der ist melancholiae, der ist cholerae.»*

So ist ihm alles, was als Niederschlag entsteht im Mineralischen, elementarisch. Als das Mineralische in der Erde entstand, bildete sich alles Salzige, das hängt daher mit dem tierisch und menschlich Leiblichen zusammen. Alles, was flüssig bleibt, nennt er ein Mercurialisches, ein Wechselbares wie das Quecksilber. Daher ist für ihn auch die Seele aus denselben Kräften der Welt herausgeboren. – Der Schwefel hat in der Welt eine parallele Ursache mit der Entstehung und der heutigen Form des Geistes. Das ist aber nicht als Gleichnis gemeint, nein, diese drei Dinge draußen in der Welt entsprechen ganz genau dem Leib, der Seele und dem Geist im Menschen.

Wir müssen uns klar sein darüber, daß Paracelsus immer das Ganze im Auge hat, so daß er sich sagt: Hat der Mensch eine Krankheit, so ist das eine Unterbrechung, eine Störung eines gewissen Gleichgewichtes, das er magnetisches Gleichgewicht nennt und – wie immer Nord- und Südmagnetismus zusammengehört – so gehört auch zu jeder Verdauung im Menschenleib eine Verdauung draußen in der Welt, die er dann aufsucht. Und im ätherischen Menschen sucht er die Ursache für das Einzelne, im Stofflichen sucht er den Ausdruck des Geistes. Insofern nennt er das Stoffliche die Mumie. Sie ist anders beim Gesunden und anders beim Kranken. Deshalb braucht man nur die Mumie zu erkennen, die Veränderungen im Ätherleibe, um zu erkennen, was einem Menschen fehlt.

Wir sehen da hinein in das Tiefe eines Geisteslebens, von der man ganz besonders viel lernen kann. Es wird erst wieder eine vertiefte Geistesforschung verstehen, was in Paracelsus liegt; von dem man auch in der heutigen Zeit – wenigstens in der Methode – noch viel, viel lernen kann. Er unterscheidet zwei Vernunften: die in das ganze Gebiet des Geisteslebens hineinsieht, und diejenige, die nur auf das Einzelne geht. Die erstere führt für ihn zu dem verborgenen Geist der Dinge, die zweite nennt er eine öffentliche Torheit gegenüber der verborgenen Weisheit. Er nennt die erste auch eine menschlich-göttliche Vernunft, die zweite eine viehische.

Auch sonst finden Sie bei Paracelsus die Möglichkeit, elementare Anleitung zu empfangen zu gewissen wirklich theosophischen Grundbegriffen.

Was er über den Traum und Schlaf vorbringt, ist im eminentesten Sinne dasjenige, was auch die Geisteswissenschaft darüber zu sagen hat: Wenn der Mensch schläft, ist der elementarische Leib im Raum, und dasjenige ist tätig, was der astralische Mensch ist. Dann kann der astralische Mensch Zwiegespräche halten mit den Sternen, so daß er sich nur zu erinnern braucht an die Zwiesprache mit den Sternen, um Hilfe zu bringen dem Kranken, ihn zu kurieren. Alles das weiß er zurückzuführen auf die Propheten. Mehr als alles spätere sind sie ihm wert. Moses, Daniel, Enoch nennt er nicht Zauberer, sondern er sagt: Wenn man sie richtig versteht, sind sie die Vorläufer dieser großen astronomisch-astrologischen Medizin, die für die Menschheit gewirkt hat.

Bei einer solchen Persönlichkeit geht es darum, was wir von ihm lernen können, wodurch er ein Wohltäter der Menschheit geworden ist, das Viele, das er überwunden hat und wodurch er unsterblich geworden ist.

Lassen Sie mich mit seinen eigenen Worten schließen, die er seinen Gegnern ins Gesicht schleudert, da, wo er seinen Gegnern sagt: *«ich will euch dermaßen erleutern und fürhalten, das bis in den letzten tag der welt meine geschriften müssen bleiben und wahrhaftig, und die euer werden voller gallen, gift und schlangengezücht erkennet werden und von den leuten gehasset wie die kröten. es ist nit mein wil, das ir auf ein jahr sollet umbfallen oder umbgestossen werden, sondern ir müsset nach langer zeit euer schand selbs eröfnen und wol durch die reutern fallen. mer will ich richten nach meinem tot wider euch den darvor. Und ob ir schon mein leib fressent, so habt ir nur drek gefressen: der theophrastus wird mit euch kriegen on den leib.»*

Berlin, 3. Mai 1906: Jakob Böhme, S. 498:

Man braucht, um Theosophie zu kennen, nur Paracelsus und Jakob Böhme zu kennen.

GA 55 (1906/07): Die Erkenntnis des Übersinnlichen in unserer Zeit und deren Bedeutung für das heutige Leben. ([1]1959) [2]1983.

Vortrag: Wer sind die Rosenkreuzer? S. 176:

Was nun aus den verschiedenen Mitteilungen als ein gewisser Grundklang hervorgeht, ist dahin zusammenzufassen, daß Christian Rosenkreutz – so ist zwar nicht sein wahrer, wohl aber derjenige Name, unter dem er bekannt geworden ist – am Ende des fünfzehnten und im Beginne des sechzehnten Jahrhunderts auf Reisen durch das Morgenland das sogenannte Buch M... kennengelernt habe, jenes Buch, von dem uns sehr geheimnisvoll gesagt wird, daß Paracelsus, der große mittelalterliche Arzt und Mystiker, sein Wissen daraus geschöpft habe. Dies ist wirklich eine wahre Tatsache, doch nur die Eingeweihten wissen: erstens, was das Buch M... ist, und zweitens, was das Studium im Buche M... bedeutet.

GA 56 (1907/08): Die Erkenntnis der Seele und des Geistes. ([1]1965) [2]1985.

München, 5. Dezember 1907: Das Gesundheitsfieber im Lichte der Geisteswissenschaft, S. 222:

Paracelsus tat den schönen Ausspruch: *Es soll jeder am besten er selbst, seiner selbst und keines andern sein.*

Berlin, 23. Januar 1908: Die Seele der Tiere, S. 188:

Jede Tiergestaltung ist eine einseitige Darstellung des göttlichen Geistes. Aber ein harmonischer, allseitiger Ausdruck davon ist der Mensch. Deshalb konnte Paracelsus aus diesem Bewußtsein heraus sagen, was noch so schwer verstanden wird: Wenn wir hinausschauen in die Tierwelt, dann ist uns jedes

Tier wie ein Buchstabe, und der Mensch ist das Wort, das aus den einzelnen Buchstaben zusammengesetzt ist. – Das ist ein wunderbarer Vergleich für das Verhältnis der Tiere zum Menschen.

GA 61 (1911/12): Menschengeschichte im Lichte der Geistesforschung. ([1]1961) [2]1983.

Berlin, 16. November 1911: Von Paracelsus zu Goethe. S. 99–125 (Zusammenfassung von Johannes Zwiauer):

Bild des Knaben in Einsiedeln und Eindruck von dem Todeshaus in Salzburg. Tiefe Naturerkenntnis des Paracelsus, die dann zur Arzneiwissenschaft und Philosophie, zur Theosophie wurde, die tieferen Seelenkräften entstammt, hellseherischen Seelenkräften ... Was ihm möglich machte, innerhalb der Natur hinter dasjenige zu schauen, was nur der äußere Sinn und der äußere Verstand erkennen können, das war tatsächlich durch das innige Verwachsensein mit der Natur bewirkt ... Indem er so heranwuchs, war Paracelsus immer weiter und weiter gekommen gerade in einer individuellen, ganz eigenartigen und persönlichen Naturanschauung ... aus diesem Zusammenhang schöpft er seine Kraft und seine Weisheit ... Wir können es daher begreifen, daß, als er später an die Universität kam, er sich durchaus nicht in die Art und Weise hineinfinden konnte, wie nun gelehrt fortgesetzt werden sollte, was er wie natürlich, nur angeregt durch die Gespräche mit der Natur und mit seinem Vater, über die Arzneiwissenschaft wußte ... Die Vortragenden beschäftigten sich vorzugsweise damit, was in den Überlieferungen und Urkunden der alten Mediziner Galen, Avicenna und anderer stand, zu kommentieren, auszulegen. Das war dem jungen Paracelsus in der Seele zuwider ... Daher sehen wir ihn bald alles Hochschulwesen verlassen und in allen Ländern Europas umherwandern, nicht nur durch alle deutschen und österreichischen Lande, Siebenbürgen, Polen, Ungarn, Italien, Spanien und Portugal, sondern auch durch Frankreich, England, Holland, Preußen, Litauen, nach Dänemark, Norwegen und Schweden hin, mit der Absicht, überall dort etwas erkennen zu lernen von der Art und Weise, wie – um mit Goethe zu sprechen – *«Natur im Schaffen lebt»* ... Ihm schwebte auch noch etwas anderes vor. Er sagte sich: Mit dem, was seine Umgebung ist, hängt der ganze menschliche Organismus zusammen. Was der Mensch ist, leiblich und seelisch, das ist nicht überall als dasselbe Wesen zu fassen, wenigstens erkennt man den Menschen nicht, wenn man ihn an nur einem Orte betrachtet. Deshalb durchwanderte er die verschiedensten Gegenden der Erde, um überall mit seinem tief ins Geistige dringenden Blick zu erkennen, wie der Mensch mit der Natur verwandt ist ... Und als man ihm vorwarf, was er seine *hohe Schule* nannte, was die Andern seine Landstreicherei nannten, da berief er sich darauf, daß die Gottheit nicht zu dem komme, der sich auf die Ofenbank setze, sondern, daß der Mensch dorthin gehen müsse, wo in den verschiedensten Gestalten der göttliche Geist in den Formen der Natur webt und wirkt …

Daher hatte er auch das Bedürfnis, in seiner Muttersprache das auszudrücken, was er ausdrücken wollte … So kam es, weil das, was aus der Natur sprach, ihm in der Seele aufging wie in einem Spiegel, daß er sagte, man müsse sich in der Erneuerung der Arzneiwissenschaft wieder unmittelbar der Natur nähern. Daher seine stolzen Worte: Wer der Wahrheit nach will, der muß *«Mir nach, ich nicht euch nach, Ihr mir nach, Avicenna, Galene, Rhazes, Montagnana, Messue, mir nach und nicht ich euch nach. Ihr von Paris, von Montpellier, von Schwaben, von Meißen, von Köln, von Wien und was an der Donau und am Rheinstrom liegt, ihr Inseln im Meer: du Italia, du Dalmatia, du Sarmatia, du Athenis, du Grieche, du Arabs, du Israelita; Mir nach und ich nicht euch nach …»*

Und als er später an die Universität Basel berufen wurde, da bemerkte einer der Zunftgelehrten mit Schrecken, daß Paracelsus auf der Straße nicht in der Art und Tracht der Professoren ginge, sondern wie die Landstreicher, wie ein Fuhrmann! Das konnte nicht angehen; das schändete das Ansehen des ganzen Standes. So kam es denn, daß er … auf den Widerspruch seiner Fachgenossen stieß … Was man ihm aber am wenigsten verzeihen konnte, war, daß er durch seine tiefen Einblicke in die Natur dort Erfolg hatte, wo die Andern nichts ausrichten konnten.

Was er gewonnen hat in Einsicht, das können wir, wenn wir es kurz andeuten wollen, in folgender Weise darstellen. Er sagte: Der Mensch, wie er vor uns als gesundes und krankes Wesen steht, ist nicht ein einzelnes Wesen, sondern ist hineingestellt in die ganze große Natur … Weil Paracelsus sich nicht auf das spezielle Wissen vom Menschen beschränkte, sondern den hellseherisch erkennenden Blick schweifen ließ über den ganzen Makrokosmos, auf Physik, Astronomie, Chemie, und alles zusammennahm, dessen er habhaft werden konnte, war für ihn der Mensch ein Teil des Makrokosmos: … der unterste, rein physisch-leibliche Mensch. Aber insofern der Mensch … sich selbständig entwickelt, sich selbständig betätigt, sah Paracelsus in dem Menschen wie eingespannt etwas, was er den *Archaeus* nennt, was ihm wie ein innerer Werk- und Baumeister war, was er auch den *inneren Alchymisten* nannte … Wie dieser innere Alchymist das umändert, was äußere Stoffe sind, die gar keine Ähnlichkeit haben mit dem, was der Mensch als Stoff im Innern braucht, wie er umändert Milch und Brot in Fleisch und Blut, das erschien ihm als großes Rätsel … Das war ihm der Mensch in einer zweiten Richtung.

Dann unterschied er ein drittes: das, was der Mensch ist, abgesehen von aller äußeren Welt ..., daß in dem Zusammenwirken der Kräfte und Organe eine kleine Welt, ein Mikrokosmos, ein Abbild der großen Welt vorhanden ist. Wohlgemerkt: das ist etwas anderes für Paracelsus als der erste Gesichtspunkt. Nach diesem ist der Mensch, insofern die Ströme der Natur durch ihn hindurchgehen, ein Teil der Natur. Insofern bei seinem dritten Gesichtspunkt die einzelnen Teile der Natur zusammenwirken, findet er in dem, was Blut- und Herzsystem ist, was Nerven- und Gehirn-System ist, ein Abbild dessen, was draußen in der Natur wie bildlich dargestellt wird in dem gegenseitigen Verhältnis von Sonne und Mond. Und in den andern Organen findet er ein inneres Weltgebäude. Und in einer Unordnung, die in dieser kleinen Welt auftreten kann, sieht er eine dritte Art und Weise, wie der Mensch krank werden kann. Einen vierten Gesichtspunkt sah er in dem, was in Leidenschaften, Seelenregungen, Begierden, Trieben vorhanden ist, die über ein gewisses Maß hinausgehen, zum Beispiel in Zorn und Wut, was dann wieder zurückwirkt auf die körperliche Organisation. Und endlich sah er noch einen fünften Gesichtspunkt, der heute schon gar nicht zugegeben wird, in der Art und Weise, wie der Mensch eingegliedert ist in den Verlauf der Welt und wie ihm aus dem ganzen Laufe der geistigen Entwicklung die Krankheitsursachen kommen können ... Das war das Eigentümliche bei ihm, daß er sich nicht mit einer, sondern mit allen Seelenkräften in ein Verhältnis zur ganzen Welt setzte. Daher sein schöner Ausspruch: Durch das Gemüt lernen wir den Gott-Vater in der Welt erkennen; durch den Glauben lernen wir Christus, den Sohn, erkennen; und durch die Imagination lernen wir den Geist erkennen.

Wenn er einem kranken Menschen gegenüberstand, so sah er, wie unter den angeführten Gesichtspunkten die Natur wirkte; seinem aus der Tiefe der Seele aufsteigenden intuitiven Blick ergab sich das Unregelmäßige der Substanzen, das Unregelmäßige der Organe. Den ganzen Menschen hatte er vor sich. Er konnte nicht in abstrakte Worte kleiden, was da vor ihm aufstieg ... er brauchte nicht einen Namen für die Krankheit, sondern indem er wie untertauchte in die Krankheit, ging seinem Blicke etwas ganz Neues auf: wie er die Stoffe, die er in der Natur kannte, zusammenfügen mußte, damit er ein Mittel gegen diese Krankheit finden konnte. Es war aber nicht nur das Seelische, in das er untertauchte, sondern auch das Moralische und Intellektuelle und Geistige.

Paracelsus konnte sagen: Wenn er auch alles, was die Natur ihm gab, für den Kranken verwendete, das wichtigste Heilmittel bestünde erstens in der Liebe; nicht die Stoffe heilen, sagte er, die Liebe heile ... Das zweite, was ihm entspringen mußte durch sein besonders intimes Verhältnis zur Natur, war, daß er in jedem einzelnen Falle die Mittel wirksam sah, die er anwandte; er sah sie ihre

Kräfte im menschlichen Organismus entfalten. Daraus kam ihm das zweite: die zuversichtliche Hoffnung. Liebe und Hoffnung nennt er seine besten Heilkräfte, und er ging auch nie ohne Liebe und Hoffnung an seine Arbeit.

Wer das eigenartige Leben dieses Menschen kennt, der begreift den tief ins Herz dringenden Eindruck, der von dem Bilde ausgeht, das aus Paracelsus' letzten Lebensjahren stammt: ein Bild, das uns ein Antlitz zeigt, in dem viel Geistiges zum Ausdruck gekommen ist. Da ist viel gelebt und viel erfahren worden, aber zugleich hat das Leben dieser Seele und diesem Leibe arg mitgespielt. Dem leidenden, dem verhältnismäßig jungen Manne mit den alten Zügen und den Runzeln und der Kahlköpfigkeit ist es auf der einen Seite anzumerken, welches Ringen und Streben, welcher Extrakt der ganzen Zeitevolution in Paracelsus lag, und auf der andern Seite, wie er das Tragische eines Menschen durchmachen mußte, der sich so seiner Zeit gegenüberstellte.

Ein solcher Mann wie Paracelsus hat auf alle, die in der folgenden Zeit den Weg in die geistigen Welten suchten, einen tiefen Eindruck gemacht. Und wer das Goethe-Leben kennt, der empfindet, daß auch auf Goethe Paracelsus, mit dem er sich früh bekannt machte, einen großen Eindruck hinterließ …

GA 63 (1913/14): Geisteswissenschaft als Lebensgut. ([1]1959) [2]1986.

Berlin, 26. März 1914: Homunkulus, S. 372/373:

Es war also für Goethe die Frage: Wie kann ich meine geisteswissenschaftlichen Studien verwerten, um Faust dahin zu bringen, wo das Geistige der Helena zu suchen ist? Da erinnerte er sich an das, was er bei Paracelsus gelesen hatte in dessen Werke «De generatione rerum»*: an den *Homunkulus*. Paracelsus gibt darin an, wie ein Bild eines rein natürlichen Menschen in dem vorgeschilderten Zustande hergestellt werden kann, so daß ihn der Mensch wirklich sehen kann.

GA 64 (1914/15): Aus schicksaltragender Zeit. [1]1959.

Berlin, 14. Jan. 1915: Die germanische Seele und der deutsche Geist, S.169:

Dann sehen wir, wie das Herausschreiten des Seelenhaften in das Geisterhafte uns weiter entgegentritt in jener wunderbaren Blüte deutschen Geisteslebens, die wir als die mittelalterliche deutsche Mystik ansprechen, die da beginnt mit Meister Eckhart und Johannes Tauler, die eine besondere Ausgestaltung

---

* Paracelsus, «Liber de homunculis», in: Sudhoff I, 14, 325.

erlangt bei Paracelsus, dann weiterschreitet in Valentin Weigel und Jakob Böhme und schließlich ihren Höhepunkt erreicht in den wunderbaren Sprüchen des Angelus Silesius.

GA 88 (1903/04): Über die astrale Welt und das Devachan. [1]1999.

Sommer 1903, S. 150:

Das Erinnerungszeichen an den zweiten Avatar ist Kurma, die Schildkröte (Amphibien). Darum hat Paracelsus in den Amphibien Tiere gesehen, die der Gottheit in ihrer Natur noch näherstehen.

27. Oktober 1903, S. 200:

Nun werden Sie sehen, warum diejenigen, welche die Fähigkeit zum astralen Schauen haben, ganz andere Ärzte sein können als die, welche dieses Schauen nicht haben. Während der lunarischen Epoche war alles, was damals geschehen ist, viel näher dem Astralen als heute; die astralen Kräfte waren viel reger, viel flüssiger, sie waren viel mächtiger. Der astrale Seher kann daher den Zusammenhang verfolgen, der zwischen unserer Welt und der lunarischen besteht. Er muß von den physischen Wirkungen in die astralen Ursachen hineinschauen. Man muß versuchen, sich dies in einem Bilde vorzustellen. Stellen wir uns vor, das Astrale wäre Wasser gewesen und wäre nun gefroren, so daß man in dem Eis alles sehen kann, was früher da war. Ein Arzt wie Paracelsus, der dieses Schauen hatte, war imstande, eine ganze Menge von Heilensprozessen zu finden, die dem gewöhnlichen Arzte nicht verständlich sind. Er war imstande, die Ursache für die Krankheiten im Physischen durch sein Schauen zu ermitteln, das heißt die Ursachen der Krankheiten in den vorhergegangenen Entwicklungsepochen zu sehen. Er sagte, man müsse nicht bloß den irdischen, sondern auch den siderischen Menschen kurieren; das heißt in unseren Worten: man muß auch das Astralische des Menschen kurieren. Paracelsus sieht das Verhältnis zwischen der Wirkung des von ihm benutzten physischen Heilmittels und der Ursache der Krankheit, und er sieht auch die Wirkung dieses Heilmittels. Der gewöhnliche Arzt findet die Wirkung nur durch das Experiment.

GA 93a (1905): Grundelemente der Esoterik. Notizen von einem esoterischen Lehrgang. ([1]1972) [3]1987.

Berlin, 26. September 1905, S. 17:

Bei jedem esoterischen Lehrgang kommt es darauf an zu lernen, wie wir die Dinge um uns her anzuschauen haben. Jeder Mensch empfindet natürlich bei einer Blume und allen Dingen der Umgebung irgend etwas. Es kommt aber darauf an, einen höheren Standpunkt zu gewinnen, tiefer hineinzuschauen, bestimmte Schauungen mit jedem Ding zu verbinden. Darauf beruht zum Beispiel die tiefsinnige Medizin des *Paracelsus*. Er spürte, fühlte, sah die Kraft einer bestimmten Pflanze und die Verwandtschaft dieser Kraft mit einer entsprechenden im Menschen. So sah er zum Beispiel, auf welches Organ des Menschen die Kraft der Digitalis purpurea (roter Fingerhut) wirkt.

Berlin, 29. September 1905, S. 43:

So kann man die ganze Erde umfassen mit dem Bewußtsein, so daß man weiß und erkennt, was da drinnen lebt und ist. So war es bei Paracelsus, der sich darnach seine Vorstellungen bildete, wie die Dinge als Heilmittel verwendet werden können, weil er wußte, in welchen Beziehungen sie zum Menschen und seinen Organen standen. So hängt tatsächlich Digitalis purpurea mit dem Herzen zusammen und kann daher immer noch mit Recht dafür verwendet werden.

Berlin, 10. Oktober 1905, S. 116:

Paracelsus und andere Mystiker haben von Reinkarnation nicht gesprochen. Das war ganz natürlich. Sie konnten nicht davon sprechen. Aber für alles, was sich auf den irdischen Lebenslauf zwischen Geburt und Tod bezieht, hatten sie im Abendlande auch außerordentlich treffende Ausdrücke und Bezeichnungen, dagegen nicht für den Zustand zwischen zwei Inkarnationen.

Berlin, 31. Oktober 1905, S. 226/227:

Durch Konzentration auf das Innere des Gehirns, das erst nach und nach während der atlantischen Zeit entstanden ist, sieht man die atlantischen Landschaften auftauchen. Konzentriert man sich auf das Sonnengeflecht, so wird man zu den Hyperboräern geführt. So steigt man rückwärts auf in die verflossenen Welten. Das ist kein In-sich-Brüten, sondern ein wirkliches Wahrnehmen der einzelnen Organe in ihrer Verwandtschaft mit der Welt. Auf diese Weise hat *Paracelsus* seine Mittel gefunden und kuriert. Er wußte, daß Digitalis purpurea entstanden ist, als das menschliche Herz entstand. Durch Konzentration auf ein Organ erscheinen entsprechende Heilmittel. So stehen die Glieder des Makrokosmos mit der mikrokosmischen Natur des Menschen in Zusammenhang.

GA 94 (1906): Kosmogonie. Populärer Okkultismus. Das Johannes-Evangelium. Die Theosophie an Hand des Johannes-Evangeliums. (1906) [1]1979.

Paris, 25. Mai 1906: Kosmogonie. 1. Vortrag, S. 19:

Er besitzt außerdem einen Astralleib. In ihm entzünden sich die Gefühle, die Leidenschaften, die Möglichkeit, zu genießen und zu leiden. Diesen Leib hat der Mensch gemeinsam mit den Tieren. Er wurde von den Rosenkreuzern und manchen ihrer Nachfolger, wie Paracelsus, Astralleib genannt, weil er tatsächlich in einer Beziehung zu den Sternen steht, die auf einer gewissen Anziehungskraft beruht.

Paris, 26. Mai 1906: 2. Vortrag, S. 25:

Der Eingeweihte dankt seine Existenz nur den Nichteingeweihten. Daher die tiefe Demut der wahrhaft Wissenden vor denen, die nicht wissen. Es ist die tiefe Tragik der kosmischen Entwicklung, daß eine Menschenklasse sich erniedrigen muß, damit eine andere emporsteigen kann. In diesem Sinne kann man das schöne Wort des Paracelsus würdigen: Ich habe alle Wesen betrachtet: Steine, Pflanzen, Tiere, und sie sind mir wie zerstreute Buchstaben erschienen, im Verhältnis zu denen der Mensch das lebendige und vollständige Wort bildet.

Paris, 13. Juni 1906: Kosmogonie. 17. Vortrag, S. 111:

Es gibt sieben Lebensgeheimnisse. Drittens: Das Geheimnis der Alchemie. Dieses kann man durch die Werke von Paracelsus und Jakob Böhme begreifen.

Leipzig, 30. Juni 1906: Populärer Okkultismus. 3. Vortrag, S. 140:

Die Gabe, das innere Wort zu hören, nennt man Inspiration, so wie man die Gabe, die Bilder der Astralwelt wahrzunehmen, Imagination nennt. In der Imagination wird geschaut, in der Inspiration wird gehört. Wenn Jakob Böhme und Paracelsus von Inspiration redeten, so meinten sie diese Gabe.

München, 3. November 1906: Die Theosophie an Hand des Johannes-Evangeliums. 5. Vortrag, S. 272:

Gift, das in einer Pflanze angetroffen wird, hat der Mensch auch einmal in sich gehabt. Hätte der Mensch sich in demselben Sinne entwickelt wie diese Stoffe, dann könnte er zum Beispiel das Arsen aus sich absondern. Wenn er an Cholera erkrankt, so stellen sich die gleichen Symptome ein, wie wenn er Arsen genommen hätte. Deshalb nannte Paracelsus den Cholerakranken einen Arsenikus.

GA 95 (1906): Vor dem Tore der Theosophie. ([1]1910) [4]1990.

Stuttgart, 24. August 1906, S. 33:

Ganz besonders fürchterlich ist dadurch das Kamaloka des Vivisektors. Der Theosoph darf nicht Kritik üben an dem, was die Welterscheinungen bieten, wohl aber kann er begreifen, wie der moderne Mensch zu solchen Dingen kommen konnte. Im Mittelalter würde kein Mensch daran gedacht haben, und in alter Zeit würde es jeder Arzt für den größten Unsinn gehalten haben, das Leben zu zerstören, um das Leben kennenzulernen, denn wahr ist es, daß noch im Mittelalter ein großer Teil der Menschen hellsehend war und die Ärzte den Menschen durchschauen konnten und sahen, was in ihm beschädigt war und was ihm fehlte. So zum Beispiel Paracelsus; er durchschaute den physischen Leib. Aber die Zeit der materiellen Kultur mußte kommen, wo das Hellsehen verlorenging. Namentlich bei den heutigen Ärzten und Naturforschern sehen wir dies, und die Vivisektion war eine Folge davon.

GA 96 (1906/1907): Ursprungsimpulse der Geisteswissenschaft. Christliche Esoterik im Lichte neuer Geist-Erkenntnis. ([1]1974) [2]1989.

Berlin, 20. Oktober 1906, S. 145:

Solche tiefe Naturen wie Paracelsus und Jakob Böhme verdanken ihre Entwicklung mit dem Umstande, daß sie sich nicht scheuten, im Gespräch mit Bauern und Landstreichern die imaginative Bedeutung der Sprache zu studieren. Da wirkten die Worte Natur, Geist, Seele noch ganz anders. Sie wirkten stärker.

Berlin, 22. Oktober 1906: Ernährungsfragen und Heilmethoden, S.166:

Schon Paracelsus hat in seiner schlagenden Sprache darauf hingewiesen, wie bestimmte Vorgänge des menschlichen Körpers mit solchen in der äußeren Natur zusammenhängen, so Cholera mit Arsenik. Deshalb nannte er auch einen Cholerakranken einen Arsenicus, weil er wußte, daß bei Arsenik und Cholera dieselben Faktoren wirksam sind, und weil er zugleich erkannte, wie die Dinge zusammen harmonisieren. Da haben wir es mit einem Naturprozeß zu tun, den man erst durchschauen muß.

S. 167:

Zwischen Paracelsus und Hahnemann besteht ein großer Unterschied. Der Arzt des 16. Jahrhunderts war noch bis zu einem gewissen Grade hellsehend. Das war damals noch eine weitverbreitete Eigenschaft. Hahnemann war das nicht mehr. Er konnte nur die Wirkung der Heilmittel durch die Sinneserfahrung erproben.

S. 168:

Paracelsus brauchte nicht erst zu probieren, ebensowenig wie der Magnet zu probieren braucht, der das Eisen anzieht. Er konnte sagen, daß im Roten

Fingerhut diese oder jene Heilkraft wohnt. Ein solches Wissen wird erst dann wiederkommen, wenn der Arzt erkennen wird, daß es nicht nur auf den intellektuellen Verstand, sondern auf die innere Lebenshaltung ankommt; wenn er weiß, daß er selbst ein ganz anderer Mensch werden muß.

GA 97 (1906/1907): Das christliche Mysterium. ([1]1968) [2]1981.

Köln, 30. November 1906: Der Jogapfad, die christlich-gnostische Einweihung und die Esoterik der Rosenkreuzer, S. 205:

Auf diesem geheimnisvollen Verhältnis der Welt zum Menschen beruht aber vieles. Darauf beruht zum Beispiel, daß Paracelsus herausfand, wie gewisse Pflanzen in Beziehung zum Menschen stehen. Ebenso das Verhältnis anderer Substanzen zum Menschen lernte er durch diese Fähigkeit kennen ...

München, 11. Dezember 1906: Wie erlangt man Erkenntnisse der höheren Welten im rosenkreuzerischen Sinne? S. 213:

Die fünfte Stufe der Rosenkreuzerschulung ist es, auf welcher die Entsprechung von Mikrokosmos und Makrokosmos erlebt wird. Paracelsus sagt: Alles, was um uns im Raume ist, ist mit uns verwandt. – In der Welt sind die einzelnen Buchstaben, und der Mensch ist das Wort. Ein Sich-Einleben in sein Inneres ist auf dieser Stufe möglich. Der Mensch hat alles im Kleinen in sich, was draußen in der Welt ist. Sich selbst erkennen, um die Welt zu erkennen, ist die Aufgabe, die auf dieser Stufe gestellt ist.

Wien, 22. Februar 1907: Die christliche Einweihung und die Rosenkreuzerschulung, S. 242:

Der fünfte Schritt ist die Versenkung in den Zusammenhang zwischen Mikrokosmos und Makrokosmos. Ein großer Okkultist des Mittelalters, den man erst lesen lernen muß, hat ein schönes Bild gebraucht, um die Beziehung zwischen dem Makrokosmos und dem Mikrokosmos darzulegen. Paracelsus hat gesagt: Ihr seht da die einzelnen Buchstaben. Der Mensch ist das Wort, das aus Buchstaben zusammengesetzt ist. So hat man in der ganzen Natur einen ausgebreiteten Menschen und im Menschen die zusammengesetzte Natur zu sehen ...

Leipzig, 16. März 1907: Tierseele und menschliche Individualität, S. 302:

Paracelsus sagte die tiefen Worte: Wenn wir die Natur überschauen, sehen wir lauter einzelne Buchstaben, und das Wort, das sie bilden, ist der Mensch. – All die verschiedenen Eigenschaften, die Sie im Menschen beisammen finden, denken Sie sich auf verschiedene Leiber verteilt, die jeweils zu einer Gruppenseele gehören. Tiere sind in der einseitigen Ausbildung ihrer Eigenschaften stehengebliebene Menschen.

GA 98 (1907/08): Natur und Geistwesen – ihr Wirken in unserer sichtbaren Welt. [1]1983.

Wien, 5. November 1907, S. 20:

In dem Augenblick, wo der Mensch aus übersinnlichen Ursachen den Ätherleib und den physischen Leib zu beherrschen imstande ist, ist er auf dem Gebiete der Kindererziehung ein Adept, so wie Paracelsus, der heute nicht verstanden wird, ein Adept war, weil er in jedem Augenblicke die unsichtbaren Prinzipien sehen konnte.

GA 100 (1907): Menschheitsentwicklung und Christus-Erkenntnis. Theosophie und Rosenkreuzertum – Das Johannes-Evangelium. ([1]1967) [2]1981.

Kassel, 17. Juni 1907, S. 27:

Dieser Mensch, der wir selber sind, soll vor unsere Seele treten. Er ist ein sehr kompliziertes Wesen, das komplizierteste, das überhaupt in der uns bekannten Welt uns entgegentreten kann. Daher ist zu allen Zeiten dieser Mensch von den Tiefersehenden Mikrokosmos genannt worden, im Gegensatz zum Makrokosmos, zum Weltall. Paracelsus hat einen sehr schönen Vergleich gebraucht, um das Wesen des Menschen bildlich auszudrücken: *Seht euch an die Natur, die euch umgibt, und denkt euch jedes Wesen – Pflanze, Tier, Stein – als je einen Buchstaben eines Alphabetes, und aus diesen Buchstaben ein Wort geschrieben, so habt ihr den Menschen.*

Kassel, 26. Juni 1907, S. 138:

In den Tieren sehen Sie im buchstäblichen Sinne die Stufen ausgebreitet, die wir zurückgelassen haben. Der Mensch sieht in einem jeden Tiere mehr oder weniger ein zurückgelassenes Stück seiner selbst. Das hat Paracelsus so wunderschön ausgedrückt: Wenn wir um uns umher blicken, sehen wir gleichsam die Buchstaben eines Alphabets; nur im Menschen sind sie zu einem Wort vereinigt; daher liegt in ihm der Sinn dessen, was um ihn herum ausgebreitet ist.

GA 101 (1907): Mythen und Sagen. Okkulte Zeichen und Symbole. ([1]1987) [2]1992.

Stuttgart, 16. September 1907, S. 183:

Für diesen Zusammenhang des Menschen mit der Natur hat Paracelsus einen sehr schönen Vergleich gebraucht. Er sagt: Es ist, als ob die einzelnen Wesen in der Natur die Buchstaben wären, der Mensch aber das Wort, das aus diesen Buchstaben zusammengesetzt ist.* – Draußen die große Welt: der Makrokosmos, in uns die kleine Welt: der Mikrokosmos. Draußen existiert jedes für sich, im Menschen ist es durch die Harmonie bestimmt, in die es hineingestellt ist mit den anderen Organen. Und gerade deshalb können wir im Menschen die Entwickelung unseres ganzen Weltalls, sofern es zu uns gehört, veranschaulichen.

GA 106 (1908): Ägyptische Mythen und Mysterien. ([1]1911) [5]1992.

Leipzig, 14. September 1908, S. 171/172:

So konnte ich auch zeigen, daß, wenn man richtig Paracelsus versteht, man erkennen kann, daß seine Heilkunde ein Wiederaufleben dessen ist, was in den Tempeln des alten Ägyptens gelehrt wurde. Betrachten wir einen solchen Geist, wie Paracelsus war. Einen merkwürdigen Ausspruch finden wir bei ihm. Wer sich hineinvertieft in Paracelsus, der weiß, welch hoher Geist in ihm lebte. Er hat einen merkwürdigen Ausspruch getan, er sagte: In vielem habe er vieles gelernt, am wenigsten zwar habe er auf Akademien gelernt, er habe aber auf seinem Zuge durch die Länder viel von dem Volke und aus alten Traditionen gelernt. – Es entzieht sich uns die Möglichkeit, auf Beispiele nur hinzuweisen, wie tiefe Wahrheiten in unserem Volke noch vorhanden sind, die gar nicht mehr verstanden werden, die Paracelsus aber verwerten konnte. Er sagte, er habe ein Buch gefunden mit tiefen medizinischen Wahrheiten. Und welches Buch nennt er da? Die Bibel! Er meint damit nicht nur das Alte, im wesentlichen meint er das Neue Testament. Man muß nur die Bibel lesen können, um das darin zu finden, was Paracelsus darin fand. Und was wurde aus der Medizin des Paracelsus? Wahr ist es, sie ist eine alte Erinnerung an die alte ägyptische Heilmethode. Dadurch aber, daß er die Geheimnisse des Christentums aufnahm, den Impuls nach oben, sind seine Werke von spiritueller Weisheit durchdrungen worden, sie sind durchchristet worden.

---

* Wörtlich lautet dieser Text: *«Dan das will ich bezeugen mit der natur: der sie durchforschen will, der muß mit den füssen bücher treten, die geschrift wird erforschet durch ire buchstaben, die natur aber durch lant zu lant als oft ein blat, also ist codex naturae, also muß man ire bletter umbkeren.»* Zitiert nach Sudhoff, Paracelsus' sämtliche Werke, 11. Band, S. 145/146, München 1928.

GA 107 (1908/09): Geisteswissenschaftliche Menschenkunde. ([1]1915) [5]1988.

Berlin, 10. November 1908: Das Wesen der Krankheitsformen, S. 112/113:

Es hat in früheren Zeiten wenigstens ein Bewußtsein gegeben davon, daß eine Erkenntnis der Viergliedrigkeit der Menschennatur notwendig ist, wenn man in sie hineinschauen will. Freilich hat sich der Materialismus auch früher gezeigt, so daß auf diesem Gebiet hellsichtige Menschen auch schon vor der Zeit der letzten vier Jahrhunderte gesehen haben, wie um sie herum alles materialistisch zu denken beginnt, und Paracelsus, der heute nicht verstanden wird, den man für einen Phantasten oder Träumer hält, hat zum Beispiel voll darauf hingewiesen, daß rings um ihn herum die medizinische Wissenschaft, wie sie ausging von Salerno, Montpellier, Paris, wie sie aber in gewissen deutschen Gegenden wurzelte, materialistisch war oder wenigstens immer mehr sich anschickte, materialistisch zu werden. Und gerade die Weltstellung des Paracelsus hat es ihm erscheinen lassen – was heute wieder notwendig wird – darauf aufmerksam zu machen, wie sich eine auf den Geist gehende medizinische Anschauung ausnimmt gegen das, was auf rein materialistischem Felde gewonnen wird …

GA 109/111 (1909/11): Das Prinzip der spirituellen Ökonomie im Zusammenhang mit Wiederverkörperungsfragen. [3]2000.

Berlin, 17. Dezember 1911: Aus einer (Instruktions-)Stunde. Nach Gedächtnisaufzeichnungen eines Zuhörers:

Die Ergebnisse, die bei der Umwandlung des Astralleibes erzielt sind, werden nach dem Tode einem Erzengel übergeben, der sie wiederum ausstrahlt auf andere Menschen. So zart und verborgen wirken diese abgegebenen Kräfte unserer Astralleiber, daß man nur aus dem Okkultismus heraus darauf hinweisen kann, wie das geschieht. So lebte zum Beispiel Paracelsus 1493–1541 und starb, nachdem er ungeheuer stark an seinem Astralleib gearbeitet hatte, durch die vielen Erfahrungen, die er durchgemacht hatte, rüstig in seinem 48. Lebensjahre. Die verarbeitenden Kräfte seines Astralleibes wurden durch die Erzengel übertragen auf Goethe in dessen für ihn so bedeutungsvollem 48. Lebensjahr, als für ihn eine ganz neue Periode des Lebens begann, wo er zum Beispiel den «Faust» umarbeitete und mancherlei Geheimnisse ergründete. Er fügte zu seinem «Faust» den «Prolog im Himmel», wodurch der «Faust», statt nur die Geschichte eines Einzelmenschen zu sein, mit der ganzen Menschheitsentwicklung verknüpft wurde.

GA 127 (1911): Die Mission der neuen Geistesoffenbarung. Das Christus-Ereignis als Mittelpunktsgeschehen der Erdenevolution. ([1]1975) [2]1989.

Mannheim, 5. Januar 1911, S. 19:

Wenn man sich heute zum Beispiel in Paracelsus vertieft, ist er wirklich für die heutige so triviale äußere Forschung ein unergründlicher Geist, ein Geist, der insbesondere tief hineingeschaut hat in dasjenige, was die Geheimnisse des Heilens, der Medizin sind. Und wer sich vertieft in dasjenige, was er zu sagen hatte über die Heilung dieser oder jener Krankheitsform, der wird ganz Gewaltiges, Grandioses aus Paracelsus lernen können. Nehmen wir an, es würde sich ein auf der Höhe, auf der wirklichen Höhe des geistigen Lebens unserer Zeit stehender Arzt so vertiefen, daß er diese Vertiefung praktisch machen wollte, anwenden wollte, was sich aus den Anweisungen des Paracelsus ergeben würde – für gewisse große Dinge würden sich da noch ganz richtige Sachen ergeben; aber manches könnte sich der Arzt der Gegenwart nicht mehr aneignen. Denn wenn er manche Mittel, die dort angegeben sind, anwenden würde, so würde das nichts helfen, weil schon seit dem 16. Jahrhundert die menschliche Natur eine andere geworden ist, weil sich alles in der Welt ändert und alles fortschreitet. Die Dinge draußen gehorchen unserem willkürlichen, in Schritten sich bewegenden Wissen nicht. Sie schreiten vorwärts, und wir haben die Aufgabe, nachzuforschen mit unserem Wissen, unserer Erkenntnis. Wir müssen neu lernen, so wie Paracelsus gelernt hat. Und wenn wir am treuesten so tun, wie er getan hat, so werden wir für mancherlei in gewisser Beziehung etwas ganz anderes finden. So haben wir in unserer Zeit ganz besondere spirituelle Aufgaben.

GA 132 (1911): Die Evolution vom Gesichtspunkte des Wahrhaftigen. ([1]1916) [7]1987.

Berlin, 31. Oktober 1911, S. 22:

Also Sie können des alten Schweglers «Geschichte der Philosophie» nehmen, und Sie werden ein gutes Bild haben von allem, was die alte Philosophie betrifft; und selbst wenn Sie da nachlesen über die Hegelsche Philosophie, so finden Sie alles ausgezeichnet geschildert. Aber nun lesen Sie darin das kurze Kapitel gerade über Jakob Böhme, und versuchen Sie sich eine rechte Vorstellung davon zu machen, wie hilflos ein solcher Mensch, der eine Verstandesphilosophie schreibt, gegenüber einem Geist wie Jakob Böhme ist! Paracelsus hat er, Gott sei Dank, ganz ausgelassen, denn da würde er ganz schlimme Sätze hingeschrieben haben.

GA 143 (1912): Erfahrungen des Übersinnlichen. Die Wege der Seele zu Christus . ([1]1970) [3]1983.

Winterthur, 14. Januar 1912 (Zweigvortrag), Die menschlichen Seelenbetätigungen im Wandel der Zeiten, S. 33:

Wenn nun der Mensch solche Kräfte entwickelt in seinem Beruf, so segensreich entfaltet wie dieser als Arzt, so müssen solche Kräfte, die da frei werden, anderweitig sich kundtun. Und sie wandelten sich bei Nostradamus alle in hellseherische Kräfte um, weil er ein gewisses ursprüngliches Hellsehen hatte, wie es auch Paracelsus hatte.

GA 171 (1916): Innere Entwicklungsimpulse der Menschheit. Goethe und die Krisis des neunzehnten Jahrhunderts. ([1]1964) [2]1984.

Dornach, 30. Oktober 1916, S. 348:

Und diese Ausläufer finden sich gerade beim Abglimmen, gewissermaßen in der Abenddämmerung des vierten nachatlantischen Zeitraums. Bei Paracelsus findet man schon allerdings noch manche Hindeutung, letzte Ausläufer, schwache Ausläufer der alten tieferen Einsichten; aber er redet da, wo er in solchen Ausläufern der alten tieferen Einsichten redet, keineswegs abstrakt, er redet sehr konkret, so konkret, daß man sieht, wie bei ihm das geistige Leben zusammenfließt mit dem natürlichen Leben in der Vorstellung. Er redet zum Beispiel, indem er vom Menschen spricht, von Salz, Quecksilber, Schwefel. Sie können ja darüber nachlesen in meiner Schrift «Die Mystik im Aufgange des neuzeitlichen Geisteslebens».

GA 172 (1916): Das Karma des Berufes des Menschen in Anknüpfung an Goethes Leben. ([1]1933) [5]1991.

Dornach, 4. November 1916, S. 18:

Er [Goethe] hatte tief hineingeschaut in Zusammenhänge, die die menschliche Seelennatur mit der Allnatur hat. Paracelsus hatte er auch kennengelernt im Zusammenhang mit all dem, schon in Frankfurt.

GA 174 (1917): Zeitgeschichtliche Betrachtungen. Das Karma der Unwahrhaftigkeit. ([1]1966) [2]1983.

Dornach, 8. Januar 1917, S. 93:

Dabei bleibt aber doch bestehen, und das darf wirklich ohne Hochmut, ohne irgendeine nationale Allüre gesagt werden, daß das geistige Leben, soweit es von gewissen westlichen okkulten Brüderschaften gepflegt wird, wirklich aus Mitteleuropa stammt. Gehen Sie historisch zu Werke. Robert Fludd: Schüler von Paracelsus; Saint-Martin in Frankreich: ein Schüler von Jakob Böhme.

GA 175 (1917): Bausteine zu einer Erkenntnis des Mysteriums von Golgatha. Kosmische und menschliche Metamorphose. ([1]1961) [2]1982.

Berlin, 20. Februar 1917, S. 54/55:

Also so konkret schildert Plutarch das, was er nicht als eine Dichtung, sondern als eine konkrete äußere Wirklichkeit meint, daß er ausdrücklich darauf hinweist: Für das Übrige ist der geistige Teil des Menschen gewissermaßen mit dem physischen Leibe zugleich zu schauen, so daß der geistige Teil den physischen in demselben Raume normalerweise ausfüllt; aber, was den Genius betrifft, den leitenden führenden Geist des Menschen, der ist noch als etwas Besonderes außerhalb des Hauptes für jeden Menschen zu sehen. – Und Paracelsus, einer der letzten, die ohne besondere Anleitung oder ohne besondere Veranlagung kräftige Kunde von diesen Dingen hatten, sagte aus sich heraus ungefähr das gleiche über diese Erscheinung.

Berlin, 20. März 1917, S. 137:

… So finden wir, daß, indem Saint-Martin daran geht, das Verhältnis des Menschen zum ganzen Kosmos und zum sittlichen Leben ins Auge zu fassen, er da handhabt die drei Hauptideen, die ja auch bei Jakob Böhme, bei Paracelsus, eine so große Rolle spielen, die drei Hauptideen, durch die man dazumal die Natur und auch den Menschen zu begreifen suchte: Merkur, Schwefel, Salz …

GA 178 (1917): Individuelle Geistwesen und ihr Wirken in der Seele des Menschen. ([1]1966) [4]1992.

St. Gallen, 16. November 1917: Das Geheimnis des Doppelgängers. Geographische Medizin, S. 63/64:

Und daraus ersehen Sie weiter, daß eine der wichtigsten Aufgaben der Zukunft sein wird, wieder weiterzupflegen, was abgerissen ist: geographische Medizin, medizinische Geographie. Bei Paracelsus ist es aus der alten atavistischen Weisheit heraus abgerissen; seither ist es wenig gepflegt worden wegen materialistischen Anschauungen …

GA 186 (1918): Die soziale Grundforderung unserer Zeit, in geänderter Zeitlage. ([1]1979) [3]1990.

Dornach, 20. Dezember 1918, S. 283:

Ganz anders geartet muß dieses Neue sein, als es das Alte war. Es ist ein grundsätzlicher Unterschied zwischen dem Neuen und dem Alten. Das Alte hat ein großartiges Weltverständnis entwickelt, ein Verständnis dessen, was außerhalb des Menschen ist. Und was noch bis zu solchen Geistern wie Paracelsus oder Jakob Böhme heruntergekommen ist an alten Weisheiten, das war tiefgehendes Weltverständnis.

GA 192 (1919): Geisteswissenschaftliche Behandlung sozialer und pädagogischer Fragen. ([1]1964) [2]1991.

Stuttgart, 6. Juli 1919, S. 259:

Noch im achtzehnten Jahrhundert, sogar noch etwas hineinragend in das neunzehnte Jahrhundert, gab es, allerdings unter der Oberfläche der Schulwissenschaft, dessen, was man Bildung nennt, eine sich fortsetzende Tradition von dieser alten Weisheit oder meinetwillen altem Aberglauben. Es hätte nicht geben können solche Geister wie Paracelsus, wie Jakob Böhme, nicht einmal wie Tauler oder Eckardt oder Valentin Weigel, wenn es nicht diese fortlaufende alte Tradition gegeben hätte.

S. 263:

Und was hat diese Entwicklungsstufe der Menschheit herbeigeführt? Gerade die Notwendigkeit, sich in die mechanisch-physikalisch-chemische Weltordnung zu vertiefen. Man kann sich kaum etwas Unmöglicheres denken, als etwa vom Standpunkte derjenigen Weltanschauung, die Jakob Böhme gepflegt hat, oder die Paracelsus oder Saint-Martin gepflegt hat, zur heutigen Physik oder Mechanik oder Chemie zu kommen. Das ist unmöglich. Es läßt sich nicht alles in einen Topf werfen, das ist unmöglich. Die Menschheit mußte für eine Zeit ablegen die ganz andere Art des Vorstellens, die sie gehabt hat, um die Fortschritte auf physikalisch-chemisch-mechanischem Gebiet, die einmal für die Entwicklung der Menschheit dringend notwendig sind, zu machen …

GA 199 (1920): Geisteswissenschaft als Erkenntnis der Grundimpulse sozialer Gestaltung. ([1]1967) [2]1985.

Dornach, 27. August 1920, S.149:

... man braucht nur zu denken an dieses mystische Erleben, wie es dann etwa in Valentin, selbst in Paracelsus, in Jakob Böhme innerliche Offenbarung wurde ...

GA 204 (1921): Perspektiven der Menschheitsentwicklung. [1]1979.

Dornach, 15. April 1921, S. 74/75:

... und so entstanden dann die Schriften, die sich erhalten haben als die Schriften des Basilius Valentinus. Ja, es bildete sich durch so etwas sogar durchaus noch eine Schule, in der auch Paracelsus und selbst Jakob Böhme lernten. Auch diese nahmen noch das, ich möchte sagen, in der Volksgruppenseele lebende alte medizinische Weisheitsgut auf. Man kann das ja bei Jakob Böhme, wo dieses elementar gilt, auch bei Paracelsus und anderen bemerken, auch wenn man die Schriften nur so äußerlich nimmt.

GA 214 (1922): Das Geheimnis der Trinität. ([1]1970) [2]1980.

Dornach, 28. Juli 1922, S.41/42:

Der ätherische Leib ist sozusagen von außen nicht mehr so richtig sichtbar, oder höchstens in absonderlichen Fällen sichtbar in physischen Manifestationen.

Er kann es auch werden, wenn zum Beispiel jemand – mit Respekt zu vermelden – schwitzt, dann ist das ein Sichtbarwerden des ätherischen Leibes nach außen. Aber sehen Sie, dazu gehört schon Imagination, um das Schwitzen mit dem ganzen Menschen in Zusammenhang zu bringen. *Paracelsus* hat das durchaus getan. Für ihn war nicht nur die Art, sondern das Substantielle des Schwitzens bei einem Menschen nicht dasselbe wie beim andern Menschen. Für ihn war darin der ganze Mensch ausgedrückt, das Ätherische des ganzen Menschen. Also da tritt schon das Äußerliche sehr stark zurück; aber innerlich tritt das im Erleben um so mehr hervor, nämlich im Fühlen. Das Gefühl innerlich erlebt, das ganze Gefühlsleben ist eigentlich das, was im ätherischen Leibe lebt, wenn er von innen wirkt, so daß man ihn von innen erlebt. Es ist ja auch immer das Gefühlsleben von der Sekretion nach innen begleitet. Und im wesentlichen stellt sich ja auch die Anschauung des ätherischen Leibes beim

Menschen so dar – verzeihen Sie, jetzt wiederum mit Respekt zu vermelden –, daß zum Beispiel die Leber schwitzt, der Magen schwitzt, daß alles schwitzt, daß alles sekretiert. Gerade in diesem inneren Sekretieren lebt das ätherische Leben des Menschen. Die Leber hat um sich einen fortwährenden Schwitznebel, ebenso hat das Herz einen fortwährenden Schwitznebel: alles das ist Nebel, in Wolken eingehüllt. Das muß imaginativ erfaßt werden.

Wenn Paracelsus vom Schwitzen des Menschen gesprochen hat, so hat er nicht gesagt: Das ist nur an der Oberfläche –, sondern da sagt er: Nein, das durchdringt den ganzen Menschen –, das ist sein Ätherleib, was man sieht, wenn man absieht von dem Physischen. Dieses innerliche Erlebnis also des Ätherleibes ist das Gefühlsleben.

GA 216 (1922): Die Grundimpulse des weltgeschichtlichen Werdens der Menschheit. ([1]1948) [3]1988.

Dornach, 29. September 1922, S. 95/96:

Man braucht nur auf einen solchen Geist wie Paracelsus hinzuweisen. Da ist noch solch ein Einsamer da, der wenigstens noch eine Ahnung davon hatte, daß das Geistige unter den Menschen so leben muß, daß es wirklich von den Menschen ausströmt und in die Handlungen hineingeht. Es ist ein großer Unterschied zwischen dem, was heute die Menschen gelten lassen, und dem, was zum Beispiel Paracelsus ahnungsvoll wollte.

Paracelsus war in seiner ganzen Gesinnung noch anders. Paracelsus wollte als Arzt ein religiös frommer Mensch sein. Die einzelne medizinische Tat, die therapeutische Tat sollte eine religiöse Tat sein. Für ihn war gewissermaßen das, was er am Kranken tat, ein Zusammenfügen der äußeren physischen Menschentat mit einer religiösen Verrichtung. Im Grunde genommen war für ihn das Heilen noch Kultushandlung. Und sein Ideal, es zur Kultushandlung zu machen ...

Es tut einem immer das Herz weh, wenn man nach Salzburg kommt und hört, wie die Tradition davon lebt, daß *Paracelsus* ein Säufer gewesen sei, daß er einmal nachts betrunken nach Hause gegangen, über einen Felsen heruntergefallen sei und sich den Schädel zerschlagen habe, daß er auf diese Weise zugrunde gegangen sei. Würde man das Richtige erzählen, so würde man natürlich darauf hinweisen, was seine Feinde getan haben; denn für dieses Schädelzerschlagen hat nicht die Betrunkenheit des Paracelsus gesorgt, sondern diejenigen haben es getan, die dann auch die Märe von seiner Betrunkenheit aufgebracht haben.

Dornach, 30. September 1922, S. 118:

Wir müssen verstehen lernen, was noch als eine Ahnung in Paracelsus lebte, als er, wenn er eine gewisse Substanz aus dem menschlichen Organismus nahm, diese *Mumie* nannte. Er brauchte nicht den einbalsamierten Leichnam, um die Mumie zu sehen, denn für ihn war die Mumie die Summe der Kräfte, die den Menschen in jedem Augenblick zum Tode bringen konnten, wenn er sich nicht in der Nacht wiederum belebte.

GA 217 (1922): Geistige Wirkenskräfte im Zusammenleben von alter und junger Generation. Pädagogischer Jugendkurs. ([1]1922) [6]1988.

Stuttgart, 8. Oktober 1922, S. 95/96:

Selbst wenn Sie nur bis Griechenland zurückgehen, so werden Sie finden, daß zum Beispiel der Arzt sich in seiner ärztlichen Kunst außerordentlich verwandt fühlte mit dem Menschen, der einen priesterlichen Beruf ausübte, und die Priester fühlten sich in gewisser Weise verwandt mit dem Arzte. Etwas von solcher Gesinnung schimmert noch durch, wenn auch in etwas chaotischer Art, in der Persönlichkeit des Paracelsus, den man so wenig verstanden hat und heute noch so wenig versteht.

Wer sieht denn zum Beispiel heute noch im Kurieren, im Heilen eine religiöse Handlung, eine Handlung, bei der das Durchdrungensein mit Geistigkeit eine Rolle spielt? Paracelsus hat das noch gespürt. Für ihn setzte sich das Religiöse noch bis in die Heilwissenschaft hinein fort. Ein Zweig der Religion war für ihn die Heilwissenschaft.

GA 220 (1923): Lebendiges Naturerkennen. Intellektueller Sündenfall und spirituelle Sündenerhebung. ([1]1966) [2]1982.

Dornach, 12. Januar 1923, S. 65:

Solche Menschen, wie Trithem von Sponheim, Agrippa von Nettesheim, Georgius Sabellicus, Paracelsus, sie wurden nicht bloß auf eine gewöhnliche philiströse Weise verleumdet, sondern es wurde ihnen wenigstens nachgesagt, daß sie im Bunde mit dem Teufel seien und daß sie deshalb magische Künste ausüben könnten, die man fürchtete.

GA 222 (1923): Die Impulsierung des weltgeschichtlichen Geschehens durch geistige Mächte. ([1]1942) [4]1989.

Dornach, 12. März 1923, S. 38:

Noch Paracelsus, wenn er Sulfur, Salz, Merkur beschrieben hat, hat nicht diese gewöhnlichen physischen Stoffe beschrieben, sondern das, was ihm, wenn diese Stoffe Verwandlungen durchmachten, aus dem elementarischen Reiche herauslugte …

GA 225 (1923): Drei Perspektiven der Anthroposophie. Kulturphänomene, geisteswissenschaftlich betrachtet. ([1]1961) [2]1990.

Dornach, 7. Juli 1923, S. 91:

Über diesen Ausgleich zwischen Astrologie nach oben, Alchimie nach unten, wurde viel, viel gesonnen. Und wenn einzelne solche Gestalten herausragen, wie der Paracelsus, wie der Faust, die von Ort zu Ort gezogen sind, um die Leute zu überraschen mit dem, was sie als Sinnierer wußten von diesen Geheimnissen, so daß die Leute aufhorchten auf das, was der Mensch über den Menschen wissen kann, wenn einzelne solche bedeutsame Persönlichkeiten heraustraten, so waren diese aber nicht die einzigen. Kleine Paracelsusse, kleine Fauste gab es überall, die nur nicht so weit wanderten, die ein kleineres Territorium hatten.

Dornach, 23. Sept. 1923: Jakob Böhme, Paracelsus, Schwedenborg, S. 180:

So etwas, nicht wie ein persönliches Zurückschauen, aber ein Zurückschauen auf die Art, wie man in der geistigen Welt vor dem irdischen Dasein angeschaut hat, das trat atavistisch bei Jakob Böhme und bei Paracelsus hervor. Dadurch haben solche Menschen mehr Beziehung zu den Elementargeistern der Natur als zu dem, was die Naturdinge äußerlich an ihrer Oberfläche darstellen.

Der gelbe Schwefel oder der anders gefärbte Schwefel – diese Vorstellung ist für das vorirdische Dasein nicht vorhanden. Für das vorirdische Dasein ist nicht einmal die Vorstellung desjenigen *Schwefels* vorhanden, über den die Menschen auf der Erde reden. Es ist eben gar nichts vorhanden von dem physischen Schwefel, aber von dem ganz anders gearteten Geistigen, von den geistigen Essenzen, die dem Schwefel zugrunde liegen, ist im vorirdischen Dasein wohl eine Vorstellung. Die bringen sich solche Menschen wie Jakob Böhme und Paracelsus eben mit.

S. 202:

Und zweitens möchte ich von einem gewissen Gesichtspunkte aus heute eine Erscheinung besprechen, die wir ja schon öfter von anderen Gesichtspunkten aus besprochen haben, eine Erscheinung wie die Jakob Böhmes oder meinetwillen Paracelsus'. Und als drittes im Zusammenhange damit möchte ich die Erscheinung Swedenborgs besprechen.

GA 227 (1923): Initiations-Erkenntnis. Die geistige und physische Welt- und Menschheitsentwicklung in der Vergangenheit, Gegenwart und Zukunft, vom Gesichtspunkt der Anthroposophie. ([1]1927) [3]1982.

Penmaenmawr, 25. August 1923: Das Ineinanderspielen der verschiedenen Welten (Vergleich Böhme/Paracelsus), S. 140:

... Daher ist Jakob Böhme mit seinem wirklich bis zum Höchsten getriebenen liebevollen Betrachten der Dinge eben der kontemplative Betrachter geworden. Paracelsus, der mehr auf die inneren Kräfte ging, der die Spiegelbilder bog und mit ihnen herumhantierte, der kam mehr zu den heilenden Kräften, die in den Dingen als Sonnenkräfte verborgen sind.

GA 228 (1923): Initiationswissenschaft und Sternenerkenntnis. ([1]1964) [2]1985.

Stuttgart, 15. September 1923, S. 128:

So daß man sprechen kann von Mondenmenschen, den gewöhnlichen Somnambulisten, und von Sonnenmenschen, wie Jakob Böhme, selbst Paracelsus, wenn auch in geringerem Grade.

GA 232 (1923): Mysteriengestaltungen. ([1]1931) [4]1987.

Dornach, 30. November 1923, S. 73/74:

Sehen Sie, es ist ja sogar Paracelsus, also eine Persönlichkeit, die viel später gelebt hat als diejenige, die ich jetzt meine, um das Wichtigste zu lernen, das er hat lernen wollen, nicht auf die Hochschule gegangen. Ich sage nicht, daß er nicht auf die Hochschule gegangen ist; das ist er schon auch, ich will gar nichts gegen das Gehen auf die Hochschule irgendwie einwenden. Aber um das Wichtigste zu lernen, was er hat lernen wollen, ist Paracelsus nicht auf die Hochschule gegangen, sondern er ist überall dahin gegangen, wo man ihm Bedeutungsvolleres hat sagen können. Und er ist schon noch zu solchen Menschen gegangen, wie zum Beispiel zu den Metallbergarbeitern, und hat einen großen Teil seines Wissens auf diesem Wege erlangt.

Dornach, 15. Dezember 1923, S. 175:

Das gab den Impuls, nach Asien hinüberzutragen, was alte Naturwissenschaft war. In vielfach gesiebtem Zustande kam sie über Spanien durch Europa hindurch. Man merkt sie noch an dem, was Paracelsus geäußert hat, was Jakob Böhme, was Gichtel geäußert hat, was die verschiedenen Menschen geäußert haben, die dann wiederum angeknüpft haben an solche Geister wie Basilius Valentinus. Aber zunächst sollte siegen, was in bloße Gedankenform getaucht war, was in bloße Logik getaucht war, und das andere sollte warten.

GA 233 (1923): Die Weltgeschichte in anthroposophischer Beleuchtung und als Grundlage der Erkenntnis des Menschengeistes. ([1]1945) [5]1991.

Dornach, 29. Dezember 1923, S. 104/105:

Ja, und jetzt haben wir diese zwei Strömungen. Immer haben wir auf dem Grunde der mitteleuropäischen Einsichten dasjenige, was, ich möchte sagen, unansehnlich in weiten Kreisen von sogar etwas primitiven Menschen sich weiter fortpflanzt. Sehen Sie nur einmal, wie die Saat, die Alexander einstmals nach Asien hinübergetragen hat, die auf allen möglichen Wegen erst über Arabien und so weiter, dann aber auch auf den Landwegen durch die Kreuzfahrer nach Europa gekommen war, wie das überall lebt, aber unansehnlich, an verborgenen Stätten. Dahin kommen Leute wie Jakob Böhme, wie Paracelsus, wie zahlreiche andere, die das aufnehmen, was auf solchen Umwegen in die breiten primitiven Kreise Europas gekommen ist. Wir haben eine volkstümliche Weisheit hier übermittelt, viel mehr, als man gewöhnlich glaubt.

GA 233a (1924): Mysterienstätten des Mittelalters. Rosenkreuzertum und modernes Einweihungsprinzip. ([1]1945) [5]1991.

Dornach, 12. Januar 1924, S. 68/69:

... Man muß ja auch für ältere Zeiten so etwas voraussetzen, denn es ist ganz gewiß, daß sowohl diejenige Persönlichkeit, die Ihnen bekannt ist unter dem Namen des Faust, wie auch die andere, die Ihnen bekannt ist unter dem Namen des Paracelsus, daß diese beiden Persönlichkeiten auf ihren Wanderungen an solche einsamen, man möchte sagen, seelische Höhlenbewohner gestoßen sind und von ihnen manches erfahren haben, was sie dann durch eine innere Fähigkeit, die auch gerade bei diesen Persönlichkeiten mehr instinktiv war, weiter ausgebildet haben.

GA 243 (1924): Das Initiaten-Bewußtsein. ([1]1927) [5]1993.

Torquay, 18. August 1924, S. 142:

Und da ist es insbesondere von großer Bedeutung, denjenigen gegenüberzutreten, die in der damaligen Zeit – Raphael-Zeit – mit der Naturerkenntnis in Verbindung standen. Tiefere Naturerkenntnis, medizinische Erkenntnis können durch manche Persönlichkeit vermittelt werden, die, ich möchte sagen, aus dem grauen Geistesdunkel dieser Zeit vom 9. bis 14., 15. Jahrhundert heraustritt für das geistige Schauen, die einführen kann in die Art und Weise, wie man dazumal über die Stoffe dachte, wie man über den ganzen Weltenzusammenhang mit dem Menschen dachte. Und wenn man dann da hineinkommt und manche Persönlichkeit kennenlernt, deren Name nicht auf die Nachwelt gekommen ist – aber die Persönlichkeiten sind ja da –, wenn man in dieses Zeitalter geistig hineinschaut, dann stehen manche von diesen Persönlichkeiten so da, daß man sagt: Da steht *Paracelsus maior,* nur ist er nicht genannt worden, während *Paracelsus minor* später, in dem Gabriel-Zeitalter gelebt hat, und noch Reminiszenzen, noch Nachklänge gehabt hat an den *Paracelsus maior,* aber nicht mehr in jener unverfälschten, großartigen Weise, geistigen Weise, in der sie bei dem *Paracelsus maior* war.

GA 283: Das Wesen des Musikalischen und das Tonerlebnis im Menschen. ([1]1969) [5]1989.

Köln, 3. Dezember 1906, S. 14:

Allem in der physischen Welt liegt ein Ton zugrunde. Ein jedes Gesicht repräsentiert bestimmte devachanische Töne. Alle Gegenstände haben auf dem Grund ihres Wesens einen geistigen Ton, und der Mensch selbst ist in seiner tiefsten Wesenheit ein solch geistiger Ton. Aus diesem Grunde hat Paracelsus gesagt: Die Reiche der Natur sind die Buchstaben und der Mensch ist das Wort, welches sich aus diesen Buchstaben zusammensetzt.

GA 284 (1907/09/11): Bilder okkulter Siegel und Säulen. Der Münchener Kongreß Pfingsten 1907 und seine Auswirkungen. ([1]1977) [3]1993.

München, 19. Mai 1907: Die Einweihung des Rosenkreuzers, S. 51:

Das Fünfte, die Entsprechung von Mikrokosmos und Makrokosmos, ist das Lernen der Entsprechung dessen, was wir selbst in uns haben, mit dem äußeren Makrokosmos. Paracelsus sagt einmal: Sehen wir uns die Tiere, Pflanzen und Mineralien an – es ist alles in irgendeiner Weise auch in dem eigenen Menschenleib. Der Mensch ist wie ein Zusammenfließen alles dessen, was auch in der Natur draußen ist. Die Natur ist wie die Buchstaben, der Mensch aber ist das Wort, das aus diesen Buchstaben zusammengesetzt ist.

München, 19. Mai 1907: Planetenentwicklung und Menschheitsentwicklung, S. 54:

Und es gibt vielleicht keine schönere Definition des Grundes, warum dieser Leib Astralleib heißt, als die, welche der große Theosoph Paracelsus gegeben hat. Ebenso wie im Tode der Ätherleib den physischen Leib verläßt, so verläßt einige Zeit nach dem Tode der Astralleib den Ätherleib. Aber der Astralleib verläßt den physischen und Ätherleib auch in jeder Nacht. Da ist er außer uns. Wo ist er denn?

Da sagt Paracelsus mit Recht: Wo ist er, und was tut er in der Nacht? Ruht er, hat er eine Aufgabe? Jawohl, er hat eine Aufgabe …

Mit Recht sagt Paracelsus: Wenn die Kraftlinien, die ihn bei Tag mit dem physischen Leib verbinden, sich zu lockern beginnen, dann tritt er in Zusammenhang mit dem ganzen harmonischen Kräftesystem, das den Sternenhimmel durchflutet …

GA 312 (1920): Geisteswissenschaft und Medizin. ([1]1920) [7]1999.

Dornach, 21. März 1920, S. 18/19:

… zu diesen Bekämpfern also der landläufigen Humoralpathologie gehören vorzugsweise – ich könnte auch andere Namen nennen – Paracelsus und van Helmont, die gerade um die Wende des fünfzehnten, sechzehnten Jahrhunderts ins siebzehnte Jahrhundert hinein einen neuen Zug gebracht haben in das medizinische Denken, indem sie einfach, könnte man sagen, etwas versuchten zu formulieren, was die anderen schon nicht mehr formuliert haben.

Dornach, 23. März 1920, S. 55:

Es wird ja sehr häufig ein ganz interessanter Spruch von Paracelsus zitiert: Der Arzt müsse durch der Natur Examen gehen. Aber man kann nicht sagen, daß die neuere Paracelsus-Literatur gerade mit einem solchen Ausspruch viel anzufangen weiß, denn sie müßte doch sonst darauf aus sein, der Natur selbst Heilungsprozesse abzulauschen.

Dornach, 24. März 1920, S. 92:

Denn schließlich die wenigsten lesen heute noch was Ordentliches heraus, wenn sie beim Paracelsus von Salzprozessen lesen.

Dornach, 30. März 1920, S. 208:

Ich selber zum Beispiel würde niemals als meinen Beruf darstellen, sagen wir, durch das Studium des Paracelsus auf irgend etwas zu kommen, sondern ich habe manchmal stark das Bedürfnis, nachzuschlagen bei Paracelsus, wie sich etwas ausnimmt, was ich selber gefunden habe. Also ich bitte, in diesem Sinne aufzufassen, was ich versuche, zu geben.

Dornach, 1. April 1920, S. 238:

Während bei Paracelsus die Sache vielmehr so lag, daß man das Gefühl hat: seine Erkenntnisse steigen ihm wie atavistisch von innen auf, er trägt sie schon von einer überirdischen Welt in die Welt herein, ist es bei Helmont immer so, daß er merkwürdige Einsichten bekommt, indem er sich selber das oder jenes zuführt.

GA 316 (1924): Meditative Betrachtungen und Anleitungen zur Vertiefung der Heilkunst. ([1]1967) [3]1987.

Dornach, 5. Januar 1924, S. 64:

Da ist gerade keine medizinische Gesinnung drin, aber diese kann auch nichts sein, von dem man bloß als von einer Formalität redet. Sie muß in Realität erzeugt werden, und dazu bedarf es eben jenes Menschlichen, in dem zweiten Kursus, der sich aufbauen muß auf dem Exoterischen. Dazu bedarf es jenes Menschlichen, das so wirkt, wie es allerdings in degenerierter Weise, aber doch, ich möchte sagen, manchmal wie zum Entzücken großartig bei so einer Persönlichkeit wie Paracelsus vorhanden war. Gewiß, man kann gegen ihn viel einwenden in diesem oder jenem Punkte. Aber diese medizinische Gesinnung war bei ihm in großartiger Weise vorhanden. Er hat immer gewußt, wenn er in eine Gegend gekommen ist, wo das Rotliegende anstoßend war, als Erde herauskam, das eine Anzahl von Erkrankungen einfach davon herrührt – namentlich Krankheiten, die von Erkrankungen des Blutes herrühren –, daß der Boden Rotliegendes enthält …

GA 318 (1924): Das Zusammenwirken von Ärzten und Seelsorgern. Pastoral-medizinischer Kurs. ([1]o.J.; [2]1973) [4]1994.

Dornach, 15. September 1924, S. 110:

Ich will mit dem zunächst nur sagen: Seht ihr euch, meine lieben Freunde, zunächst eine Pflanze an. Da habt ihr das ganze Planetensystem der Pflanze. Es liegt da auf der Erde, es ist da, und es erscheint nicht mehr so unsinnig, wenn ein halb oder drei Viertel Wissender, wie es der Paracelsus war, etwa den Ausspruch tut: Wer eine Pflanze ißt, der ißt das ganze Planetensystem mit, denn die Kräfte liegen da. – Paracelsus spricht das mit seiner groben Ausdrucksweise so aus und empfindet eben, daß man mit der Pflanze den ganzen Himmel ißt.

GA 325 (1921): Die Naturwissenschaft und die weltgeschichtliche Entwicklung der Menschheit seit dem Altertum. ([1]1969) [2]1989.

Dornach, 16. Mai 1921, S. 58:

Und wollen Sie solche Gestalten, wie später Jakob Böhme, wie Paracelsus, wie zahlreiche andere sind, verstehen, dann müssen Sie darauf Rücksicht nehmen, daß diese auftauchen noch aus denjenigen Volksmassen, die sich entwickelt hatten ohne das Verständnis für die über die Köpfe hinweggehende lateinische Bildung, die aber durchdrungen wurden in einer gewissen Weise vom Orientalischen. Alles das, was sich da als volkstümliche Alchimie, Astrologie, Deutung des Lebens überhaupt ausgebildet hatte, das war zusammengeflossen aus dem, was ich früher geschildert habe als innere Erlebnisse der Menschen, der Rätsel, die sie erzählten in wachen Träumen, und aus demjenigen, was herübergetragen war an dekadentem orientalischem Geistesleben.

GA 326 (1922/23): Der Entstehungsmoment der Naturwissenschaft in der Weltgeschichte und ihre seitherige Entwicklung. ([1]1937) [3]1977.

Dornach, 1. Januar 1923, S. 90:

Es war ja so, daß einzelne Persönlichkeiten, die noch Traditionen aus älteren Anschauungen über die Außenwelt hatten, damit rangen, sich Vorstellungen zu machen, welche wirklichkeitsgemäßer waren als diejenigen, welche, ich möchte sagen, als die offiziellen im Laufe des naturwissenschaftlichen Zeitalters allmählich heraufkamen. So zum Beispiel, außer Paracelsus, auch van Helmont, der sich durchaus bewußt war, daß, wenn Farbe, Ton usw. erlebt werden, das Geistige des Menschen in Tätigkeit ist.

Dornach, 3. Januar 1923, S. 124:

So können wir also sagen: In einer Umwandelung des ganzen Verhältnisses des Menschen zu sich selber entwickelte sich die naturwissenschaftliche Anschauung der neueren Zeit. Und wenn man mit diesen Einsichten eben die geschichtliche Entwickelung verfolgt, so findet man erstens das, was ich Ihnen früher gesagt habe, und in jeder neuen Epoche neue Darstellungen der alten Überlieferungen, aber immer weniger verstanden. Und merkwürdige Zeugnisse solcher alten Überlieferungen sind dann die Anschauungen etwa eines Paracelsus, van Helmonts, Jakob Böhmes.

S. 129:

Also die Jatrochemiker haben noch einen Schatten vom Wissen über den Ätherleib. In demjenigen, was Galen vortrug, war durchaus ein volles Bewußtsein des Ätherleibes vorhanden. In demjenigen, was van Helmont zum Beispiel vortrug oder Paracelsus, ist ein schattenhaftes Bewußtsein vorhanden von dem Ätherleib, ein noch schattenhafteres bei den offiziellen Jatrochemikern, die die Schule versorgten.

GA 343 (I) (1921): Vorträge und Kurse über christlich-religiöses Wirken II, Spirituelles Erkennen – Religiöses Empfinden – Kultisches Handeln. [1]1993.

Dornach, 2. Okt. 1921: Über den Zeitraum von Augustinus bis Luther, S. 253:

Es ist außerordentlich bedeutsam, sich alles das zu vergegenwärtigen, was in diesem Zeitraum sich äußerlich und innerlich, im äußeren Kulturleben und im inneren geistigen und seelischen Leben der Menschheit zugetragen hat. Bedenken Sie, daß in diesen Zeitraum ja hineinfällt die unendlich bedeutsame Mystik eines ...*, daß in diesen Zeitraum hineinfällt die Abfassung des Büchleins, das ja auch für Luthers Anschauung eine so große Rolle gespielt hat, die «Theologia deutsch», und bedenken wir, daß dann unmittelbar nach diesem Zeitraum sich etwas Merkwürdiges auslebt, was heraufkommt aus den Untergründen der historischen Entwickelung in Geistern wie Paracelsus und Jakob Böhme, also hinterher.

Dornach, 4. Oktober 1921: Zum Verstehen älterer alchemistischer Texte, S. 331:

Wenn man das Wort *Gold* so liest wie der heutige Chemiker, ist es Unsinn, und wenn man das Wort *Merkurium* liest, da kann sich schon der heutige Chemiker überhaupt nichts vorstellen; denn er versteht unter Merkur Quecksilber, und zwar das Quecksilber, das wir zum Beispiel auch in den Thermometerröhren haben. Wenn man mit dieser Terminologie an die Formeln auch des 13., 12. Jahrhundert herangeht, sind sie heute völliger Unsinn, und es wäre viel besser, wenn sich die Leute gestehen würden, daß sie ihnen als Unsinn vorkommen, als wenn die Menschen heute, was nun wirklich geschieht, in die Antiquariate laufen und sich Werke von Basilius Valentinus kaufen, die Fälschungen sind – in denen aber manchmal richtige Sachen drinnen stehen, die nur heute nicht verstanden wer-

* Der Stenograph hat an dieser Stelle keinen Namen festgehalten.

den –, oder sich alle möglichen Werke von Paracelsus kaufen. Sie lesen das und glauben es zu verstehen, während es ehrlicher wäre, sich eben zu sagen: Das ist ja der hellste Wahnsinn vom Standpunkte der heutigen Zeit.

GA 344 (1922): Vortrag bei der Begründung. [1]1994.

Dornach, 21. September 1922, S. 223:

… Ja, meine lieben Freunde, in der Zeit, in der man offiziell so übersetzt hat, wie Sie heute in der lutherischen Übersetzung haben, in der Zeit hat zu den schlichtesten Menschen nicht diese Evangelienübersetzung gesprochen, sondern dasjenige, was Jakob Böhme oder Paracelsus gesprochen haben. Die haben die Evangelien anders übersetzt und haben sie richtig verstanden, und die haben sie für die schlichten Gemüter in der richtigen Weise übersetzt, ganz anders als diejenigen, die damit prunkten, sie würden zum schlichten Gemüte sprechen. Sie haben in Paracelsus eine Persönlichkeit, für welche Religion als etwas galt, das einen viel weiteren Sinn hat, als die Religion gerade im Zeitalter des Intellektualismus bei denjenigen gewinnen muß, die diesen Intellektualismus des Kopfes durch einen sehr starken Intellektualismus des Gemütes ersetzen wollen, indem sie den Gottesbegriff frei machen von allem, gegenüber dem ja auch frei machen … [hier hat der Stenograph eine Lücke gekennzeichnet]. Das ist das, was am allerunchristlichsten geworden ist in dem modernen Christentum. Bedenken Sie nur einmal, daß in Paracelsus eine Persönlichkeit lebte, für die die Religion so weit gilt, daß sie die Medizin mitumfaßt. In Paracelsus lebte eine Auffassung der Religion, die es ihm möglich machte, an dem Geistigen so festzuhalten, daß man sich mit ihm durchdringen kann bis in die Krankheit hinein, so daß der Arzt derjenige ist, der den Willen Gottes auf Erden ausführt in bezug auf den Kranken. Für ihn war medizinischer Dienst religiöser Dienst. Und das ist das, was heute durchaus nötig ist: nicht nur ewig reden über das Ewige, sondern dieses Ewige hineinzutragen in alles Leben und es in allem Lebendigen regsam, wirksam zu machen.

GA 347 (1922): Die Erkenntnis des Menschenwesens nach Leib, Seele und Geist. Über frühe Erdzustände (= Arbeitervorträge, Bd. I). ([1]1976) [3]1995.

Dornach, 16. September 1922, S. 109:

… Sehen Sie, es hat noch vor einigen Jahrhunderten in der Schweiz hier – aber er ist weit gewandert gewesen – einen Arzt gegeben, den die Wissenschaft heute ziemlich verachtet, der aber noch eine Ahnung hatte von all diesen Vorgängen. Das war der Paracelsus. In Basel war er Professor. Aber die Kerle haben ihn herausgeschmissen, weil er mehr gewußt hat als sie. Er wird heute noch allgemein beschimpft. Es ist ihm ja passiert, trotzdem er ein sehr gescheiter Mensch war, daß er über einen Felsen heruntergefallen ist und sich den Kopf zerschmettert hat. Er hat seine letzte Lebenszeit in Salzburg verbracht. Er war Arzt. Wäre er, wie man es heute nennt, ein ehrenhafter Bürger, Stadtrat von Salzburg gewesen, so hätte man ihm das beste Andenken bewahrt. Aber er war ein Mensch, der mehr gewußt hat als die anderen. Und da haben sie gesagt: Er war ein Säufer, war besoffen und ist über den Felsen heruntergestürzt. – Nun, das ist schon einmal so in der Welt. Der hat also noch etwas gewußt von der Welt und hat immer in starker Weise hingewiesen darauf, wie im Inneren des Menschen eine Umwandlungskraft ist. Aber das ist ja seit jener Zeit für Jahrhunderte vergessen worden …

GA 353 (1924): Die Geschichte der Menschheit und der Weltanschauung der Kulturvölker (= Arbeitervorträge, Bd. VII). ([1]1968) [2]1988.

Dornach, 5. Mai 1924, S. 185:

Solch ein kleines Wissen hat dann wieder auf andere anregend gewirkt, sonst hätte es nicht einen van Helmont, Paracelsus und so weiter geben können, wenn diese Leute nicht die Pergamentrollen, die sie stibitzt haben, nach Europa gebracht und dort um teures Geld verkauft hätten. Dadurch ist wiederum manches nach Europa gekommen. Und von alledem, was da nach Europa gekommen ist, leben heute noch manche Geheimgesellschaften. Es gibt allerlei Orden, Freimaurer, Old Fellows und so weiter, die hätten gar kein Wissen, wenn nicht das von Konstantinopel nach Europa herübergekommen wäre in den Pergamentrollen, die dazumal für teures Geld verkauft worden sind.

Berlin, 2. Februar 1905: Goethes Evangelium. Veröffentlicht in: Beiträge zur Rudolf Steiner Gesamtausgabe Nr. 92, Johanni 1986.

S. 23/24:

So stellt er [Goethe] sich in diese von ihm durchaus geistig gedachte Natur hinein und spricht von der Natur als von dem äußeren Ausdruck einer geistigen Wesenheit. *Goethe* stellt sich die leibliche Menschwerdung so vor: Er stellt sich vor, daß das Seelische steht über der Natur. Es gehört zwar zum großen Weltganzen, und er spricht daher von ihm als von einer höheren Natur. Indem er von der niederen Natur spricht, von den verschiedenen Veränderungen, von den

Metamorphosen des Natürlichen, da baut er seine Weltanschauung im Sinne des Mystikers auf. Um ein Beispiel zu geben, erwähne ich Paracelsus. Ohne ihn ist Goethe nicht denkbar; durch Paracelsus wird Goethe verständlicher. Ich will nicht behaupten, daß des Paracelsus' Lehren in Bausch und Bogen übernommen werden können, glauben Sie nicht, daß ich denen das Wort reden will, welche heute wieder so sprechen möchten, wie Paracelsus gesprochen hat. Aber wir könnten von einem so auserwählt hohen Geiste noch unendlich viel lernen, Goethe hat von ihm auch unendlich viel gelernt. Nur ein einziges Wort, um zu zeigen, wie Goethe im Sinne des Paracelsus gestrebt hat: Paracelsus stellt sich die wahre Wesenheit des Menschen seelisch-geistig vor, sich verkörpernd in den Urformen des Naturwesens, im Mineralreich, Pflanzenreich, Tierreich, wo sie überall in einseitiger Weise zum Ausdruck kommt, um zuletzt im Menschen in allseitigster Weise sich auszuprägen. In den verschiedenen Mineralien, Pflanzen und Tieren sind Buchstaben geschaffen, mit denen der große Allgeist zuletzt den Menschen geschrieben hat. Es zeigt dies, einen wie tiefen Blick Paracelsus in das Wesen des Menschen getan hat.

Als Goethe sich auf den Weg begibt, den Gang der Weltwesen von den unvollkommenen bis zu den vollkommenen zu studieren, drückt er sich in ähnlicher Weise aus wie Paracelsus. Frau von Stein bekam tagtäglich Antwort auf die Frage, wie seine Gedanken reiften. Da sagte er einmal zu ihr, als er glaubte, einer besonders wichtigen Entdeckung auf der Spur zu sein: Mein Buchstabieren hat mir geholfen. – Er meinte, er habe versucht, kennenzulernen die Pflanzen und Tiere, die ihm, wie Paracelsus, Buchstaben waren zur Lösung des großen Rätsels, das der Mensch darstellt.

Köln, 17. März 1905: Die Bedeutung der Messe. In: Beiträge zur Rudolf Steiner Gesamtausgabe Nr. 110, Ostern 1993.

Paracelsus hat einmal gesagt: Alle Wesenheiten der Welt sind Buchstaben und der Mensch ist das Wort, in dem sich alle diese finden.

Köln, 19. März 1905: Die Apokalypse II (n. v.).

Man bekam in den Mysterienschulen einen wissenschaftlich okkulten Unterricht. Darin wurde dem Schüler klar gemacht, wie der Geist sich ausgestaltet hat. Man dachte sich einen schlafenden Gott im Stein, dann ein Gott, der etwas mehr Bewußtsein hat in der Pflanze usw. Der Weltengeist wachte dann vollends im Menschen auf. Alle Wissenschaften waren von dieser Anschauung durchdrungen. Man wußte, wie sich der Mensch durch die Reiche hindurch entwickelt hat. – Goethe hat das auch in der Entwicklung des Homunkulus dargestellt. Alles, was in der Natur draußen ausgebreitet ist, ist gleichsam ein ausgebreiteter Mensch. Verwandt ist jedes einzelne Glied des Menschen mit etwas draußen in der Welt. Der Arzt im Sinne des *Paracelsus* hat den Zusammenhang zwischen einem Heilmittel und dem menschlichen Organismus erkannt, daß der Mensch verwandt gewesen ist mit irgend etwas in der Natur. Er sah die Gottheit in der Natur ausgebreitet und im Menschen wieder zusammengefaßt.

Leipzig, 12. Oktober 1906: Über Paracelsus (öffentlicher Vortrag; n. v., 6 Bl.).

Bl. 1:

Einer, der den anthroposophischen Anschauungen so nahe wie möglich kommt, ist Paracelsus. Er lebte im 15./16. Jahrhundert und war Naturforscher und Arzt. Er vereinigte in sich die Weisheit und Erkenntnisse seiner Zeit und kann heute noch Leuchte und Lehrer sein.

Bl. 6:

Paracelsus fand das Heilende in dem, was harmonisch mit dem Kranken ist. In der Natur sah er gleichsam den in Fächern ausgelegten Menschen. Ein herrliches Wort sprach er aus: *«Die ganze Natur besteht aus einzelnen Buchstaben und zusammen bilden diese das Wort: ‹Mensch›.»*

Stuttgart, 17. Januar 1907: Bibel und Weisheit (nach Notizen von Alice Kinkel, Stuttgart; n. v., Typoskript).

Bl. 4/5:

Paracelsus, der große mittelalterliche Arzt, tut ebenfalls einen sehr merkwürdigen Ausspruch über die Bibel; er sagt: *«Alle Medizin, alle Heilkunde kann man aus der Bibel lernen.»* Das muß natürlich im Sinne von Paracelsus richtig gedacht werden. Er meinte damit, wie er sich das Verhältnis des Menschen und seine Stellung zur Bibel dachte. Nicht nur aufschlagen, lesen, nacherzählen muß man sie, nein, die Worte, die in der Bibel stehen, sind nicht nur dem Wortlaute nach zu nehmen, sondern es sind Zauberkräfte darin. Wenn Sie die Worte in der Seele leben lassen, so befruchten diese die Seele, die Seele wird weise davon und wissend, indem man nicht den Inhalt, sondern die Kraft des Bibelwortes in sich leben läßt. Keine Wissenschaft kann und darf abbringen von der Bibel.

Hannover, 21. September/4. Oktober 1907: Weltenanfang und Weltenende (n.v., Typoskript).

XIII, Bl. 2:

Ein Ausspruch von Paracelsus: *«Die Welt ist ein auseinandergelegter Mensch, der Mensch eine zusammengezogene Welt.»*

Bl. 4:

Paracelsus hatte den richtigen Begriff für diesen Zustand; er sagt: *«Ein ruhiger Schlaf muß immer Gesundheit bringen, Schlaflosigkeit, ungenügender Schlaf verkürzen das physische Leben.»*

Nürnberg, 21. Januar 1907: Wie begreift man Krankheit und Tod? (Nach Notizen von Frau Alice Kinkel, Stuttgart.)

Bl. 16:

Das steht im Zusammenhang mit einer anderen Erscheinung, über die ein Mann, der heute wenig bekannt ist, ein großes Wort gesprochen hat: Paracelsus. Der kannte das Wesen des Schlafes, aber er wußte noch etwas anderes. Er ist darauf aufmerksam geworden, daß mit diesem Astralleib etwas Besonderes geschieht, wenn er heraustritt. Durch einen Vergleich wird es uns klar werden …

Bl. 17:

… Daher sagt Paracelsus: in der Nacht ruht der Mensch in dem ganzen Schoß der geistigen Natur und nimmt jene Harmonie in sich auf, welche ihm bei Tag zerstört worden ist …

Nürnberg, 28. Juni 1908: Fragebeantwortung anläßlich des Vortragszyklus über die Apokalypse des Johannes (n.v.).

Frage: Wie kann der Laie zum Verständnis des Paracelsus und seiner Bücher kommen?
Antwort Rudolf Steiners: Das Beste ist, man wird Theosoph.

Wien, 24. November 1908: Das Wesen des Menschen als Schlüssel zu den Geheimnissen der Welt (n.v., Typoskript).

S. 3:

Ich möchte heute, weil ältere Vorstellungen nach dieser Richtung dem heutigen menschlichen Denken ziemlich ferne liegen und es nur schwer ist, neben dem Begriffe solcher älterer Vorstellungen auch die richtige Empfindungsnuance lebendig zu machen, die diese alten Vorstellungen wiederum vor uns hervorzaubern, nicht an ältere Vorstellungen anknüpfen, z. B. nur an die Vorstellung, die ein heute vielfach verkannter Mann, die Paracelsus über das Verhältnis des Menschen zur Welt gehabt hat.

Leipzig, 6. November 1911: Von Paracelsus zu Goethe. Parallelvortrag zum 16. November 1911 (GA 61) (öffentlich; keine Nachschrift).

München, 19. November 1911: Von Paracelsus zu Goethe. Parallelvortrag zum 16. November 1911 (GA 61) (öffentlich; keine Nachschrift).

Winterthur, 13. Januar 1912: Von Paracelsus zu Goethe (öffentlich).
Veröffentlicht in: Beiträge zu einer Erweiterung der Heilkunst nach geisteswissenschaftlichen Erkenntnissen, Heft 3/4, März/April 1957, S. 41–54, mit dem Titel: Der Weg von Paracelsus zu Goethe im Lichte der Geistesforschung.

Zu Paracelsus' Tod, S. 49:

Es ging ihm aber durchaus im Leben meistens so. Äußerlich mag es eine Legende sein, was einem über seinen Tod berichtet wird, aber die Ärzte hatten einen solchen Haß auf ihn geworfen, daß es nicht unglaublich scheint, daß in Salzburg ihn ein Individuum einen Abhang hinunter und zu Tode stürzte, im Jahre 1541. Da Paracelsus ein durchaus temperamentvoller Mensch war und durchaus das, was er erlebte, mit seinem ganzen Enthusiasmus vertrat, so kann man sagen, daß dies eine innerliche Wahrheit hat, zumal wenn wir das letzte Bild des Paracelsus mit dem gramdurchfurchten Gesichte betrachten, dann haben wir die Empfindung: der ist tragisch zugrunde gegangen, weil das, was sich in Größe auslebte in seiner Seele, sich nicht vertrug mit der Kleinheit seiner Zeit.